大医传承文库·疑难病名老中医经验集萃系列

脑卒中全国名老中医治验集萃

主编 谷晓红

全国百佳图书出版单位

中国中医药出版社

·北 京·

图书在版编目（CIP）数据

脑卒中全国名老中医治验集萃 / 谷晓红主编 . -- 北京：
中国中医药出版社，2024.1
（大医传承文库 . 疑难病名老中医经验集萃系列）
ISBN 978-7-5132-7961-1

Ⅰ . ①脑… Ⅱ . ①谷… Ⅲ . ①脑血管疾病—中医临床
—经验—中国—现代 Ⅳ . ① R277.73

中国版本图书馆 CIP 数据核字 (2022) 第 231803 号

中国中医药出版社出版
北京经济技术开发区科创十三街 31 号院二区 8 号楼
邮政编码　100176
传真　010-64405721
保定市中画美凯印刷有限公司印刷
各地新华书店经销

开本 710×1000　1/16　印张 20.5　字数 298 千字
2024 年 1 月第 1 版　2024 年 1 月第 1 次印刷
书号　ISBN 978 - 7 - 5132 - 7961 - 1

定价　89.00 元
网址　www.cptcm.com

服 务 热 线　010-64405510
购 书 热 线　010-89535836
维 权 打 假　010-64405753

微信服务号　zgzyycbs
微商城网址　https://kdt.im/LIdUGr
官 方 微 博　http://e.weibo.com/cptcm
天猫旗舰店网址　https://zgzyycbs.tmall.com

如有印装质量问题请与本社出版部联系（010-64405510）

《脑卒中全国名老中医治验集萃》
编委会

《大医传承文库》
顾 问

顾 问（按姓氏笔画排序）

丁 樱	丁书文	马 骏	王 烈	王 琦	王小云	王永炎
王光辉	王庆国	王素梅	王晞星	王辉武	王道坤	王新陆
王毅刚	韦企平	尹常健	孔光一	艾儒棣	石印玉	石学敏
田金洲	田振国	田维柱	田德禄	白长川	冯建华	皮持衡
吕仁和	朱宗元	伍炳彩	全炳烈	危北海	刘大新	刘伟胜
刘茂才	刘尚义	刘宝厚	刘柏龄	刘铁军	刘瑞芬	刘嘉湘
刘德玉	刘燕池	米子良	孙申田	孙树椿	严世芸	杜怀棠
李 莹	李 培	李曰庆	李中宇	李世增	李立新	李佃贵
李济仁	李素卿	李景华	杨积武	杨霓芝	肖承悰	何立人
何成瑶	何晓晖	谷世喆	沈舒文	宋爱莉	张 震	张士卿
张大宁	张小萍	张之文	张发荣	张西俭	张伯礼	张鸣鹤
张学文	张炳厚	张晓云	张静生	陈彤云	陈学忠	陈绍宏
武维屏	范永升	林 兰	林 毅	尚德俊	罗 玲	罗才贵
周建华	周耀庭	郑卫琴	郑绍周	项 颗	赵学印	赵振昌
赵继福	胡天成	南 征	段亚亭	姜良铎	洪治平	姚乃礼
柴嵩岩	晁恩祥	钱 英	徐经世	高彦彬	高益民	郭志强
郭振武	郭恩绵	郭维琴	黄文政	黄永生	梅国强	曹玉山
崔述生	商宪敏	彭建中	韩明向	曾定伦	路志正	蔡 淦
臧福科	廖志峰	廖品正	熊大经	颜正华	禤国维	

总 前 言

名老中医经验是中华医药宝库里的璀璨明珠，必须要保护好、传承好、发扬好。做好名老中医的传承创新工作，就是对习近平总书记所提出的"传承精华，守正创新"的具体实践。国家重点研发计划"基于'道术结合'思路与多元融合方法的名老中医经验传承创新研究"项目（项目编号：2018YFC1704100）首次通过扎根理论、病例系列、队列研究以及数据挖掘等定性定量相结合的多元融合研究方法开展名老中医的全人研究，构建了名老中医道术传承研究新范式，有效地解决了此前传承名老中医经验时重术轻道、缺乏全面挖掘和传承的方法学体系和研究范式等问题，有利于全面传承名老中医的道术精华。

在项目组成员共同努力下，最终形成了系列专著成果。《名老中医传承学》致力于"方法学体系和范式"的构建，是该项目名老中医传承方法学代表作。本书首次提出了从"道"与"术"两方面来进行名老中医全人研究，并解析了道术的科学内涵；介绍了多元融合研究方法，阐述了研究实施中的要点，并列举了研究范例，为不同领域的传承工作提供范式与方法。期待未来更多名老中医的道术传承能够应用该书所提出的方法，使更多名老中医的道术全人精华得以总结并传承。本书除了应用于名老中医传承，对于相关领域的全人研究与传承也有参考借鉴作用。基于扎根理论、病例系列等多元研究方法，项目研究了包括国医大师、院士、全国名中医、全国师承指导老师等在内的136位全国名老中医的道与术，产出了多个系列专著。在"大医传承文库·对话名老中医系列"中，我们邀请名老中医讲述成才故事、深入解析名老中医道术形成过程，让读者体会大医精诚，与名老中医隔空对话，仿佛大师就在身边，领略不同大医风采。《走近国医》由课题组负责人、课题组骨干、室站骨干、研究生等组成的编写团队完成，阐述从事本研究工作中的心得体会，展现名老中医带给研究者本人的收获，以期从侧面展现名老中医的道术风采，并为中医科研工作者提供启示与思考。《全国名老中医效方名论》汇

I

集了79位全国名老中医的效方验方名论，是每位名老中医擅治病种的集中体现，荟萃了名老中医本人的道术大成。"大医传承文库·疑难病名老中医经验集萃系列"荟萃了以下重大难治病种著作:《脑卒中全国名老中医治验集萃》《儿科病全国名老中医治验集萃》《慢性肾炎全国名老中医治验集萃》《慢性肾衰竭全国名老中医治验集萃》《2型糖尿病全国名老中医治验集萃》《慢性肝病全国名老中医治验集萃》《慢性阻塞性肺疾病全国名老中医治验集萃》《免疫性疾病全国名老中医治验集萃》《失眠全国名老中医治验集萃》《高血压全国名老中医治验集萃》《冠心病全国名老中医治验集萃》《溃疡性结肠炎全国名老中医治验集萃》《胃炎全国名老中医治验集萃》《肺癌全国名老中医治验集萃》《颈椎病全国名老中医治验集萃》。这些著作集中体现了名老中医擅治病种的精粹，既包括学术思想、学术观点、临证经验，又有典型病例及解读，可以从书中领略不同名老中医对于同一重大难治病的不同观点和经验。"大医传承文库·名老中医带教问答录系列"通过名老中医与带教弟子一问一答的形式，逐层递进，层层剖析名老中医诊疗思维。在师徒的一问一答中，常见问题和疑难问题均得以解析，读者如身临其境，深入领会名老中医临证思辨过程与解决实际问题的思路和方法，犹如跟师临证，印象深刻、领悟透彻。"大医传承文库·名老中医经验传承系列"在扎根理论、处方挖掘、典型病例等研究结果的基础上，生动还原了名老中医的全人道术，既包含名老中医学医及从医过程中的所思所想，突出其成才之路，充分展现了其学术思想形成的过程及临床诊疗专病的经验，又讲述了名老中医的医德医风等经典故事，总结其擅治病种的经验和典型医案。"大医传承文库·名老中医特色诊疗技术系列"展示了名老中医的特色诊法、推拿、针灸等特色诊疗技术。

以上各个系列的成果，期待为读者生动系统地了解名老中医的道术开辟新天地，并为名老中医传承事业做出一份贡献。

以上系列专著在大家协同、团结奋斗下终得以呈现，在此，感谢科技部重点研发计划的支持，并代表项目组向各位日夜呕心沥血的作者团队、出版社编辑人员一并致谢!

总主编　谷晓红

2023 年 3 月

前　言

　　《脑卒中全国名老中医治验集萃》是"国家重点研发计划——基于"道术结合"思路与多元融合方法的名老中医经验传承创新研究"（NO.2018YFC1704100）及课题"名老中医经验挖掘与传承的方法学体系和范式研究"（NO.2018YFC1704101）的重要成果。

　　名老中医是中医理论和临床实践的杰出代表，兼收并蓄前人经验，善于抓住疾病本质，思维严谨，用药精准，是中医从业人员的学习楷模。继承发扬名老中医的学术思想，提高中医临床疗效水平，势在必行。为系统呈现名老中医群体治疗脑卒中经验，本书荟萃了来自全国5个地区的10位名老中医，分别是王永炎、田维柱、任继学、孙申田、李景华、谷世喆、张伯礼、陈学忠、郑绍周、赵继福，他们在中医药治疗中风病领域独具特色，在全国享有盛誉。他们的学术经验荟萃，将会对中医从业人员诊治中风病发挥重要的指导作用。

　　该分册分别从医家介绍、学术观点、临床特色、验案精选四方面对10位名老中医临床经验进行了阐述。

　　医家简介部分介绍了名医的学术背景、地位以及成就。

　　学术观点部分展现了名医独特的学术观点及其源流与发展过程。

　　临床特色部分展现了医家诊治的特点，如特色诊疗、常用方药、特殊药物剂量、药物配伍等。其中精要部分，如王永炎之"毒损脑络"学说，田维柱之"眼针"治法，任继学之"中风十法"学说，孙申田之"头针"治法，李景华之"善用续命"经验，谷世喆之"针药结合"方法，张伯礼之"个体防治"经验，陈学忠之"肾虚血瘀"学说，郑绍周之"析风论治"学说，赵继福之"四阶六证"辨证，或发皇经典之古义，或融会现代之新知，如是蔚为大观。

　　验案精选部分则选取了反映医家临床的经典案例，体现了老中医特有的诊疗思维。该部分通过专家按语的形式对验案进行点评，辨析患者脉证，详解诊断依据，阐释立法思路、药物加减变化等。全案例整体分析与各诊次解读相结合，体现诊次之间的动态变化，展现名医临证思维方法。此外，书中还结合医案再现当时的诊疗情况，立体展示了名老中医临床诊疗与弟子跟诊记录全貌，体现"道术结合"的传承内涵。同时，从人文关怀的层面，还原了名老中医如何用其认识、感知世界的丰富经验来关切患者生命及与之共情的过程，增加了全书的高度和温度，是中医从业人员学习不同名老中医辨治脑卒中道术的专业书籍。

最后，对科技部及北京康仁堂药业有限公司的资助表示衷心的感谢！并感谢各位编者和出版社编辑人员的辛苦付出！

本书编委会

2023 年 3 月

目 录

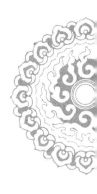

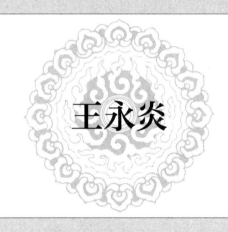

王永炎

一、医家简介

王永炎，男，（1938—　），中医内科学、神经内科学专家。中央文史研究馆馆员，中国工程院院士，中国中医科学院名誉院长。王永炎1962年毕业于北京中医学院（现北京中医药大学）。历任北京中医药大学东直门医院常务副院长、北京中医学院院长、北京中医药大学校长、中国中医研究院（现中国中医科学院）院长、北京针灸骨伤学院院长等职，现任中国中医科学院名誉院长、中国中医科学院临床医学基础研究所所长、北京师范大学资源学院资源药物与中药资源研究所所长、北京中医药大学脑病研究室主任。2002年担任国家自然科学基金委员会重大计划项目专家指导组组长；2003年当选为第十届全国人民代表大会常务委员；中国科协第六届、七届常委；国务院学位委员会中医学、中药学学科评议组第三、四、五届召集人；国家药典委员会第六、七届委员，第八、九届执行委员。王永炎从医从教50余年，主要研究方向为中风病与脑病的研究，创立了较完整的中风病中医诊疗体系，通过对缺血性中风系统临床观察，总结了证候演变、辨证治疗、调摄护理的规律。在新药研究方面，他主持研发了"脑栓通胶囊""通络化痰胶囊""苁蓉益智胶囊"等品种。王永炎针对中风病急性期痰热证、痰热腑实证而设计、研究的"化痰通腑汤"与"清开灵注射液"静脉滴注疗法，提高了显效率，减轻了病残程度。在中医药标准化研究方面，他主持了《中医药基本名词术语规范化研究》《中医病案书写规范》和《中医内科常见病证诊断与疗效评定标准》等标准化建设工作。王永炎首次明确了病络的定义，指出病络是络脉的病理过程和病机环节，是病证产生的根源，强调深入分析病络的发生机制，对寻求其共同的病机、制定治法方药、评估预后均具有重要意义。另外，王永炎主持了国家中医药行业科研专项"中医药防治甲型H1N1流感、手足口病与流行性乙型脑炎的临床方案与诊疗规律研究"，为我国中医药防治传染病工作做出积极贡献。他在中医药标准化规范化、方剂组分配伍、临床评价、临床中药学、中药资源等学科培养了大量人才。

二、学术观点

王永炎从事中风病的临床、科研与教学工作数十年，博极医源，继承创新，理法方药自成体系，建立并完善了中风病的中医辨证论治体系，为中风病系统规范的诊疗奠定了坚实的基础。王永炎受先师影响，历来重视并且不断探索中医辨证论治的方法，提高辨证的准确性和可操作性，也是业内最早提出并主张中医药标准化规范化的学者之一。

王永炎在《关于提高中风病疗效难点的思考》中提出："历史的足迹是今天前进的明鉴，继承与创新绝不是一个陈旧的命题，分析经典著作《黄帝内经》，无不是在继承多学科基础上的创新。"他强调无论教学、科研还是临床，都应该重视中医经典的研读。学习要以继承为起点，发扬为归宿，任何一门科学的发展都是"累计规范"与"变革规范"交叉的过程。只有经过"继承—验证—质疑—创新"的过程，才能切实提高中医的临床疗效。

（一）统一病名，明确病位，规范诊断

王永炎首次从病名、定义、分类、中西一致等最基本的疾病要素入手，带头构建中风病理论体系，与现代西医的发展模式相对应，使传统的中风病辨证论治体系愈加完整与标准化，为后来学者学习与研究中风病提供了良好的理论构架与参照。

1. 统一病名，明确病位

中风一词始见于《黄帝内经》，立论于《金匮要略》，后各家学说纷纭，各有阐发。王永炎在众多医书中融汇新知，结合多年的临床实践，为中风病的病名统一做出贡献。1983 年 7 月王永炎主持中华中医药学会内科学会，定中风为第五卷 735 病名，对中风病病名、定义、分类等进行统一规范。后经过多年临床科研，他对中风病的疾病和证候诊断进行了量化，在《中医病症分类与代码》编码中，中西医中风病名一致。他如此定义中风病：中风病是在气血内虚的基础上，遇劳倦内伤、忧思恼怒、嗜食厚味及烟酒等诱因，进

而引起脏腑阴阳失调，气血逆乱，直冲犯脑，形成脑脉痹阻和血溢脑脉之外，临床以突然昏仆、半身不遂、口舌歪斜、言语謇涩或不语、偏身麻木为主症，并具有起病急、变化快，如风邪善行数变的特点，好发于中老年人的一种常见病。他还明确指出，中风病的病位在脑髓血脉，以脑髓为本，脏腑为标，经络为纬，中络、中经、中腑、中脏都与脑部络脉的气血异常有着密切联系。

王永炎又提出类中风新概念，他在新临床实践的基础上，提出要把不以传统中风病的五大主症为主要临床表现，不能纳入传统中风病范畴的西医脑卒中统归为"类中风"，并进一步提出中风病的理论构思，即从广义上讲中医中风病与西医所指一致，包括脑梗死、脑出血、蛛网膜下腔出血，中风、类中风是广义中风病的二级病名。这个中风病理论构想的提出，进一步拓宽了中医中风病的研究领域，完善了中医中风病的诊断，为进一步深入而细致的研究奠定了基础；同时又可与西医研究范围一致，以便互相渗透，取长补短，共同发展。

2. 建立诊疗标准体系，开创病证规范先河

王永炎于1986年牵头制定《中风病中医诊断、疗效评定标准》，明确了病名诊断、证名诊断及疗效评定标准。他将病期分为急性期、恢复期和后遗症期；将中风病分为九大证类，分别是中经络五证类（风痰瘀血、痹阻脉络，肝阳暴亢、风火上扰，痰热腑实、风痰上扰；气虚血瘀；阴虚风动）、中脏腑四证类（风痰上扰清窍；痰浊蒙蔽心神；痰热内闭心窍；元气败脱、心神散乱）；于1994年和1996年分别制定《中风病辨证诊断标准》和《中风病诊断与疗效评定标准》，形成中风病第二代证候诊断标准。王永炎把计量医学的内容引入中风病的证候诊断中，把中风分为风证、火热证、痰湿证、血瘀证、气虚证、阴血阳亢证6个证候因素，用计量医学对证候的主要组成因素进行评分。这项中医病证诊疗规范化的研究，使中风病的临床研究向规范化、系统化、科学化迈进了一步，对临床各科常见病证的诊疗规范化研究起到了带头的示范作用，开中医病证规范研究之先河，为科研观察病例创造了条件，也为临床治疗、疗效评定、科研及学术交流，以及中医新药开

发、临床药理指导原则的制定奠定了基础，使我国中风病的诊疗进入一个新水平。

在辨证思维上，王永炎创立以"证候要素"为核心的中医证候诊断新概念，提出"证候要素"是证候的最小、最基本单元，是疾病概念下某单一病机的机体反应和表现。他提出"证候要素、应证组合的辨证新方法"是构建辨证方法体系的两个重要环节，这两个环节的关键在于降维升阶；指出"以象为素、以素为候、以候为证"的临证辨证过程。

（二）探本求源，探究病因，发微病机

王永炎在多因素致病的病因学说基础上，提出痰热腑实是中风病急性期的重要病理机制，风邪作为中风病发病的最重要动因，在发病过程中是病机的核心问题，但在脑脉痹阻或血溢脑脉之外已经发生之后，风邪之象渐减，而痰、热、瘀之象渐显。痰热重者，阻在中焦，浊邪不降，腑气不通。王永炎提出："本证以突然发病半身不遂、偏身麻木为主症，兼有便秘、眩晕、痰多、苔黄或黄腻、脉弦滑等，均系痰热腑实、浊气上犯清窍，内风夹痰夹火窜扰经脉而成；又因痰热积滞壅阻，胃肠失去升清降浊功能，并影响气血运行布达，故不仅偏瘫症状较重，还可见轻度神志障碍。如见脉弦滑而大者，说明邪气亢盛，病势有恶化的趋势，医者当明察。"他提出由于病因和发病途径的不同，痰热腑实证的形成又各有差别，故在临证时，要根据痰热腑实证的轻重程度和兼夹证候灵活运用通腑法，如补虚宣肺化痰通腑、逐瘀通腑、滋阴通腑、疏利少阳通腑等。此外要纵横结合，既要关注各类证候"横"的表现，又要注意每类证候在疾病的不同阶段上"纵"的发展变化，以知为度。

随着对中风病病机认识也不断深入，王永炎提出，提高其疗效的突破口在于重视病因病理学说的发展，认为"毒邪"和"络病"可以作为深入研究的切入点。中风发病是由于毒邪损伤脑络，络脉破损，或络脉拘挛瘀闭，气血渗灌失常，致脑神失养，神机失守，形成神昏闭厥、半身不遂的病理状态。毒之来源，因于脏腑虚损，阴阳失衡，内风丛起，风火上扰，鼓荡气

血，气逆血乱，上冲于脑，或风火夹内生瘀血、痰浊，上犯于脑，交结阻于脑络等，终致营卫失和而壅滞，则毒邪内生。中风病"毒损脑络"病机假说是在传统的中风发病理论基础上，针对临床治疗中的难点与疑惑提出的，旨在指导临床，提高中风病治疗与康复效果的新的理论观点，是脑络、气血、脑神与机体功能活动生理和病理关系的深入认识。与传统的血脉瘀阻病机认识相比，"毒损脑络"病机学说更重视痰瘀蕴结，酿生毒邪的致病环节，"痰瘀生毒"，"毒"是中风病发病的始动因素，"毒损脑络"是中风病的病机演变过程，"络损髓伤"是病机发展的结果。"毒损脑络"是对中风病核心病机的概括，是从中医视角阐释脑循环障碍所导致的一系列级联反应而形成的病理状态，包括从缺血半暗带的形成，神经元凋亡、坏死，脑组织软化等过程，实现了中医病机理论与疾病病理过程的耦合。

（三）创建"松静结合、形神合一"中风病康复理论

王永炎认为，"松"与"静"应作为偏瘫康复的指导思想，也是具体方法，这是在对偏瘫病机认识基础上确定的治法及需要达到的目标。中医重视症状，并从症状推究病机，寻求解决问题的方法。王永炎从实践中总结经验，认为肢体的状态很重要，强痉拘急不利于恢复，"紧"是一种不利恢复的状态，"松"才是方向，"松"和"静"才是可以产生疗效的方法。"松"与"静"的观点是在临床实践中针对偏瘫康复中主要问题而提出的解决问题的总体思路，又是解决问题的具体方法。对于偏瘫康复的全过程，松与紧、静与动又是相对的。"松"不是全过程的松，只是对拘挛期而言，而且"松"也不是所有部位的松弛，比如上肢屈曲的时候要松，而伸展的时候就要紧。"静"是指不要过度运动，强调质量而不追求活动的次数。具体到一个患者的时候，要看患者的个体情况、病情进展，做到具体问题具体分析。

（四）明确"病络"概念，构建"络病理论"

王永炎首次明确定义了"病络"的概念，指出病络是络脉的病理过程、病机环节，是病证产生的根源。"病络"含义的外延其实是指络脉处于某种

非正常的状态，而内涵则是以证候表达为核心的联系病因病机的多维界面的动态时空因素，是可直接提供临床干预的依据。病络包含着繁杂多变的病位变化，具体表现为不同病理因素的空间特性的演化；病络是络脉的一种异常状态，表明络脉的结构或功能发生了改变。

王永炎基于《素问·营卫生会》"营行脉中，卫行脉外"理论，结合现代研究，认为络脉在运行气血上，应包括气络、血络，气络与血络相伴而行，共同成为气血运行的载体，从而深化了对络脉的认识，弥补了对络脉认识之不足。病络是络脉的病理过程、病机环节、病证产生的根源。络脉有常有变，常则通，变则病，病则必有"病络"产生，"病络"生则"络病"成，此时产生一种状态，可以是疾病状态，也可是亚健康状态。

王永炎对"病络"及"络病"的异同进行了对比研究，并将其与临床实际应用相结合。他认为病络作为一种病理状态与过程，标志着疾病的演变；作为病位、病机与病势，是认识疾病变化、确定治疗方案的一个理论工具。从病机看病络可理解为各种病理因素以络脉为幕布的病变的影射；病络作为一种病理过程，包含着复杂的动态病位变化，具体体现为各种病理因素的空间特性的演化；病络作为络脉的一种非正常状态，标识着络脉的种种结构或功能的改变。王永炎初步研讨了病络与络病内涵的异同，前者属于中医学的病机范畴，后者则泛指发生于以络脉为主要病位、以络脉的功能和（或）结构失常为主要病机的一类疾病。他强调深入分析病络机制，对寻求共性的证候病机、确定治法遣药组方指导治疗、判断预后，具有重要的意义。

由于络脉分布的广泛性，任何疾病都可以波及络脉，引起病络病机，导致疾病发生。毫无疑问，病络不单产生络病，也可以产生其他疾病。任何疾病都可能出现病络病机，病络病机可与其他病机夹杂出现。将病络看作一种可以引起中医多种疾病的病机，初学难以理解，实际上，就像西医学认识的"血栓""炎症"的概念，西医学范围的疾病，有很多是以此来解释病理的，深化了对疾病发生学的认识，有助于指导临床。

病络是中医学重要的病机之一。深入分析病络机制，理解其动态演变过程，对全面地认识疾病、确定病位、判断预后，具有重要的意义。就病络而言，病因可有外感六淫、内生五邪等外内病邪的不同；病变则涉及脏腑阴阳气血津液和神志等功能与形质的变化；所包含的基本病理变化，可按基本证候因素如郁、滞、瘀、虚、毒、痰、水、湿、风、火、寒等实性因素和阴虚、阳虚、气虚、血虚等虚性因素进行应证组合，衍生出多种病络模式，以把握络病。

由于脑、心、肾在结构上通过络脉彼此联系，在功能上又相互影响，而临床上，脑、心、肾也常并行发病。在治疗上应以中医整体观念为原则，预防和治疗综合应用，保护重要脏器，因此，"脑、心、肾一体化"中西医结合防治体系的构建具有重要的临床价值。

三、临床特色

（一）治病求本，创制大法

"治病求本"是中医学的重要治则。何为"本"？"本"于何？如何求"本"？历代医家见解不一。王永炎认为，中医学是人文与多学科相结合的一门学科，那么，"治病求本"就应从两方面入手：一是要寻求病证的"本质"，然后针对其本质进行治疗；二是要"以人为本"，根据病情选择"治病救人"或"留人治病"。以人为本的直接解释是以人为"根本"，根据不同患者的具体实际情况，予以最合适的治疗。实际上，中医学从诊疗疾病到养生保健，"以人为本"的理念贯穿始终，可以说，"以人为本"是中医学的精髓与灵魂。"以人为本"运用到实际中既需要专业的诊疗能力，更需要对患者用心。从根本出发，才能将辨证论治与理法方药的作用发挥得淋漓尽致。

纵观中风一病，其证候多属本虚标实。在急性期，谨守中医"急则治其标"的原则，先以祛邪为主，可用平肝息风、活血通经、清热化痰、通腑泄热等治法。此时的证候偏实，邪气较为亢盛但病程较短暂，故而应在短时间内祛除病邪。随着病情发展，证候会由实渐转为虚，属于本虚标实但侧重在

"本虚"，上盛下虚而侧重在"下虚"之证，"本虚"包括气、阴的虚损，但以气虚为多见。但是考虑瘀血、痰浊等病理因素仍然存在，故治疗方面需针对其病性而标本兼顾，从两方面着手。

1. 化痰通腑

董建华提出了"通降论"的学术观点，补充和完善了中医学脾胃病论治理论。就理论渊源而言，王永炎也常言先师董建华在脾胃病方面提出的"通降论"是创制化痰通腑法的启示和理论基础，从"通降论"到"化痰通腑"是对"传承创新"的最好诠释。王永炎在多年的临床实际应用中，发现有很多中风病急性期的患者都会出现便秘、舌红苔黄腻、脉象弦滑等一派痰热腑实证的征象，且病情可迅速变化，进一步加重脑窍的气血逆乱。王永炎针对此病机创制了化痰通腑饮，方用全瓜蒌、胆南星清肠化热、涤痰息风；其中生大黄重用，因其性苦寒，峻下通便可泻热；芒硝具有软坚散结之功，可助大黄以增通浊泻下之力。给予化痰通腑饮治疗后，患者的神志、舌苔、脉象均有转危为安之势，从而死亡率和致残率也均有所降低，此法的创立发展完善了中风病的中医治疗方法。可见，化痰通腑饮对中风病急性期的患者，可使其腑气及时通降，气机升降恢复正常，对病情的发展、转归起着关键性的作用。如若有腹胀、便秘、舌红、苔黄、脉实等症出现，则更是必用之征。他还指出，用药不宜过量，服至大便通泻，腑气通降即可，同时还需根据病情变化中的正邪盛衰之势，灵活配以扶正、祛痰、活血、平肝等法。化痰通腑法多在中风病急性期应用，急则治标，药猛力专。但中风病基本病机为本虚标实，以肝肾不足为本，化痰通腑法只在迅速祛除浊邪，不宜久用。应用时注意掌握时机，一般大便通下后，保持大便略稀，每日2～3次，应用2～3天，黄厚腻苔即可渐去，就不再使用化痰通腑法治疗。中风病急性期，虚证表现明显者，不宜使用化痰通腑法。临床中，要根据患者的症状，评估正邪盛衰之势，做到稳、准、狠地用药，用对时间和剂量，效果便可立竿见影。化痰通腑法的诞生及推广应用，体现的正是王永炎对董建华学术思想的继承与创新的完美结合，而这也是需要我们学习并不断发扬继承的中医学术精神。

2.解毒通络

基于"毒损脑络"病机学说，王永炎创立了中风病解毒通络新治法，阐明其多靶点效应机制。既往在"血脉瘀阻"病机理论基础上建立的活血化瘀治法主要针对血液循环障碍的改善，而解毒通络新治法在改善循环障碍的同时，更针对"毒邪壅滞、络损髓伤"这个关键病机环节，解毒通络可使毒邪疏解、络脉修复、脑髓得养。这一创新的病机理论与脑血管病的病理过程高度吻合，对中风病的治疗法则产生重大影响，目前解毒通络治法广泛应用于中风病临床治疗，成为中西医结合研究的重要切入点。经大量基础实验研究，阐明解毒通络治法是通过抑制炎症反应、保护血脑屏障、挽救缺血半暗带、减少神经细胞凋亡等多靶点效应机制，发挥对神经血管单元的修复和保护作用，从而促进神经功能恢复。

（二）临床经验方的整理与新药研制开发

"急性中风后常有内生痰毒、热毒、痰热互结，毒邪损伤脑络，浸淫脑髓，这些毒性病理产物，继发成为重要的致病因素。"浊毒损伤脑络，治疗重在"通""调"，通络解毒，辨证以施治。《素问·调经论》中"病在脉，调之血；病在血，调之络"及《素问·三部九候论》中"上实下虚，切而从之；索其结脉，刺出其血，以见通之"，为中风病"以通为治"提供了重要理论基础。星蒌承气汤依《黄帝内经》理论制方，全瓜蒌 30 ~ 40g，胆南星 6 ~ 10g，生大黄（后下）10 ~ 15g，芒硝（冲服）10 ~ 15g，是在三化汤基础上加入瓜蒌、胆南星而成。凡由痰热壅盛导致的痞满燥实等临床见症，或虽未成腑实，但因腑气不降，浊邪上犯，气血循行受阻而出现神志不清、半身不遂、言语謇涩等症，应遵循"有是证，用是方"的原则，用药当兵贵神速，直捣病所。全瓜蒌清热化痰散结，利大肠，使痰热下行；胆南星息风解痉，也有清化痰热的作用。二味合用清化痰热，散结宽中。生大黄苦寒峻下，荡涤胃肠积滞；芒硝咸寒软坚，润燥散结，助大黄以通腑导滞。诚如《黄帝内经》所言："热淫于内，治以咸寒，佐以甘苦……"星蒌承气汤临床应用可辨证加减。大便通而黄腻苔不退属痰热瘀阻者，应清化痰热活络，药用瓜蒌、胆南星、丹参、赤芍、鸡血藤等。大便通而苔黄腻，几天之内又形成腑实者，属少阳枢机不利，气郁痰阻化热成腑实，可配大柴胡汤化裁。风动不已，躁动不安，加镇肝息风之品，羚羊角、石决明、磁石之类。瘀血重者，加丹参、桃仁、红花以活血化瘀。黄腻苔呈斑块样剥脱，已见阴伤之势，减胆南星、瓜蒌、芒硝、生大黄之量，加麦冬、玄参、女贞子、墨旱莲等味，育阴生津，有增液承气之意。星蒌承气汤有较为明确的适应证，临证应详辨细审，把握分寸，对证下药。此外，掌握泻下的时机也很重要。不仅腑实可用，腑气不顺不降也可适当应用本法施治。用通下剂以知为度，不必尽剂。

在用药上，王永炎强调要据证立法，依法组方，使理法方药完整统一，形成系列化的组方思路。如中风因腑实而中焦闭阻升降失常，浊邪干犯清窍，致神昏、半身不遂诸症加重者，先投承气汤类。若大便得以通泻，腑气畅达，进而可予清化痰热、凉血息风之品。若大便通下之后再次形成腑实，则可再投通腑化痰之剂。若痰热内蕴，阴液内耗，则可加入育阴药，但要注意其剂量，防止阻碍涤除痰热。若至恢复期出现气虚血瘀证，可仿补阳还五汤意，治用益气活血法。此外，在运用通下剂的时候，要防止伤正，掌握病情变化，不可通泻过度，伤伐正气。根据患者体质调整用药剂量，体壮实者可予重剂，体弱者需用轻剂或攻补兼施，以大便通泻、涤除痰热积滞为度，不宜过量。

王永炎强调不可忽视给药途径和剂型在治疗中的作用，要注意保持传统剂型的特点和效用。在给药途径上，仍以口服或鼻饲疗效较好，肠道直接给药、保留灌肠也有疗效，但效果不如口服或鼻饲。通过长期的临床观察，发现通腑与通便具有不同的临床意义，采用开塞露清洁灌肠或开塞露灌肠虽然可以通便，但没有明显的治疗作用。这些都是临床中需要注意的细节和进一步研究的方向。

王永炎认为"风者，一团噫气也"，气机逆乱则容易生风。《黄帝内经》云："诸风掉眩，皆属于肝。"若肝风内动，则上扰清窍，络阻血瘀而致头痛。川芎定痛饮是王永炎的临床经验方，王永炎诊治大量头风病患者发现，绝大多数头风病患者头痛反复发作，呈搏动样疼痛，并伴有恶心或呕吐，并有舌质暗或暗红、苔白腻、脉弦滑的特征。他认为，头风病反复发作，呈波动性疼痛，属久病入络，瘀血阻滞，肝风上扰清窍；头痛而伴恶心呕吐、苔白腻脉滑，为痰浊痰湿内蕴之象。据此，王永炎明确偏头痛的核心病机为肝阳夹痰、浊瘀血上扰清窍，治疗上当平肝息风与活血化痰并重，创立"川芎定痛饮"。由川芎、赤芍、钩藤、菊花、白蒺藜、生薏苡仁、白豆蔻、半夏、川草薢、川牛膝组成。本方强调重用川芎，剂量多在15g以上，常重用至30g。虽然川芎有过散、过于升窜之虞，但本方以赤芍收敛抑制川芎过散、川牛膝引血下行抑制其升窜。临证诊疗中，应根据肝风、痰浊、瘀阻在偏头痛发病的不同时空的变化，随证调整用药。如肝风夹瘀上扰清窍，宜清肝息风活络；如肝风减而痰湿瘀阻显现，宜侧重芳化健脾、化湿通络，佐以清肝息风活络；如湿浊已化，出现阴伤之象，当酌加滋养肝肾之品，以滋水涵木。

四、验案精选

（一）化痰活络通腑法治疗验案

邓某，男，75岁，病历号19453。主因右侧偏瘫、言语不利10小时于1977年9月16日入院。患者当日晨起后发现言语不利，口角歪斜，右侧肢体活动不利，小便失禁，略有发呛，收入我院治疗。入院后恶心、呕吐数次，大便不通。舌卷缩不能伸出，舌暗红，苔黄腻，脉细弦滑。既往高血压病史15年，冠心病史。查体见血压170/100mmHg，神志清，口唇青紫，双肺呼吸音粗，房颤，失语，右侧中枢性面瘫，右侧肢体肌力Ⅱ级，肌张力偏高，右侧巴宾斯基征阳性，颈部略有抵抗。中医诊断：中风中经络（风痰上扰）。西医诊断：①脑血栓形成；②高血压病；③肺部感染。治疗予化痰活络通腑。药用：胆南星6g，全瓜蒌30g，丹参15g，赤芍15g，红花6g，鸡血藤30g，菊花9g，白蒺藜6g，生大黄3g，玄明粉（分冲）3g。

一诊（1977年9月17日）：患者大便3次，质稀溏，神志转清。可进流食，测血压 140/70mmHg。

二诊（1977年9月22日）：患者肢体活动改善，言语謇涩，右侧鼻唇沟浅，右侧肢体肌力Ⅴ⁻级，舌淡暗苔黄腻，脉弦滑，予化痰活血通络治疗。处方：瓜蒌皮15g，天竺黄6g，瓦楞子12g，黄芩6g，赤芍15g，鸡血藤30g，生大黄3g。

三诊（1977年9月29日）：患者右侧肌力Ⅴ⁻级，言语謇涩，呃逆。近日曾呕吐数次，大便不通。舌淡暗，苔腻呈黑褐色，脉弦滑。治以芳化醒脾，和胃降逆。处方：藿香6g，佩兰6g，大豆黄卷12g，薏苡仁30g，茯苓15g，黄芩6g，半夏6g，白豆蔻3g（打），刀豆子12g，竹茹3g。

四诊（1977年10月6日）：患者右半身不遂基本恢复，目前以言语謇涩突出，舌淡暗，苔焦黄腻，脉弦滑，辨证为痰热瘀血阻络，治以清热化痰活络。处方：瓜蒌30g，胆南星3g，瓦楞子6g，天竺黄6g，赤芍15g，生茜草12g，生大黄3g。

五诊（1977年10月10日）：患者恶心呕吐1次，大便燥结。上方加玄明粉3g（分冲）。

六诊（1977年10月13日）：患者未再发呕吐，头晕，有痰，右侧肢体活动欠灵活。上方改生大黄为6g，芒硝为6g。

七诊（1977年10月20日）：患者神倦，言语謇涩，右半身不遂已恢复，仍便干。处方：全瓜蒌30g，天竺黄6g，赤芍15g，丹参30g，生茜草3g，生大黄3g。

八诊（1977年10月26日）：患者症状同前，上方去生茜草、生大黄，加陈皮9g，茯苓9g。

九诊（1977年11月4日）：右侧肢体肌力恢复至Ⅴ级，舌淡暗，苔薄白腻，脉弦滑。治以益气活络。处方：太子参12g，茯苓15g，赤芍15g，草红花6g，鸡血藤30g，桑枝30g。

出院（1977年11月9日）：患者症状好转，肢体功能恢复，能说单字，舌暗红，苔薄黄，脉弦滑。上方加黄芩6g，瓜蒌30g，带牛黄上清丸20丸出院。

按：

中医用通腑法治疗中风，源远流长，早在东汉末年张仲景的《金匮要略·中风历节病脉证并治》中就有"风引汤：除热瘫痫"的记载，风引汤组成中大黄为主药。华佗《中藏经》云："人病中风偏枯……在中则泻之……泻，谓通其塞也……"金元时期，张从正首先明确提出中腑用三化汤（大黄、枳实、厚朴、羌活）通下论治。其所创的三化汤为治中风腑实便秘的代表方。其后刘河间提出中风"内有便溺之阻格"者可用三化汤及大承气汤、调胃承气汤治疗。明代王肯堂复拟三一承气汤治疗中风便秘、牙关紧闭、浆粥不入者。

清代沈金鳌著《杂病源流犀烛》中说，中风若"二便不秘，邪之中犹浅"。"中脏者病在里，多滞九窍……如唇缓、二便闭……邪之中较深，治宜下之宜三化汤；中腑者病在表，多著四肢，其症半身不遂……然目犹能视，口犹能言，二便不秘，邪之中犹浅。"此以便秘与否来判断中风病势的深浅。三化汤载《素问病机气宜保命集·中风论第十》，乃小承气汤加羌活而成，羌活不独是祛风，重在升举清气，宣郁开窍，疏通经络，与小承气汤配伍，一升一降，一开一通，具有宣行气血、通腑开结、调畅气机、开通玄府的作用。小承气汤不仅清热泻火，宽中行气，而且更具有降泄痰浊、通瘀导滞的功能，用治中风病急性期，可使诸窍畅利，清升浊降，气顺血和而病趋愈。近代医家张锡纯在《医学衷中参西录》中谈及中风时云："其人之血随气而行，气上升不已，血随之上升不已……是以治此证者以通大便为要务。"他又提出："初服建瓴汤一两剂时，可酌加大黄数钱。"以上说明，历代医家已初步认识到用通腑法治疗中风具有调节气机升降的作用。

患者中风发病当天伴轻度意识障碍，并存在腑气不通，舌暗红，苔黄腻，大便燥结，呈现痰热腑实之象，予化痰通腑、活血通络治疗，伴随大便通畅意识改变，血压由170/100mmHg恢复至140/70mmHg，肌力好转。其住院期间屡次出现便秘、呕吐或呃逆、苔黄腻、脉弦滑，为腑气不通、胃气上逆之证，予芳化醒脾、和胃降逆及清热化痰活络，兼以大黄、芒硝通腑，病情逐渐稳定好转。本案显示痰热腑实是否存在与气机通畅有密切的关系。许多患者中风后 1 天或数天会出现便干、便秘，以及腹胀、腹满，或恶心、纳差，常伴有口气臭秽、言语謇涩、神志昏蒙、痰声漉漉、喉中痰鸣、咯痰或痰多、体胖臃肿等病证，或伴头晕头痛、痰涎壅盛、舌苔黄腻、脉弦滑而大等表现。痰证热证在腑实前和腑实通后一段时间内都可能存在，王永炎由此提出中风病急性期痰热腑实证候。根据痰热腑实证规范化的研究、大量临床资料的统计分析，表明便秘便干、舌苔黄腻、脉弦滑为本证突出的三大特征，构成中风病急性期痰热腑实证的基本特征。痰热腑实证的形成与中风病发病前的体质状况、发病后的病机病势演变密切相关。

中风病起病急骤，病情重，变化快，急性期以标实证为主，少部分患者表现为气虚血瘀、阴虚风动。标实为主的证候中，风、火、痰、瘀互见。痰热重者，阻在中焦，浊邪不降，腑气不通。临床研究提示，有 40% ～ 50% 的患者表现出痰热腑实证，痰热阻滞、腑气不通，成为此时病机的主要矛盾。痰热腑实证的临床症状表现为腑气不通和痰热证两方面。最主要的症状是大便不通或大便干燥，患者发病后 1 天或数天无大便，或虽有便意而大便干结难解。部分患者还可见到腹胀、腹满，口气臭秽，或恶心、纳差。痰热证的主要征象是舌象，舌苔黄腻、黄厚腻，舌质红、暗红。部分患者舌质淡、胖大，而舌苔黄厚腻，有本虚之象，但此时急在标实，标实为痰热。脉象弦滑或数，亦为痰热内阻之征。应当注意鉴别的是，患者述数日未解大便，但舌苔不黄不厚，而舌质淡或舌体胖大，细问，患者平素即大便数日一行，解时大便不干，甚或溏稀，但排便无力，此属气虚，推动无力，治当健脾益气以助运化。再有便干便秘者，少苔或无苔，舌质嫩红，口渴喜饮，此属津亏液少，无水助行，治当增液行舟。又有便干便秘，舌苔厚腻，或白或黄者，但舌苔虚浮、颗粒粗糙，扪之不实，甚可拂去，此时应充分考虑虚的因素，或为气虚，推动无力，痰饮中阻，或为肾虚，气化不足，湿浊不化，或厚腻苔迅速脱落，至光剥无苔，见精亏液损之象。

星蒌承气汤是王永炎系统观察痰热腑实证对中风病病情发展的影响，结合丰富临床实践总结出来的。化痰通腑法的运用在整个中风病治疗过程中不容忽视。星蒌承气汤为化痰通腑法基本方，是在三化汤基础上加入瓜蒌、胆南星而成。方中瓜蒌清热化痰，理气散结；胆南星息风化痰清热，配瓜蒌清热化痰，祛中焦之浊邪；生大黄煎时后下，峻下热结，荡涤肠胃，通腑化浊；芒硝软坚散结，配生大黄通降腑气。四药相配，化痰热、通腑气，势宏力专，能改善中风病急性期诸症。

（二）息风降火、凉血开窍法治疗验案

俞某，女，78岁，病历号33107。主因突然出现左侧半身不遂、口角歪斜7天于1984年1月11日入院。患者于7天前晚上看电视时心情激动，突发头痛、言语不能、口角歪斜、左侧偏瘫，伴喷射状呕吐，为咖啡样物夹有饭粒，神志昏蒙，测血压200/170mmHg，于外院予脱水降颅内压、安宫牛黄丸开窍醒神、抗感染等治疗，神志较前稍清，左侧偏瘫改善，后转入我院。入院时见神志尚清，能应答，倦怠懒言，头痛，胸闷，左侧肢体活动障碍以上肢为甚，口角歪斜，无恶心、呕吐及饮水发呛，咳嗽无痰，口干思饮，小便欲解不得，大便7日未通。舌质暗红、苔黄褐厚腻而干，脉弦滑而数。既往史：40年前曾患风湿性关节炎；右侧偏头痛五六年，常服去痛片；素常发扁桃体炎，冬日多发咳嗽；否认高血压、冠心病病史。查体见神志尚清，双眼球向右侧凝视、向左活动障碍，口角偏右，伸舌稍左偏，双软腭上提力弱，左上肢肌力0级、左下肢肌力Ⅰ级，肌张力正常；左侧腱反射亢进，巴宾斯基征、查多克征（＋），左侧痛觉弱于右侧，颈稍有抵抗，克尼格征（＋）。中医诊断：中风中经转中腑（痰热腑实、风痰闭阻清窍、郁阻经脉）。西医诊断：左侧偏瘫，颈内动脉系统脑出血（外侧型）。

一诊（1984年1月12日）：王永炎查房后指示，患者年老，起病急，呕吐，半身不遂，言语謇涩，神志昏蒙，可以诊断为中风。中风，中络者肌肤不仁，中经者筋骨不盛；中经与中腑的区别，在于神志的清否。现神志尚清，筋骨不用，属中经；但意识趋向昏蒙，病程由中经向中腑发展。考虑其中医诊断为中风中经向中腑移行期（风痰、痰热上扰）。患者年老，体态较胖，属中气不足，气虚湿阻，不能升清降浊，痰浊化热，热盛生风，风火痰热瘀阻脉络，阻于中焦；气血运行失调故肢体活动不利。治当以息风降火、

凉血开窍之法，予清开灵注射液 20～40mL。下腹部有燥屎五六枚，拒按，大便一直未下，腑气不通，浊气上犯，湿热下注，膀胱湿热浊毒壅集，二便皆闭。因有痰热腑实，故治以通腑化痰泄热，予星蒌承气汤。处方：生大黄10g，芒硝（冲）10g，胆南星6g，瓜蒌30g，1剂（急煎，大便通则止）。患者舌质暗红，苔燥黄少津，脉弦滑大数，右脉较左为盛，且左边偏瘫趋于软瘫，应注意正气不足，可加入补益之品；若反之，泄力要猛。但患者现病情较急，故先以攻下为要。

二诊（1984年1月12日）：患者服星蒌承气汤后大便已通，量中等、色正常、无特殊臭味。神志不清，呼之能应答，时有烦躁。

三诊（1984年1月13日）：患者述头痛消失，夜间大便6次，色黄质稀，小便失禁。舌红、苔燥黄少津，脉弦滑有力，较前均有减轻。现腑气已通，但中焦热邪未去，痰热未解，并有阴液不足，故拟养阴化痰热之法。处方：瓜蒌30g，胆南星6g，半夏10g，茯苓15g，玄参15g，鸡血藤30g，威灵仙10g，川牛膝10g。患者服中药5剂后烦躁减轻，时倦怠欲寐，舌红苔厚燥发黑，脉细弦数。阴伤仍明显，王永炎认为其转院前曾用大量脱水剂治疗，阴液大伤，调整处方如下：瓜蒌30g，茯苓15g，清半夏10g，玄参15g，麦冬10g，鸡血藤30g，川牛膝10g，桔梗10g，杏仁10g。

经治疗1周患者精神好转，食欲增加，右侧肌力无明显好转，胸闷亦较前减轻；唯自觉身冷，时时欲盖衣被。舌质绛红，苔边尖部已脱、前中部较前变薄变浅为黄色、根部仍黑燥，脉沉细。舌苔部较前变薄，仍有胸闷。原方加陈皮10g以畅达气机、共化痰浊。王永炎查患者后指示，患者舌苔黑为热极之症，脉弦滑为仍有痰热，且气机不畅，其大便已通，故改通腑之法为清化之法，疏气清化，用四逆散合清热化痰之品。处方：柴胡10g，白芍10g，枳壳10g，黄芩6g，厚朴10g，滑石10g，薏苡仁10g。热减后加重养阴之品。

四诊（1984年2月11日）：患者精神好，饮食、二便可，睡眠较差。查肌力左上肢Ⅱ级、左下肢Ⅱ级。舌瘦质红，苔薄黑燥少津，左脉弦滑大，右脉沉取滑、浮取弦。王永炎认为，患者属真阴亏耗、虚风暗扇、痰浊热盛之证；现表面情况虽尚可，但病情可随时突然恶化，以前曾有不少教训。痰浊热盛之邪不去，真阴更为之而耗，正气更为之而虚；不及时补以真阴，则虚风难灭，驱邪无力。故治宜清热祛痰、益气养阴并举，新加黄龙汤主之。处方：枳实6g，厚朴6g，大黄6g，当归9g，红参15g，炙甘草6g，桔梗6g，生姜3片，白术10g。密切观察病情变化，防其恶化，并向家属讲明病情，勿急于出院为妥。

后患者病情稳定，呈持续性好转，左上肢肌力Ⅱ级，手指屈曲活动较前明显灵活；左下肢肌力Ⅲ级，脚趾活动度日渐灵活。

五诊（1984年2月22日）：患者舌质淡，舌苔已开始消散，苔焦黑薄松，脉左弦右滑，再予清开灵注射液7天。

出院（1984年2月28日）：患者舌质偏红、苔黄厚少津，脉弦滑微数。肌力左上肢Ⅲ级、左下肢Ⅳ⁻级，好转出院。

按：

中风起病急、变化多、发展快，表现错综复杂。"五脏不平""六腑闭塞"是其主要病变特征。猝然发病，六腑不通，浊毒聚积，胃肠壅实，浊邪上扰心神，会进一步加重肢体活动不利，导致意识障碍。

王永炎在治疗上创化痰通腑法，拟星蒌承气汤，以上病下治，折其冲逆之势，通里攻下，降气泻火，通其腑气，导热下行，驱逐毒邪，调畅气机。《素问·五常政大论》曰："气反者，病在上，取之下，病在下，取之上。"《灵枢·终始》曰："病在上者，下取之。"这些奠定了"上病下治"的理论基础。上病下治在临床的具体运用中有很多体现，如泻下清肺、清胃凉血、利尿清心、纳气平喘、温阳利水等，若用之得法，则疗效卓著。《素问·标本病传论》谓："知标本者，万举万当；不知标本，是谓妄行。"使用化痰通腑法，上病下治，通里攻下，其作用机制：①使腑气通畅，气血得以敷布，以通痹达络，促进半身不遂等症的好转。②可使阻于胃肠的痰热积滞得以清除，使邪有出路，浊邪不得上逆心神，阻断气血逆乱，以防内闭。③急下存阴，以防阴劫于内，阳脱于外，发生抽搐、戴阳等变证。以"疏其壅塞，令上下无碍，血气通调，则寒热自和，阴阳调达"。

火极似水，王永炎抓住黄褐苔转黑燥的舌象特征，在中风病急性期风火痰热壅盛有耗伤真阴之势的病情演变过程中，坚持清热化痰通腑、清热解毒大法同时随证予息风凉血、养阴、理气、益气养阴治疗取得转危为安、防止虚风内动病情加重的疗效。

患者年高气虚，素体肥胖痰浊内蕴，化热生风，发为中风，为风火痰浊瘀阻，痰热腑实内蕴，治疗以息风降火、凉血开窍，并急予星蒌承气汤通腑泄热解毒，攻下为要，药后其大便通畅，神志好转，但舌苔厚燥发黑，痰热蕴结之势难解，王永炎在病情好转但痰火邪热仍盛之时，指出痰浊热盛不去，则真阴耗伤，容易导致真阴亏耗、虚风暗扇之象，要防范病情突然恶化。因此，在清化痰热通腑的治疗中坚持根据患者同时存在风象、阴伤、气机不畅、气阴两伤等情况随证化裁。星蒌承气汤有较为明确的适应证，临证应详辨细审，把握分寸，对证下药。此外，掌握泻下的时机，也很重要。不仅腑实可用，腑气不顺不降也可适当应用本法施治。用通下剂以知为度，不必尽剂。

在发现患者肢体趋于软瘫，考虑为正气不足，为邪热浊毒耗伤气阴，王永炎建议可及时加入补益之品。他主张邪盛持久者正气更易伤，若邪盛与正虚互为因果，容易形成恶性循环，使病情加重难治。此案体现了王永炎注重痰热火毒与元气、阴液的辨证关系，在中风病急重症治疗中清热解毒、化痰通腑以顾护一身元气、顾护阴液的学术理念。

痰热腑实证基本出现在中风病急性期，以证类划分多归中经证。若痰热壅盛，风动不止，救治不及时，痰热化风，风痰上扰，则由中经证向中腑证转化。若痰热渐去，腑气转通，或转为风痰瘀血痹阻脉络证，或渐显气虚之象，浊邪渐去，本虚之象已显，病情趋于平稳。部分亦可见于中腑证，若风象渐息，仅见痰热内阻，腑气不通，则病情不再加重。若中腑证风动不止，痰热化火，风火相煽，风火扰窍，证类由中腑向中脏转化，病势凶险，病情危重。化痰通腑汤可辨证加减。大便通而黄腻苔不退者，少阳枢机不利，气郁痰阻，配大柴胡汤化裁。风动不已，躁动不安，加镇肝息风之品，羚羊角、石决明、磁石之类。瘀血重者，加丹参、桃仁、红花以活血化瘀。黄腻苔呈斑块样剥脱，已见阴伤之势，减胆南星、全瓜蒌、芒硝、生大黄之量，加麦冬、玄参、女贞子、墨旱莲等味，育阴生津，有增液承气之意。化痰通腑汤有较为明确的适应证，详辨细审，把握分寸，对证下药，用之无虞。星蒌承气汤临床应用可辨证加减。大便通而黄腻苔不退属痰热瘀阻者应清化痰热活络，药用瓜蒌、胆南星、丹参、赤芍、鸡血藤等；大便通而苔黄腻，几天之内又形成腑实者，属少阳枢机不利，气郁痰阻化热成腑实，可配大柴胡汤化裁。风动不已，躁动不安，加镇肝息风之品，羚羊角、石决明、磁石之类。瘀血重者，加丹参、桃仁、红花以活血化瘀。黄腻苔呈斑块样剥脱，已见阴伤之势，减胆南星、瓜蒌、芒硝、生大黄之量，加麦冬、玄参、女贞子、墨旱莲等味，育阴生津，有增液承气之意。

在用药上，王永炎强调要据证立法，依法组方，使理法方药完整统一，形成系列化的组方思路。如中风因腑实而中焦闭阻升降失常，浊邪干犯清窍，致神昏、半身不遂诸症加重者，先投承气汤类。若大便得以通泻，腑气畅达，进而可予清化痰热、凉血息风之品。若大便通下之后再次形成腑实，则可再投通腑化痰之剂。若痰热内蕴，阴液内耗，则可加入育阴药，但要注意其剂量，防止阻碍涤除痰热。若至恢复期证现气虚血瘀，可仿补阳还五汤意，治用益气活血法。此外，在运用通下剂的时候，要防止伤正，掌握病情变化，不可通泻过度，伤伐正气。根据患者体质调整用药剂量，体壮实者可予重剂，体弱者需用轻剂或攻补兼施，不宜过量。王永炎强调不可忽视给药途径和剂型在治疗中的作用，要注意保持传统剂型的特点和效用。在给药途径上，仍以口服或鼻饲疗效较好，肠道直接给药、保留灌肠也有疗效，但效果不如口服或鼻饲。通过长期的临床观察，他发现通腑与通便具有不同的临床意义，采用开塞露清洁灌肠虽然可以通便，但没有明显的治疗作用，这些都是临床中需要注意的细节和进一步研究的方向。

（三）清肝泄热除痰法治疗验案

迟某，男，71岁，1991年8月29日初诊。主因"阵发眩晕、呕吐2个月余"由来诊。患者2个月前无明显诱因晨起突发眩晕、呕吐，无晕厥及视物旋转，于朝阳医院行颈椎 X 线检查，诊为颈椎病、脑供血不足，予颈复康冲剂治疗。2 个月来眩晕呕吐反复发作 4 次，体位改变时加重，伴右上肢无力，于同仁医院及协和医院均诊为脑供血不足，为求中医诊治收入院。刻下症：头晕，坐、立位及转头时明显，右上肢无力，活动欠灵活，食少纳呆，急躁易怒，大便干。舌红苔黄腻，脉弦滑。既往史：双侧肩周炎病史。查体。T（体温）36.8℃，P（脉搏）64 次 / 分，R（呼吸）16 次 / 分，BP（血压）160/90mmHg。神清，精神可，心尖部可闻及 Ⅱ～Ⅲ 级收缩期吹风样杂音，左上肢轻度萎缩，双上肢腱反射亢进，右手指鼻试验欠稳准，颈椎压迫试验（＋），病理征（－），余未见明显异常。辅助检查：颈椎正侧位、双斜位线片示 C3～4、C6～7 椎体增生明显，第 3、6 椎间孔明显狭窄。脑血流图（同仁医院）示搏动性血流量颈动脉、椎动脉减低，血管阻力增强，弹性减弱。头颅计算机断层扫描（camputed tomography，CT）未见明显异常。中医诊断：眩晕（肝郁不舒、痰热上扰）。西医诊断：①椎基底动脉供血不足；②颈椎病。治疗以清肝、泄热、除痰为主，以龙胆泻肝汤加减。处方：龙胆草 6g，黄芩 10g，柴胡 6g，法半夏 10g，陈皮 10g，茯苓 15g，川芎 15g，葛根 20g，枳壳 10g，川牛膝 10g，胆南星 15g。7 剂（每日 1 剂，水煎，早晚分服）。结合针灸治疗。嘱调情志，适宜活动，忌生冷辛辣。

二诊（1991 年 9 月 3 日）：患者眩晕改善不明显，但言语謇涩改善，指鼻试验较前稳准，大便六日一行，秘结，面色潮红，舌质红黄薄，脉弦滑。考虑加强清热化痰之功。处方：前方加全瓜蒌 20g，钩藤 15g，代赭石 30g。3 剂（每日 1 剂，水煎，早晚分服）。

三诊（1991 年 9 月 6 日）：患者头晕呕吐，面色潮红，烦躁，大便干，舌红，苔黄厚腻，左脉弦细，右脉弦硬。王永炎同意目前中医诊断，辨证为痰热内蕴、肝阳上扰；考虑其西医诊断：①椎基底动脉供血不足、脑动脉硬化、颈椎病。②颈脊神经根病。治疗应以清热化痰、平肝解痉为法。处方：全瓜蒌 30g，胆南星 6g，天竺黄 6g，威灵仙 15g，猪牙皂 6g，白芥子 3g，赤芍 18，白芍 10g，木瓜 15g，白蒺藜 10g，珍珠粉（冲）0.6g，白豆蔻仁 30g，白芷 6g。结合静点丹参注射液治疗。服药 4 剂后头晕减轻，饮食增加，未再出现恶心、呕吐，舌苔转为微腻，脉弦象减少，较前缓和，效不更方，继服10剂。

四诊（1991年9月20日）：患者昨日先出现前额部疼痛，继之恶心欲呕，无呕吐，胃脘部不适，纳呆，头晕，无旋转。余无不适，眩晕发作时测血压130/80mmHg，心肺检查（−），舌淡红，苔薄黄，脉弦，因患者仍大便干，考虑加强通便之功。处方：前方去白豆蔻仁、白芷，加大黄9g，桃仁15g。服药10余剂后未再发眩晕，亦无恶心、呕吐，精神佳，病情好转出院。

按：

该患者年过七旬，急性发病，阵发性眩晕，伴有呕吐，符合中医"眩晕"范畴。眩晕是以头晕、眼花为主症的一类病证。正如《医学统旨》云："眩者，谓忽然眼见黑花昏乱，少顷方定；晕者运也，谓头目若坐舟车而旋转也，甚有至于卒倒而不知者。"眩晕的病因繁多而复杂，可由多学科、多系统的疾病所引起，涉及神经科、耳鼻喉科和内科等众多领域。需注意，本患年过七旬，眩晕虽然与颈部病变相关，然存在动脉粥样硬化基础上叠加脑供血受累，且中医辨证为肝风痰火，需重视"眩晕为中风之渐"，应行CT等影像学检查排除脑血管疾病，这也为眩晕预后及前瞻性防治中风提供一定的临床思路。

本例患者平素性急易怒，肝气郁结，久而化火伤阴，风阳易动，兼之饮食失宜，以致脾胃化生失调，痰浊内蕴，肝火兼夹痰浊上扰清窍，则见眩晕之象，即出现头晕，面色潮红，烦躁；肝火扰动阳明，痰热阻滞中焦，则纳差、呕吐、大便干；其舌红苔黄厚腻，脉弦滑亦为痰热内蕴，肝阳上扰之象。一诊、二诊治疗仅予清热化痰、平肝息风之龙胆泻肝汤，疗效不显，究其原因，盖其颈部不适，西医检查见颈椎病，为颈部经络不通，从而进一步影响气血运行，以致清阳不升，浊阴不降，故三诊加入疏通经络之品，药用全瓜蒌、胆南星、天竺黄清热化痰，猪牙皂、白芥子增祛痰之力，威灵仙、赤芍、白芍、木瓜解痉舒筋活络，白蒺藜、珍珠粉平肝息风，白豆蔻仁、白芷芳香醒脾，配合丹参注射液清热活血通络，疗效显著。

眩晕的发生病位在脑，脑为元神之府，具有"喜清而恶浊，喜盈而恶亏，喜静而恶躁，喜通而恶瘀"的生理特性，病机关键为清浊混乱，升降失司，治疗重点在于升清降浊，升其清气，降其浊气，摄其所需，排其所弃。脑为至清之脏，不能容邪，当祛其杂浊之邪，或平肝潜阳，息风清热，或除湿化痰，祛瘀通络，使诸阳之首、清空之地不受诸邪之干扰，杂去则病愈，邪去则正安，脑府复归于纯静清灵。而脾胃为升降之枢，肝主疏泄调畅，肾主蒸腾气化，在升清降浊的过程中起到至关重要的作用，因此眩晕的治疗当以调理肝、脾、肾三脏为重点，使气机条达，气血调顺，水火既济，升降有序，出入有节。眩晕的临床表现错综复杂，临床诊治时应围绕主诉有目的、有选择地收集具有辨证意义的临床资料，重点把握眩晕的发作特点、起病缓急、持续时间、诱发加重因素及伴随症状，通过抓主症探析其病机。同时注意其形成与转归与患者身体素质、疾病状况、诱发因素和治疗情况密切相关，临床在重视升清降浊的基础上，还应根据患者具体兼夹病证随机化裁，灵活应用。

西医学认为，眩晕一症临床上由于患者主诉头晕但主观感觉表达不一，往往包括头晕昏沉（实为非特异性头晕）和多与前庭系统损害相关出现自身或环境旋转感觉的眩晕，以及主要与自主神经障碍、迷走神经反射、心律失常等心脑血管疾病相关的眩晕。出现眼前发黑、快失去意识感觉的晕厥还有坐或卧无症状，只在行走时出现不稳、要摔倒的感觉，更多与神经系统变性疾病、深感觉障碍或双侧前庭神经损害相关的失衡病状。眩晕作为临床常见多发病症，涉及耳鼻咽喉科、神经内科、神经外科、普通内科、骨科等多学科，该病病因诊断对当今大多数医生而言确实是个难题。眩晕发病机制复杂，只有找到引起眩晕的原发病才能行针对性的治疗，也有不少即使找到原发病，也没有特效治疗手段，只能对症处理。

中医对眩晕的病因病机认识早在《素问·至真要大论》就有"诸风掉眩，皆属于肝"的论述。朱丹溪在《丹溪心法·头眩》中提出"无痰则不作眩，痰因火动，又有湿痰，有火痰者"的名言。《灵枢·海论》曰："髓海不足，则脑转耳鸣，胫酸眩冒，目无所见，懈怠安卧。"《灵枢·口问》载："上气不足，脑为之不满，耳为之苦鸣，头为之苦倾，目为之眩。"所谓因虚致眩以及无火不致眩、无痰不致眩等重要论述，对临床眩晕发病原因机制可谓高度概括。

王永炎认为治疗本病首分标本虚实，本虚再分阴阳气血。肝肾阴虚，阳亢风动者，予以滋养肝肾，平肝潜阳；阴损及阳者，又当兼以助阳；气血亏损者当补脾养血。标实证多为风火痰浊，治宜平肝息风、清火化痰。临床上多是虚实并见。临床发现部分椎基底动脉硬化或血栓形成引起的眩晕，表现为肝阳上亢，瘀血阻络，或为气虚血瘀，治当平肝活络、益气健脾活络。梅尼埃病（内耳迷路水肿）又常见痰湿和虚阳上越两类，痰湿内盛用温胆汤加减，虚阳上扰的用清滋潜阳法治疗。颈椎病变所致眩晕则解痉柔肝，舒筋通络。前庭神经元炎，系病毒感染所致，其眩晕常见于外感风热2～3天后，适用辛凉平剂银翘散、辛凉清剂桑菊饮、辛凉重剂麻杏石甘汤等。以紧张、焦虑、自主神经功能失调或颈肩背肌紧张，涉及肝气郁滞、肝阳亢张或筋脉拘急经脉不通导致的眩晕，则分别予疏肝平肝、舒筋活络法治疗，气虚浊气上犯者则用益气聪明汤等。对顽固性眩晕者，抓住核心病机随症加减，守法调方，是最终取效的关键。

（四）清热化痰、通腑活络法治疗验案

李某，女，58岁。主因左侧肢体活动不利13天于1978年2月27日入院。患者于2月8日下雪时跌倒3次，10日自觉左侧下肢无力，15日晚自觉发热、头晕、咳嗽，左侧肢体无力，经抗感染治疗后发热、咳嗽好转，但左侧肢体无力加重，上肢可稍活动，下肢运动完全丧失，入住我院。入院时见意识清楚，精神状态好，言语正常，左侧肢体活动不利，大便已2日未行。舌淡红、苔黄腻，脉弦滑。既往高血压病史5年。查体见左侧鼻唇沟变浅，左上肢肌力Ⅳ级、左下肢0级，左侧肢体肌张力、腱反射亢进，左巴宾斯基征（＋）。入院中医诊断：中风中经络（肝血不足、痰热阻络）。西医诊断：①左侧偏瘫、大脑中动脉血栓形成、高血压病；②肺部感染。中医予清热化痰、通腑活络，处方：全瓜蒌30g，胆南星6g，赤芍15g，丹参30g，鸡血

藤30g，钩藤12g，大黄3g。

一诊（1978年3月2日）：患者病情稳定，腑通、左侧半身不遂好转，上方去大黄，加黄芩6g，半夏6g，菊花6g。

二诊（1978年3月3日）：患者左侧偏瘫有恢复，查肌力左上肢Ⅳ级、左下肢Ⅲ级，偶有头痛但较前减轻，大便每日2～3次。舌苔已转薄腻，脉细弦滑。继以化痰清热为治。

三诊（1978年3月9日）：患者已能下地，可在搀扶下锻炼，上方去半夏、黄芩，加入桑枝、威灵仙。

四诊（1978年3月21日）：患者左侧偏瘫进一步恢复，查肌力左上肢Ⅴ级、左下肢Ⅳ级，有人稍扶持即可锻炼走路，病情好转出院。

按：

中风病位在脑脉，涉及心、肝、脾、肾等多个脏腑。明代李中梓《医学心悟·类中风》指出："凡真中之证，必连经络，多见歪斜偏废之候，此为真中也。"换句话说，如果不见"歪斜偏废"之候，而表现为风痱、风喑、风眩等，则属于类中风范畴。因此，中风乃"经络"或"脑脉"之病而非脑髓之疾。脑为髓海，又为"元神之府"，"灵机记性不在心在脑"（清代王清任《医林改错·脑髓说》），可见脑髓病的临床表现自是不同。掌握病机，因势利导在辨证施治上起着至关重要的作用，当"伏其所主而先其所因"。此患者为中风病合并肺部感染，经抗感染治疗后发热、咳嗽好转，但左侧肢体无力加重，予清热化痰、通腑活络治疗后，腑气通畅，舌苔由黄腻转为薄腻，左侧半身不遂好转，加用通经活络药物及康复治疗，左上肢肌力由入院时Ⅳ级恢复至Ⅴ级，左下肢肌力由入院时0级恢复至Ⅳ级。由此可见，腑实证与痰热证的相关性及痰热腑实的消减与神经功能缺损的恢复密切相关，对中风病整体病情预后的促进作用。

王永炎创制了星蒌承气汤：全瓜蒌30～40g，胆南星6～10g，生大黄（后下）10～15g，芒硝（冲服）10～15g。凡由痰热壅盛导致痞满燥实等临床见症，或虽未成腑实，但因腑气不降，浊邪上犯，气血循行受阻而出现神志不清，半身不遂，言语謇涩等症，应遵循"有是证，用是方"的原则，用药当兵贵神速，直捣病所。全瓜蒌清热化痰散结，利大肠，使痰热下行；胆南星息风解痉，也有清化痰热的作用。两味合用清化痰热，散结宽中。生大黄苦寒峻下，荡涤胃肠积滞；芒硝咸寒软坚，润燥散结，助大黄以通腑导滞。诚如《内经》所言："热淫于内，治以咸寒，佐以甘苦。"此患者中风合并肺部感染既有无形之痰又有有形之痰，并兼以络脉瘀阻，故王永炎以星蒌承气汤加减，去芒硝加赤芍 15g，丹参 30g，鸡血藤 30g，钩藤 12g，共奏化痰通腑、活血通络之效。

本法虽形式在于通便，其机理却在于通腑泄热，因为临床发现若单纯治以西药泻下，并不能收到通腑化痰泄热、热去神清的效果。对于中风病急性期辨证为痰热实证的患者，即使腑实尚未形成，亦应预先通腑，此为已病防变之法。化痰通腑法治疗脑梗死急性期，可以改善新陈代谢，排除毒素，增加胃肠蠕动，调节自主神经功能紊乱，降低机体应激状态，降低颅内压，减轻脑水肿，改善脑循环，预防和减轻应激性溃疡和肺部感染，减轻神志障碍，起到排毒护脑的作用，使患者较易度过急性期，对患者的后期康复非常有利。

（五）通腑化痰、泄热开窍法治疗验案

马某，男，60 岁。因神志昏蒙，右侧肢体活动不利 3 天，由急诊以急性脑血管病、脑出血于 1987 年 11 月 16 日收入病房。症见嗜睡，呼之能应，不能对答，时有躁动，右侧肢体不能活动，呃逆，呼吸气粗，鼾声时作，面色潮红，口中臭味，大便 3 日未行，小便失禁，舌红蜷缩，苔黄腻，脉弦滑大。中医诊断：中风中脏腑（痰热内闭心窍），予脱水降颅压等西医治疗及清开灵注射液静点。次日其呃逆加重，呃声连连有力，考虑为颅压升高所致，脱水降颅压同时予化痰通腑汤 1 剂频服以疏畅中焦气机、化痰通腑泄热，病情好转，神志转清，舌暗苔薄黄，脉沉弦。第三日仍呃逆不止，予针灸治疗无效。第四日凌晨患者大便两次，量多质稀呈褐色，继予化痰通腑汤治疗数口，保持腑气通畅，其呃逆逐步减轻，神志好转，能进少量流食，舌苔较前变薄，改化痰通络汤善后。

按：

卒中后呃逆，其发生机制通常认为由一个或多个部位刺激呃逆反射通道所引发，目前尚未完全清楚。呃逆反射弧由传入神经、呃逆中枢和传出神经3部分组成。传入神经包括膈神经、迷走神经感觉支及胸6～12节段背侧交感神经链传入纤维；传出神经包括膈神经、声门神经和副神经及支配三角肌前部和肋间肌的躯体神经。对急性脑卒中合并顽固性呃逆者首次头颅CT图像分析研究表明，脑梗死患者中，皮层下病灶位置、多病灶及大面积病灶患者更容易发生顽固性呃逆。目前研究认为，呃逆中枢位于脑干，发生中枢性呃逆的患者病变多位于脑干或与病变累及脑干直接刺激呃逆中枢有关。一般认为，中枢性呃逆是神经源性溃疡出血的前奏，频繁呃逆常干扰患者正常呼吸，影响气体交换，使血氧饱和度氧分压降低，加重脑水肿，影响疗效和预后，同时也可诱发再出血。临床上可用多潘立酮、氟桂利嗪等治疗。

此患者诊断为脑出血并有颅内高压，属于中医中脏腑阳闭重症，属痰热内闭心窍，在口噤不开、水米不进的情况下出现呃逆变症，这是由于痰热阻滞中焦，蕴久必生内热，势必耗伤胃气，胃气败伤而进一步加重气血逆乱，气机不降而频频呃逆不止。这虽看似实证，但却是胃气衰败病情恶化的危险证候，如不能很快祛除痰热、开启阳闭、和降气机，则极有可能出现病机逆变、胃气衰败、阴阳离绝，而发展为元气败脱、心神散乱之证。故应及时化痰通腑，逆转病势，畅通腑气，则呃逆可望能止，中风病情也相继好转。方中全瓜蒌清热化痰，理气散结；胆南星息风化痰清热，配全瓜蒌清热化痰，祛中焦之浊邪；生大黄煎时后下，峻下热结，荡涤肠胃，通腑化浊；芒硝软坚散结，配生大黄通降腑气。四药相配，化痰热、通腑气，势宏力专，针对病因病机，其效犹胜于大承气汤。故随着患者腑气的通畅，其神志逐渐好转，而呃逆等症状亦随之好转。脑肠轴及肠神经系统的研究成果为深入研究通腑化痰治疗呃逆机理奠定了解剖生理学基础，然而明确呃逆原因是探究的必要前提。

（六）心脑并治、攻补兼施法治疗验案

胡某，男，64岁。主因"右上肢麻木力弱伴右眼视物不清3天"于1990年8月29日入院。现病史：患者于1990年8月27日凌晨起床后，即感右上肢发麻、力弱，右眼向左转动困难、视物不清，行走步态不稳、向右斜行，心下有憋闷感，于他院就诊。查血压为190/105mmHg，四肢肌力、肌张力正常，头颅CT显示脑萎缩，诊断为脑梗死、脑出血待排。予甘露醇静点及支持疗法，并予硝苯地平缓释片、降压片等药。留观2日后，患者感右眼转动及视物不清等症稍好转，血压有所下降，为求中医诊治遂入住我院。入院时见：右上肢麻木、力弱，右眼视物不清、转动欠灵活，行走步态不稳，向右倾斜，纳眠欠佳，小便黄，大便3日未行。舌暗红，苔黄腻，脉弦滑。既往体健。查体：神清；右眼视物不清，无明显复视，右眼向左转动欠灵活，视野缩小；右侧眼裂稍增宽，左侧鼻唇沟变浅，伸舌右偏，悬雍垂稍向右偏，咽反射稍退钝；右上肢力弱，余无明显异常。心电图示胸导联广泛ST段上抬，病理性Q波。中医诊断：中风中经络（风痰阻络）。西医诊断：①右上肢麻木力弱，脑梗死可能性大；②脑萎缩；③脑动脉硬化；④高血压病。入院治疗：中医拟化痰通络之法，予化痰通络汤加减。处方：天麻10g，法半夏10g，白术10g，胆南星6g，茯苓15g，赤芍10g，丹参20g，桃仁12g，当归15g，鸡血藤15g，桑枝10g，甘草6g；并予清开灵注射液静点。西医治疗予硝酸异山梨酯口服，静点极化液。

一诊（1990年8月31日）：王永炎查房指出，患者CT示脑萎缩，提示了中医"脑髓消"的病机。入院中医诊断为中风病中经络（风痰瘀血、闭阻脉络）。患者有眼震可视为风象，痰热征象亦确实。其有痰瘀化热形成腑实的倾向，宜先予通腑化痰。病性为本虚标实，定位在肝肾脾气阴两虚，虚风内动，痰热内生，风痰上扰，壅滞清窍。脑髓为元神之府，诸神之主，奇恒之腑，在脏在腑，值得重视。脑有九宫，中为泥丸，泥丸宫病变较重，有突然恶化的趋势，应估计到有突然中脏的可能。胸闷只有1次，但较重，中医可笼统诊为胸痹心痛，亦是本虚标实，阳微阴弦，心气心阳不足，痰瘀互

结，也有化热趋势。予小陷胸汤加承气辈，芒硝可不用。处方：黄连6g，法半夏15g，瓜蒌30g，大黄10g，胆南星6g，丹参15g，浙贝母10g。

二诊（1990年9月6日）：王永炎分析ECG（心电图）中的Q波源于陈旧性心肌梗死；而目前ST-T的改变是由于脑梗死即脑桥动脉梗死，导致的血管调节功能障碍，使心肌缺血而致（左前降支）。初步诊断为脑心综合征。应注意酶学的变化，每日复查ECG，患者可适当活动。予白人参粉、三七粉装胶囊口服，并拟中药化痰通络。处方：枳壳10g，天麻10g，清半夏15g，浙贝母10g，瓜蒌15g，丹参15g，香附10g，赤芍15g，郁金10g，琥珀（分冲）2g，陈皮15g，石菖蒲6g，钩藤6g。

三诊（1990年9月11日）：查房时患者病情平稳，未出现明显胸闷及心中不适感。中药继守前法。

四诊（1990年9月27日）：患者一般情况好，病情稳定，唯右侧胸胁部发紧、麻木。遂予蚕沙10g，皂角子6g以柔筋舒络化浊。

五诊（1990年9月28日）：患者胸胁部紧张感有所缓解，余无明显不适。

出院（1990年10月7日）：患者病情好转出院。

按：

本案患者为脑梗死急性期，右上肢麻木力弱伴行走步态不稳、向右斜行，右眼视物不清、右眼向左转动困难，同时出现心下憋闷感，心电图示胸导联广泛ST段上抬，病理性Q波。王永炎查房时指出，本例中风应为急性脑心综合征。尽管患者入院时肢体瘫痪不著，然而结合心脑的双重损伤，王永炎指出要重视心肌梗死、脑梗死，动态监测心电图、酶学变化。定位考虑为脑桥上部、前腹侧，脑桥动脉梗死（CT未显示，而当时头颅MRI未普及）。中医诊断排除在中风病中经络、中脏腑之外（意为类中风）。治疗结合心下憋闷、大便3日未行、舌质红苔黄腻、脉弦滑属阳微阴弦，心阳不足，痰瘀互阻，化热趋势，予小陷胸汤合星蒌承气汤，清化痰热、开胸散结、通腑通络治疗，热去继以化痰通络汤剂并人参、三七粉益气化痰，可谓心脑同治，标本兼顾，祛邪不忘扶正，故病势向愈。

（整理者：许颖智）

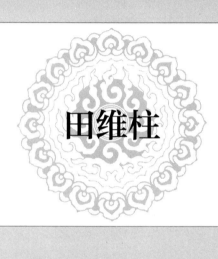

田维柱

一、医家简介

田维柱（1942—　），男，教授、主任医师、博士生导师，第二届全国名中医，第三、四、五、七批全国老中医药专家学术经验继承工作指导老师，为科技部973课题"眼针疗法基础理论研究"的总技术指导。曾任世界中医药学会联合会常务理事，世界中医药学会联合会眼针专业委员会主任委员，世界眼针医学研究中心学术委员会执行主任，国家重点出版工程多媒体《中华医学百科全书》针灸卷编委，解放军卫生音像出版社专家、顾问。师承于彭静山教授，为眼针疗法学术继承人，以眼针的基础理论研究、眼针的标准化操作研究、眼针治疗中风病的临床疗效及机理探讨、中医抗衰老及治未病研究等作为研究方向。田维柱改进、发扬了眼针技术，首次提出了眼针"八区八穴"理论，并制定《眼针技术操作规范国家标准》。著有《中华眼针》等5部专著，学术论文30余篇。获辽宁省科学技术进步奖三等奖3项，沈阳市科技进步三等奖2项。先后荣获"中国特色名医专家荣誉奖""名医专家高科技创新贡献奖""中华名医高新科技成果先进荣誉金奖""共和国名医专家成就贡献金奖"，以及美国"加利福尼亚州政府奖""美国国际医药大学特等贡献奖""世界眼针医学特殊贡献奖和特殊成就奖"，已被收入《世界名人录》《中国特色名医大辞典》《世界优秀医学专家人才名典》《现代名医大典》《中国中西名医大辞典》等10余部国家版史册。

二、学术观点

（一）师从名医、博采众长，开启中医之路

田维柱1942年出生于辽宁沈阳，幼时体弱，患有胃疾，自小就立志要成为一名"济世活人的苍生人医"。1961年，他以优异成绩考入辽宁中医学院（现辽宁中医药大学）第四期中医系，开始步入中医之门，毕业后以优异

的成绩分配到兵器工业部直属 641 厂医院。在那里，田维柱开始独立行医，后于 20 世纪 80 年代调回辽宁中医学院附属医院（现辽宁中医药大学附属医院）继续从事临床工作，先后师从于孟宪民、王乐善、彭静山 3 位名医。

孟宪民教授擅用"温胆汤"异病同治法治疗久痹、不寐、乏力、中风等病，立"滋阴""调气""祛痰"三原则，注重"平中取奇""静中求动"的用药方法。在跟随孟宪民教授学习期间，田维柱受孟老"痰无处不到，无处不有，无痰不作怪，无痰不生病，久病、怪病、肢瘫、麻木、中风从痰论治"思想的影响，结合朱丹溪"百病兼痰"的学术思想，擅长用温胆汤，取其理气、化痰、通络之功效，治疗临床顽症、固症、久病者。在重视治痰的基础上，田维柱结合朱丹溪"久病多瘀""痰夹瘀血，遂成窠囊"这一理论思想，重视痰瘀互结，临床上多倡导痰瘀同治。

王乐善擅针药结合治疗耳鸣、耳聋、眩晕等疾病。在针刺手法上，王老认为针灸临证时选穴要少而精；宁失其穴，不失其经；针刺时注重得气，以有针感为度；持针如握虎，神情专注，自身内气充盈，精神内守等。田维柱跟随王老学习期间，继承了王老在治病过程中擅长针药结合及其特色针刺手法与针刺理念，尤其是将王老擅用"达治穴"治疗坐骨神经痛以及"先针后药""祛风补虚法"治疗中风病等特色治法继承并发扬，应用到临床治疗顽症痼疾，并形成了独有的针灸技术以及灵活的临床用药方案。

1990 年，田维柱根据国家人事部、卫生部和国家中医药管理局的安排，拜全国名医彭静山为师。彭静山是著名针灸临床家、教育家，自幼从师学医，临证近 70 年，精通内、外、妇、儿，提倡针药并用，着重钻研针灸学，总结出"以目代耳""观眼识病"，并于 1974 年提出眼针疗法。田维柱全面继承彭静山的学术思想和医疗专长，为彭老的学术继承人。师承期间，田维柱谨记彭老"针灸乃国医之瑰宝，眼针乃针术之奇葩"的教诲，深入钻研眼针理论并付诸实践，三年相伴彭老临证，晨起往彭老家中接其前往诊室，黄昏后诊毕护送彭老返回家中，三载寒暑，风雨无阻，尽得彭老真传。师承学习结束后，田维柱以优异的成绩荣获全国优秀学术继承人，前往人民大会堂宣读毕业论文，获得了极高的荣誉。

田维柱孜孜以求，广采众长，不断汲取各大医家的学术思想精华，持续坚持学习，并不断在临床中实践、积累、提高，丰富了自己的临证经验。

（二）在继承中创新眼针，在创新中发扬眼针

作为眼针疗法继承人，田维柱以擅长眼针为著，投身于推动眼针技术全面发展的工作当中，并对眼针疗法进行了不断改进、充实、发扬和提高，使之日臻完善。

1. 改进眼针的分区定穴方案

1991 年，田维柱开始在眼针研究室工作，大量应用眼针为患者解除病痛。他在临床治疗过程中发现：在以眼针治疗某些腹泻患者的同时，其原有的腰痛、下肢酸软等肾虚症状得以缓解；眼针分区来源于八廓理论，但其方位与八廓不完全相同，与八卦的方位也就不完全相同。为了解决这些问题，田维柱查阅了大量的古典医籍，重温了八廓和八卦理论，在对眼针理论反复研习、探究，更深入地参照后天八卦的具体方位进行对照衡量后，认为彭老对当时八区的具体方位的认识与其八卦的所在位置较标准的后天八卦位置仍略有偏移，虽然划分理论完全正确，但在具体划分穴区的方位上的确存在差异。故田维柱于 1999 年重新改进了眼针的分区定穴方案，调整了原八区十三穴的相应位置，以左眼为例，顺时针方向调整了 22.5°，右眼方案仍与左眼对称，使整合后的八区实际位置与隶属的八卦位置完全一致。新方案的推出使原有的问题得到解决，更重要的是提高了观眼诊病的准确性，也使彭氏眼针疗法的可操作性也得到了进一步的提高。新方案自推出至今，经临床大样本的临床观察，其整体疗效在前方案的基础上有所提高。

2. 制定眼针国家标准

为满足针灸教学、科研、临床实践与信息交流在更广层面的充分应用，促进针灸的国际化，田维柱及其团队就关于"眼针操作规范国家标准"课题研究向全国针灸专家发出了关于眼针分区方案的调查问卷，同时根据调查问卷回收情况，制定问卷的纳入及排除原则，并进行统计分析。根据统计分析结果，召开课题组及针灸标准专家论证会，依据权威专家的意见、统计结果

及现有国家有关部门支持的中医药标准战略研究课题的研究成果，以国家中医药管理局制定的《中医药标准化发展规划》为指导，进一步完善针灸标准体系表（草案）。2009年国家标准化管理委员会颁布了由辽宁中医药大学附属医院起草的国家标准《针灸技术操作规范第15部分：眼针》顺利通过鉴定的决定，用以规范眼针治疗操作。2019年8月19日举行的中国针灸标准化工作会议上，"八区八穴"的《眼针技术操作规范》正式通过。眼针标准化的建立无疑对推动眼针走向全国乃至走向国际，得到国际学者的肯定起了至关重要的作用。

3. 首次提出"八区八穴"理论

根据多年的临床实践总结，田维柱首次提出"八区八穴"理论，强调脏穴腑穴并针、表里经同刺。从经络角度出发，由于相互络属于同一脏腑，相为表里的一脏一腑表里经之间经气相通，因此，针刺一个大区可以达到通调脏腑、促进疾病快速恢复的目的，而且在治疗时脏腑两区的治疗作用是互补的。为了验证"八区八穴"理论的先进性、科学性及可重复性，田维柱通过多个大样本的临床观察及基础研究，都取得了较为满意的效果。"八区八穴"理论使眼针的分区更简单、更准确、更合理，使眼针的治疗更有效，是眼针理论的升华与创新，将眼针的发展又向前推进了一步。

4. 首创"眼针带针行走"

田维柱临证时主张"带针行走"，因眼针针刺紧紧围绕眼周局部，躯体及四肢活动不受影响，在针刺后多要求患者带针行走，通过主动运动增强疗效。大量临床病例观察发现，坚持带针行走的患者，在神经功能缺损改善的恢复时间及恢复程度方面都显著强于单纯接受眼针疗法的患者。田维柱开创的"眼针带针行走"结合了针灸治疗效应和康复治疗作用，使疗效倍增。

（三）形成"调气治神平阴阳，祛痰化瘀调五脏"的学术思想

经过半个世纪的临床经验积累，田维柱形成了自己独特的学术思想，以"调气治神平阴阳，祛痰化瘀调五脏"为理念，提出"调气""治神""祛

瘀"、"化瘀"的治病四原则，强调从痰瘀论治各种疑难杂症，临证时针药并施，在中医药诊治中风、眩晕、不寐、头痛、面瘫、痿证、面肌痉挛、排尿障碍和排便障碍等神经科疾病及疑难杂症方面疗效卓著。

（四）重视治"神"调"神"

田维柱认为，针灸并非简单地把针刺入患者体内，而是一个复杂的过程，需要施术者仔细认真地审查患者的状态，施以不同手法，激发、调整经气以通调气血，发挥针灸疗法的优势。对于如何判断患者病情的转归与恶化、如何细致精准地掌握针刺技术这一难点，田维柱主张以调神为重，在治疗时十分重视对"神"的审查、把握和调整，同时通过脉象的变化探知针刺的疗效。田维柱在治疗疾病时既注重对于广义"神"的调整，亦重视对狭义"神"的调整，同时也重视从医患两方面治神。针刺治疗前多会让患者静坐或保持适宜的针刺体位休息 5～10 分钟，主动与其交流并鼓励患者，帮助其树立积极治疗的信心，同时亦可趁机审查患者之"神"。交流的目的还在于使患者放松心情，稳定神志，避免因紧张引起滞针、弯针或晕针。强调患者"神朝"及"神定"即患者情绪稳定为针刺治疗的进针时机，田维柱以此为根据把握针刺时机以求疗效。由此可见，田维柱在把握狭义之"神"时的耐心与细致，他认为调神当从点滴而起，逐步积累针刺的效应，才能影响广义的"神"以发挥针灸的疗效。同时广义的"神"状态的好转，亦可使狭义的"神"得到更有效的引导。

田维柱在患者留针过程中，亦时刻注意患者"神"的变化，根据患者针刺后不同的变化转归趋势，在辨明情况后，以其作为醒针时或下次治疗时，调整行针手法的依据。田维柱在强调患者调神重要性的同时，亦指出施术者自身调神的重要性，施术者进针前当先调神保持心态平稳，进针时当集中精力全神贯注、沉着冷静，进针后田维柱强调要守神，细心体悟得气后的针感，使针下神气聚而不散，只有医患双方达到调神的目的才能产生最佳的疗效。

三、临床特色

（一）辨证求本，分期论治中风病

田维柱基于中风病发病急、临床见证不一、变化多端的特点，根据中风病的不同阶段及转归特点，将病程分为 4 个阶段，即先兆期、急性期、恢复期和后遗症期，同时又明确了中风病基本病机为肝肾亏虚、肝阳上亢、气血逆乱、上犯脑窍、阴阳失调等。每个阶段虽无明确界限，但病机要点不同，结合中风病的发生发展经历了由虚至实、实退虚现、虚实错杂的变化过程，因此田维柱治疗时坚持"急则治其标，缓则治其本"的原则，注重疾病演变过程的同时又重视整体状态的把握。

1. 中风先兆期

田维柱沿袭了中风先兆的概念，将临床上突发的一过性的头晕、目眩，或发作性的偏身麻木、偏身运动障碍，一过性的言语障碍，可缓解的突然的意识障碍或记忆丧失等称为中风先兆。田维柱认为这一时期肝肾亏虚明显，已出现阴虚不能制约阳亢，而致阳亢化风上扰的症状，故治疗上采用滋补肝肾、重镇潜阳、平肝息风的治疗原则，注重下焦的调补，滋水涵木以达到"壮水之主，以制阳光"的目的。在遣方用药上，他汲取叶天士、张锡纯等平肝潜阳、滋补肝肾的用药特点，以建瓴汤为主方。药用龙骨、牡蛎、龟甲、鳖甲镇肝息风，滋阴潜阳，因介类药非但治潜有力，而且能收摄上亢之虚阳，又因肝木缺乏肾水滋润濡养，单用介类潜镇往往收效不佳，尚需配伍滋养肾阴之品，故选取玄参、熟地黄、山茱萸以滋补肝肾之阴，白芍、甘草酸甘敛阴，而采用牛膝可引血下行，直折风阳，与代赭石合用还可达到镇肝、降逆、潜阳的效果，再加之茵陈、川楝子、麦芽以疏肝行气。纵观全方，可达到滋补阴液、镇阳上犯、平衡阴阳的效果。

2. 中风病急性期

田维柱认为这一时期的主要病机为肝肾阴虚、肝阳暴亢、化风内扰而致风、火、痰、瘀互结，气机壅遏中焦，邪实化燥化热，炼液成痰，耗伤阴津，脏腑阴阳失调，气机逆乱，腑气不通，形成痰热腑实证。虽本虚标实，但此时标实为突出矛盾。急性期患者多大便不通，痰涎壅盛，喉中痰鸣，舌苔薄黄或黄腻，脉弦滑。因此，田维柱将腑气不通作为中风病发展过程中的一个重要转折点，认为腑气不通、气机逆乱、清阳不升、浊邪上犯、蒙闭清窍可致神志改变，病情恶化。通腑泄热、调畅气机不仅可以借畅通中焦气机之势而引火归原，引血下行，又可给痰热之邪以外出通路，起到釜底抽薪的作用，有利于截断病源，扭转病势，使浊邪不能上扰清窍，也可急下存阴，以防阴劫于内，阳脱于外。因此，尚可应用通腑法治疗痰热腑实证。只要不是中脏腑之脱证，都可以酌情应用通腑法。在应用通腑法治疗时，根据患者的自身特点和病情严重程度，运用中医辨证思维，对证遣药，同时在方药配伍和剂量上也很有讲究。常用药物有全瓜蒌、胆南星、生大黄、芒硝。

3. 中风病恢复期

田维柱认为中风病恢复期多本虚标实，以虚为本。肝肾阴虚为中风病的根本病机，贯穿于整个恢复过程。在临床中应用地黄饮子或六味地黄丸治疗中风病偏肾阴虚者。用药中常重用怀牛膝，因其辛苦性寒，归肝、肾之经，一则辛行苦降而活血祛瘀，引血下行，二则质润而有滋补肝肾之效，实为标本兼顾之妙药。代赭石苦寒，质重沉降，主入肝经，善镇逆气，降痰涎，止呕吐，通燥结。大凡中风患者，多有大便燥结不通之证，治疗时应当重视此证，务要使其大便通畅，对提高临床疗效极有好处，而代赭石正具通燥结之功。配之以龙骨、牡蛎，均为肝家要药，其性皆能敛肝火、镇肝风以缓其上升之势，且可借其所含之元阴，以冀收此欲涣之元阳。龙、牡必与代赭石同用，因其性皆涩，欠下达之力，唯佐以代赭石重镇，则上逆之气血方可随之而下。生龟甲为水中之物，得阴气最厚而咸寒，入心、肝、肾经，玄参、天冬、白芍皆为阴柔性寒之品，诸药合力滋阴以助君药潜制亢阳之力。有虚甚者，更要酌加熟地黄、净山萸肉以增滋补肝肾之力，正所谓治病必求于本也；茵陈秉少阳初生之气，凉而能散，既擅清肝胆之热，又可理肝胆之郁，最能将顺肝木之性；生麦芽虽为脾胃之药而与肝气同气相求，又暗含培土生金以伐木之深意；川楝子味酸入肝，擅引肝气下达，又能折其反动之力，疏泄肝气。在镇潜药中，择用上述柔润生发之药，确能条达肝性，起到因势利导之用。另不忘以甘草调和诸药，以去重坠之品伤胃之弊。

4. 中风病后遗症期

田维柱强调本阶段的治疗以益气活血法为主，此法在中风病临床应用颇广，是基于气虚血瘀病机的一种治法。方用桃红四物汤加益气健脾药及虫类药治疗，基本处方用桃仁、红花、当归、白芍、熟地黄、川芎、白术、茯苓、地龙、蜈蚣、龙骨、牡蛎、牛膝、桂枝等。方中取桃仁、红花活血化瘀之功；熟地黄、当归滋补肝肾；芍药养血和营，以增补血之力；川芎、牛膝活血行气化瘀，以助活血之功；白术、茯苓甘淡渗利，以益气健脾；地龙、蜈蚣性善走窜，以息风通络；龙骨、牡蛎咸寒重镇，以平肝潜阳，滋阴；同时加桂枝以温通经脉，助阳化气。

（二）调畅气机，理顺逆气治中风

田维柱认为人体的脏腑、组织、器官都是气的运动场所，气的升降出入运动是人体生命活动的根本，一旦升降失职，则会导致各种病理状态的出现，中风病的发生便是如此。田维柱认为无论由于痰、火、血瘀哪种病理因素诱发起病，中风病患者体内都会出现气机紊乱的征象，并指出在中风病的发生发展过程中，气机失常贯穿始终，就如《素问·调经论》中指出气机升降逆乱是中风病发病的重要病理环节一样："血之与气并走于上，则为大厥，厥则暴死，气复返则生，不返则死。"田维柱将气机逆乱在中风病中的表现形式概括为以下两个方面：其一，升降太过。由于五志过极化火，煎灼津液，或年老素体阴液亏耗，不能制约肝阳，水不涵木，肝阳上亢，或因肝火上冲，使其升发太过，化热生风，风火相煽，风性窜动，风阳上扰，上犯颠顶，发生中风。其主要见于中风先兆期和急性期，以肝风内动，上冲于脑最为突出。其二，升降不及。中风病发病后痰、热、火邪肆虐于内，致使脏腑受损，气机逆乱，脾失健运，水液内停，聚湿生痰，阻遏气机。其主要见于中风恢复期和后遗症期，亦可见于中风急性期的轻症患者，病机为年老体衰，肾之阴阳两虚，命门气衰，或素体气血亏虚、阴液不足，气虚不能推动津液上濡清窍，津液亏虚不能濡润脏腑，或瘀血痰浊阻滞经脉，使气机不利，升降不及，脏腑精微不能上荣于脑，由此出现偏瘫、失语等症。为了使中风病患者体内气机失调的病理状态恢复正常，田维柱在治疗时十分注重协调平衡气的升降出入运动，即调畅气机。对于气机上冲太过者，首先辨其阴阳虚实。若以肝肾阴虚、肝阳化风、风阳上扰为主要病机，治宜平肝潜阳，多用重镇平肝潜阳之药，方用镇肝熄风汤加减；若以肝火上冲、风火相煽为主要病机，治宜滋阴息风、平肝降火，方用羚角钩藤汤加减。对于气机升降不及者，当以补益为主。其中因年老肾精亏耗，素体气血不足，精微不能上荣于脑者，当首先补其元气，增益其精，使其气机升降如常，方用地黄饮子加减；若因瘀血痰浊未清而致气机不利，升降不及者，治以益气活血化瘀或活血通络，涤痰祛浊，方用补阳还五汤加减。

（三）喜用虫类、重用龙牡治中风

田维柱在治疗中风病时不但从宏观上把握论治思想调整机体状态，明确中风病的治疗原则，还十分注重细节上如何促进其治疗目的的实现，具体表现在遣方用药方面。其十分注重君臣佐使配伍的合理性，从轻重缓急的角度做到主次分明，同时重视活血化瘀之品的应用，其中尤擅使用虫蚁之品，对于病情复杂患者往往收效甚佳，堪称一绝。

虫类药为动物药的一部分，包括一些节肢动物类、软体动物类及一些小型爬行类脊椎动物和昆虫类。田维柱通过对古籍的深入研究，将虫类药依据其作用大致分为两类。一为补益类，如龟甲、鳖甲、蛤蚧等具有补养作用，多用于本虚标实之证。二为攻邪散瘀药，临床上多将其单独称为虫类药，如蜈蚣、全蝎、地龙、白僵蚕等。田维柱根据古籍记载及多年临床实践心得，将治疗中风病最常用的虫类药，按主治功效的不同，进行了如下分类：平肝息风类，包括全蝎、蜈蚣、地龙、僵蚕等；化瘀散结类，包括僵蚕、蜈蚣等；活血散瘀类，包括水蛭、虻虫、蛴螬等。田维柱认为虫类药具有搜风通络、解痉息风之功，活血化瘀之力，应用范围及其广泛；虫类药为血肉有情之品，药力精专，常是普通植物药或矿物药所无法比拟的。又因虫类药为有毒之品，临床应用亦须十分谨慎。临证时必根据临床证候特点结合辨证论治，在充分掌握各药特性的基础上，除了要精选药物以发挥其特长外，还应擅于配伍使用多种虫类药，以减少单味药的用量，同时还要注意炮制、用量、服法等，避免出现药物不耐受的情况。田维柱治疗中风病时常用全蝎、地龙等虫类药，借虫类药的峻猛之力来搜剔血脉中之瘀滞，收效良好。清代医家唐容川在《本草问答》中说："动物之功利，尤甚于植物，以其动物之本性能行，而且具有攻性。"田维柱正是看中虫类药善行走攻窜之特性，远非草本植物药所能及，以其通经达络、逐瘀搜剔之功以针对中风肝阳暴亢，冲逆犯脑之病机，促进患者肢体、语言功能的恢复。其中全蝎具有息风止痉、攻毒散结、通络止痛的功效，《开宝本草》言其可"疗诸风瘾疹，及中风半身不遂，口眼㖞斜，语涩，手足抽掣"，田维柱常将全蝎应用在痉挛期患者中，以减轻疼痛。地龙则可通经活络、活血化瘀，将其应用于中风病恢复期和后遗症期元气大亏、血运不畅、瘀阻脉络者。田维柱指出中风病后遗症期患者常有强痉挛缩、肢体疼痛的症状，而虫类药的应用不仅活血通络，还能解痉止痛，可明显解除患者的痛苦，从而改善患者的生存质量。因而其治疗经验为先兆期以针对本虚酌加龟甲、鳖甲滋补肝肾之阴，配以蜈蚣、全蝎以平肝息风、入络搜邪缓解肢体麻木等症状。恢复期和后遗症期，尤其是后遗症期瘀血痰浊，错综互见，抑或病程日久，痰浊血瘀久羁，循经入脉，导致气血凝滞不行，痰浊壅滞，经络闭塞不通。因而针对这一时期以地龙、白僵蚕、蜈蚣、全蝎为主，取其通行走窜之性以活血化瘀，舒经活络。田维柱强调勿忘活血化瘀乃治标之法，切记扶正固本，滋补肝肾才是根本。

田维柱在临床中应用龙骨、牡蛎剂量多在30g以上，尤其在中风先兆期。龙骨主入心、肝经，可镇潜浮阳，重镇安神，收汗固精；牡蛎主入肝、肾经，益阴退虚热，镇纳浮阳，收敛固精，摄纳阴阳。二者均有平肝潜阳，收敛固涩之功，常相须为用。《医学衷中参西录》是近代医家张锡纯从医经验的荟萃，张氏遣方组药具有独到之处，尤其善用龙骨、牡蛎。他认为龙骨、牡蛎"敛正气而不敛邪气"，凡"心气耗散、肺气息贲、肝气浮越、肾气滑脱，用之皆有捷效，即证兼瘀，兼疼或兼外感，放胆用之，毫无妨碍"。其创立的建瓴汤、镇肝熄风汤治疗脑中风、高血压病等仍为临证所常用。"运用之妙，存乎一心"，多年来田维柱效法张锡纯之心得，以龙骨、牡蛎配伍于不同的方剂中，用以治疗中风。中风的形成虽有各种原因，但其基本病机总属阴阳失调、气血逆乱，病位在心、脑，与肝、肾密切相关。其辨证属肝肾阴虚、肝阳上亢者，尤为适用。生龙骨、生牡蛎二药配对，相须为用，镇潜固涩，养阴摄阳，阴精得敛则可固，阳气得潜而不浮越，从而使虚火不上冲，虚阳不上扰，阴阳调和，阴平阳秘。且龙骨与牡蛎均有软坚散结、益阴清热之效，合用后其效用加强。田维柱在具体处方用药治疗中风时，特别强调药物的升降特性，用龙、牡配代赭石、牛膝，此四药皆秉潜镇、下行之能，切合病机，屡用屡验。

（四）特色眼针疗脏腑、畅经络

1. 眼针辨证论治中风病

田维柱重用眼针以激发脏腑功能通调气机，既可单纯依靠眼针疗法调节脏腑功能，亦有助于方药药力的发挥促进脏腑功能恢复。同时因经络的循行具有离、合、出、入的特点，因此，田维柱认为通过眼针对于脏腑的刺激也有利于配合局部取穴的针刺疗法，促进经络循行于外周经脉经气的流通，可谓将眼针疗法的特色与疗效优势发挥得淋漓尽致。

田维柱认为中风病的根本病机为肝肾亏虚、肝阳上亢、上犯脑窍、气血逆乱、阴阳失调，特点为本虚标实，以肝肾不足为根本。因此，治疗时强调"治病必求于本"，十分重视对于肝肾的调补和气机的调畅。眼针作为一种微针疗法，具有独特的理论基础、自身布局规律和穴区划分的特点，亦有符合其自身特点的穴区配伍方法。田维柱在临床治疗中风病时主要采用两种不同的取穴方法相互配合，以脏腑辨证取穴法和三焦取穴法为基础制定针刺方案。因此，田维柱应用眼针疗法治疗中风病取肝区、肾区以调整脏腑功能乃针对肝肾亏虚之病机根本，因半身不遂为上、下肢体痿废不利，语言不利病位亦在膈之上，所以取上、下焦区，并以此4个穴区为主穴。

在临证时，运用眼针疗法治疗中风病，田维柱强调腧穴的配伍组合起着重要的作用，通过不同腧穴配合应用可以达到标本兼治、提高疗效的目的，故应辨证准确，取穴得当，分清缓急，且要标本兼顾。田维柱指出在急性期首先辨中经络还是中脏腑。对于无生命危险的中经络患者，田维柱遵照1994年国家中医药管理局发布的中医药行业标准，将以半身不遂、舌强语塞、口眼㖞斜为主症，同时兼见眩晕头痛、面红目赤、口苦咽干、心烦易怒、便秘、舌红、苔黄、脉结有力的患者，辨证为肝肾阴虚、肝阳暴亢证，眼针选肝区、肾区、上焦区、下焦区治疗；将在半身不遂、口眼㖞斜、舌强语謇基础上，兼见肢体麻木、手足拘急、头晕目眩、舌苔白腻或黄腻、脉弦滑的患者，辨证为风痰阻络证，眼针选肝区、脾区、上焦区、下焦区治疗；将以半身不遂、舌强不语、口眼㖞斜为主症，同时兼见口黏痰多、腹胀便秘、午后面红烦热、舌红、苔黄腻、脉弦滑的患者，辨证为痰热腑实证，眼针取脾区、肾区、上焦区、下焦区；将半身不遂、肢体软弱无力、偏身麻木、手足肿胀、舌强语謇，兼见面色淡白、气短乏力、心悸自汗、舌质暗淡、苔薄白或白腻、脉细涩的患者，辨证为气虚血瘀证，选取眼针心区、脾区、上焦区、下焦区；将以半身不遂、肢体麻木、舌强语謇为主症，同时兼见心烦失眠、眩晕耳鸣、手足拘挛或蠕动、舌红暗淡、苔少或光剥、脉细弦或弦数者，辨证为阴虚风动证，眼针选取肝区、肾区、上焦区、下焦区。若是中脏腑，还应进一步明确是闭证还是脱证。对于闭证患者，在牙关紧闭、口噤不开、两手握固、肢体强痉基础上，兼见面赤身热、气粗口臭、烦躁不宁、苔黄腻、脉弦滑而数者，田维柱认为是痰火瘀闭证，主张眼针选用心区、脾区、肾区；对肢体强痉、痰多而黏、伴腹胀便秘者，田维柱认为是痰热闭窍兼腑气不通，主张眼针选用心区、脾区、肝区、肾区，并指出腑气通畅对转归有很重要的意义，因此可加大肠区通腑泄热，保持大便通畅。对于面白唇黯、静卧不烦、四肢不温、痰涎壅盛、苔白腻、脉沉滑缓的闭证及脱证患者，或闭证日久转为脱证的患者，田维柱则以急救回阳为主，主张用灸法而不用针。

2. 眼针治疗中风病不同时期的优势特色

在出现中风先兆的症状时，田维柱治疗时多以眼针为主，其优势为见效快，疗效突出，可独立应用，无须配合中药就可取得满意效果。其特点表现为对于头晕、走路踏棉感、偏身感觉障碍等症状，眼针效果最为显著，尤其是肢体沉重无力的患者，可谓立竿见影。部分初诊患者首次接受眼针治疗后，对立刻见到疗效都颇感惊奇。患者接受眼针治疗后病情多在1个疗程内有明显好转，如若配合中药内服效果更为显著。

中风病发病后病情凶险，变化迅速，眼针疗法其优势表现在对于发病后神志清楚的患者，即病情稳定的轻中度患者早期施用眼针即刻疗效好，远期疗效佳；对急性期重症者，尤其是神志昏蒙、躁动不安患者，施以眼针治疗后，有明显的镇静安神作用。其疗效特色表现在对中风发病后有些患者由于血压偏高或病变部位的特殊性，出现为烦躁不安、躁扰不宁、不配合针刺治疗。由于眼针操作部位的特殊性，其针体更为短小，长度仅为0.5寸，操作起来较为便捷，此外刺入相应穴区后，不施用手法或仅采取刮柄法进行操作，从而大大缩短了针刺操作的时间。中风病后躁动不安的患者如果采取体针治疗，会因为体位及活动的肢体状态，使体针进针较为吃力，且进针后往往会出现针刺意外的可能，如首先以眼针快速操作镇静安神，待患者症状平稳后再行体针操作则更为妥当。

田维柱指出眼针疗法最大的疗效优势体现在对于偏瘫的治疗效果上，通过显著的即刻效应能明显的改善患者的肌力，使其迅速恢复，趋向正常水平。不但对肌力下降的患者疗效显著，对肌张力异常增高的患者疗效也十分确切。通过分析中风后肌力下降患者的治疗效果，从总体来看眼针疗效有如下的特点：对进入恢复期后肌力为0级且肌张力低的软瘫患者即刻效应一般，但对于肌力在Ⅰ～Ⅳ级，肌张力开始恢复的患者效果却十分突出。对于肌力在Ⅰ～Ⅳ级的中风病患者，眼针较传统针法相比具有可带针活动，又可通过运动疗法增强疗效的优势。

对于肌张力增高的患者，眼针疗法可以有效缓解肢体肌张力增高，特别对于肢体拘挛的患者，因此，眼针对肌张力增强的痉挛性偏瘫患者的治疗更是具有其独特的优势。从偏瘫患者的恢复进程而言，痉挛期似乎是一个难以突破的瓶颈，肌张力显著增高导致的肢体不自主挛缩，不仅使患者痛苦不堪，而且对于正常的针刺操作而言，非常难以把握，进针过程会诱发肢体痉挛的产生，同时持久挛缩的骨骼肌会导致弯针、断针。眼针发挥独特疗效优势的特点在于其穴区的分布远离患侧肢体运动肌群，可避免刺激偏瘫侧肢体，针刺后对于患者肌肉无任何刺激，更不会诱发肌肉挛缩，并能通过疏通经络，起到调整脏腑功能，缓解肌肉痉挛状态的作用。临床中先行眼针治疗，会使肢体痉挛的幅度及发作频率得到相应的控制，待肢体挛缩症状缓解后，再行体针治疗，则会使操作变得可行，使痉挛期偏瘫患者的针刺治疗不仅变成可能，而且达到了满意的疗效，使针灸疗法可以应用于中风病发展的各个阶段，丰富了中风病的治疗手段。

（五）多种针法联合，协同增效治中风

田维柱在治疗上十分重视阴阳的调整，不但注重整个机体阴阳的平衡，还关注单侧肢体和病变部位阴阳的平衡。调整全身阴阳时，田维柱多采用"巨刺"法；调和一侧肢体之阴阳时，多采用患侧肢体阴阳经穴位配合的取穴方式或从阴经透向阳经的透刺法；调整局部气血以缓解关节局部痉挛时施以"关刺"法调整局部气血。再配合眼针疗法往往取得意想不到的疗效。

田维柱主张在急性期时采用眼针疗法配合"巨刺"法进行治疗，他认为此时肢体多瘫软无力，为气血不足，脉络空虚，或气虚推动无力，血液运行不畅，气血痹阻，肌肉筋脉失于濡养而致，通过采用"巨刺"法可调整全身气血阴阳，促进患侧功能的恢复。田维柱指出在中风后患侧肢体出现痉挛，血脉不畅，气滞而血瘀之时，患侧穴位对刺激的反应亦迟钝，此时针刺患侧往往收效不佳，而运用"巨刺"法针刺健侧腧穴，通过经脉与脑的交叉联系激发经脉经气直达脑部，从而在刺激了旺盛的健侧经络腧穴的同时也激发了患侧肢体的经络功能，利用健侧经气调动患侧经络中残存经气流动、调和十二经脉气血，利用其在针刺刺激下对于经脉中经气的推动作用，鼓动气血，"从阴引阳，从阳引阴"，祛邪外出，平衡机体阴阳，从而使身体左右功能协调，患侧受损功能得以恢复。

田维柱主张采用眼针疗法配合阴阳经取穴法治疗痉挛性瘫痪患者。田维

柱认为，患者脏腑气血阴阳失调，血脉运行不畅，筋脉痹阻，失于濡养而出现肢体阴阳侧或拘急或弛缓的不平衡状态，因此通过配合阴阳经取穴法进行治疗可以增强疗效。尤其是对于痉挛性偏瘫患者，田维柱认为此类患者症状主要为单侧肢体或局部阴阳失调，患侧肢体采用阴阳经穴位配合的取穴方式调和一侧肢体之阴阳，使阴阳相辅，气血调顺，疏经活络，沟通表里两经之气，激发患侧肢体阴阳两经的经气，使阴阳平衡；全身营卫气血得以疏导，有利于患者肢体痉挛状态的缓解，正如《难经·二十九难》云："阴跷为病，阳缓而阴急，阳跷为病，阴缓而阳急。"正是说明了患侧肢体的病理状态。《灵枢·根结》云："用针之要，在于知调阴与阳，调阴与阳，精气乃光，合形与气，使神内藏。"《灵枢·刺节真邪》又云："大风在身，血脉偏虚，虚者不足，实者有余，轻重不得……泻其有余，补其不足，阴阳平复，用针若此，疾于解惑。"这些论述均说明了调和阴阳的重要性，故运用调和阴阳之法，阴阳经取穴，治当"扶阴抑阳"或"扶阳抑阴"。田维柱指出治疗时可以取 3～5 个穴位分组不断轮换，以防过度刺激单一位置，不利于康复。田维柱认为对于痉挛性瘫痪患者也可以采取"关刺"法配合治疗。他指出中风后肝肾亏虚，筋与肉功能失调是痉挛性偏瘫病变的直接反映，在脏腑辨证中应归责于肝、脾，调和阴阳、疏通气血、调肝柔筋、疏肝缓急为此病治疗的基本原则，所以可以施以"关刺"法进行治疗，调整局部气血以缓解关节局部痉挛。治疗时田维柱根据部位不同进行选穴，腕部拘挛加大陵、阳溪、阳池、外关，肘关节处选用尺泽、曲池、少海等疏通上肢经筋，膝关节处选用委中、阴陵泉、阳陵泉、曲泉等，踝部拘挛加太溪、申脉、照海、丘墟、解溪以疏通下肢经筋。针刺方向朝向关节处，也可采用照海透申脉等。同时足下垂、足内翻等局部阴阳失衡、肌肉痿软患者也可通过局部穴位刺激来调整气血，调和阴阳，疏通经脉，使其功能恢复。田维柱运用"关刺"法时十分注重针刺手法配合。他认为痉挛期患者此时肢体肌张力增高，腱反射亢进，针刺施术手法不当，如针刺过深或手法过重极易引起局部肌肉抽搐，进而导致滞针、弯针甚至断针，所以应以轻刺、缓刺的方式为主，轻捷、缓慢、柔和施术。

四、验案精选

（一）平肝潜阳、滋阴通络法治疗验案

郑某，男，57岁。初诊日期：2019年3月23日。就诊节气：春分。职业：职员。形体偏胖。主诉右侧肢体不遂，伴言语謇涩2个月。患者于2个月前无明显诱因出现右侧肢体活动不利，伴言语謇涩，于当地某医院就诊，行头颅CT检查提示脑梗死收入院，予抗血小板、降压、改善循环等药物治疗，病情稳定后出院。现遗留右侧肢体活动不利，言语謇涩，吞咽困难，今为求针灸治疗特来我院门诊就诊。既往高血压病史15年，血压最高达190/100mmHg，平素予硝苯地平控释片30mg每日1次口服以控制血压，血压控制欠佳。否认糖尿病、冠心病病史。目前右侧肢体活动不利，言语謇涩，吞咽困难，饮水呛咳，时有头晕，伴心烦急躁，面色潮红，口干口苦，夜寐尚可，大便干。血压为160/80mmHg，意识清楚，语言欠流利，轻度构音障碍，查体配合，右利手，能执行睁闭眼、松握手等指令，时间、地点定向力检查无异常，双瞳孔等大正圆，对光反射灵敏，双眼眼球各方向运动充分，无眼震、复视，右口角低垂，伸舌居中。右侧肢体肌力Ⅳ级，左侧肢体肌力Ⅴ级，双侧肢体肌张力正常，右侧指鼻试验、跟-膝-胫试验欠稳准（考虑与肌力下降有关），双侧肢体腱反射对称引出，双霍夫曼征（-），右巴宾斯基征（+），左巴宾斯基征（-），克尼格征（-）。舌质红，苔薄白，脉弦滑。西医诊断：脑梗死。中医诊断：中风中经络（肝阳上亢）。治疗原则：平肝潜阳，滋阴通络。处方：眼针取肝区、肾区、下焦区、上焦区；体针取百会、哑门、廉泉，双侧太阳、风池、列缺、照海。留针30分钟，每日针刺1次。留针期间嘱患者带针进行肢体锻炼，以主动运动为主。锻炼时间及负荷依患者病情、身体状况而定，一般以不感疲劳，能接受为宜。

1个疗程后，患者头晕消失，语言较前稍清晰，饮水偶有呛咳。

续针1个疗程，右上肢活动基本恢复正常。

再针 1 个疗程，患者语言功能基本恢复，但语速较慢，因家在外地，故停止治疗自行回家恢复。

按：

田维柱认为，患者高血压病史长达 15 年，又因长期工作紧张、劳累，耗伤阴液，肝肾阴虚，水不涵木，肝阳暴张，肝阳上亢，亢则化风，肝风内动，出现头晕、心烦急躁，面色潮红，口干口苦，上亢火热之证，复因体形肥胖，素体痰盛，肝风夹痰走窜经络，脉络不畅，而致言语謇涩，右侧肢体不遂。田维柱在治疗中风病时，针刺操作以"阴阳两经结合，眼针体针并施"为理念，且十分重视对于肝肾的调补，认为中风病的根本病机为肝肾亏虚，肝阳上亢，上犯脑窍，气血逆乱，阴阳失调，以肝肾不足为根本。因此眼针取肝、肾区以调整脏腑功能，因半身不遂为上、下肢体痿废不利，选取上焦区穴可使上肢功能迅速恢复，下焦区穴位于瞳孔内侧，主治脐水平以下的小腹、泌尿生殖系统、盆腔、双下肢的病变，具有通利下焦、填精补髓、利水消肿、通经止痛作用，入三焦经，选取下焦区穴有利于下肢功能的恢复。以此 4 个穴区为主穴，治以安神定志，疏通经络，理气和血，从而改善脑部供血，加速偏瘫肢体的康复。针刺的同时，田维柱认为如果能够主动带针锻炼，对于促进中风患者的康复及缩短疗程效果显著，值得推崇。带针进行肢体活动是眼针疗法的一大特色与优势。田维柱在应用眼针治疗中风病患者时，只要是患者病情平稳后，均要求患者带针进行肢体锻炼，对于肌力稍弱的患者即便在家属的搀扶下也必须进行主动运动。田维柱指出进行眼针治疗时针刺后可立即见效，在产生即刻效应的同时，适当针对性地进行肢体活动，能显著提高自主运动能力和活动范围，其表现为力量和灵活性都有较大的改善。同样，带针运动的过程也会使眼针疗法的即刻疗效得到最大限度的发挥。如果此时辅以正确的运动疗法，非常有利于帮助患者建立正确运动模式。哑门为督脉与阳维脉之会，系舌本，廉泉为任脉与阴维脉之会，一阴一阳，一前一后，有疏风通络、清热化痰之功，列缺、照海是八脉交会穴，主治咽喉疾病，此四穴为治疗中风失语之要穴。百会、风池既能疏风通络，醒神开窍，又能利肝胆，调和气血，抑制肝阳上亢；加刺太阳以泻上亢之虚火而降压。气血和，经络通，痰湿除，疾病愈。

田维柱对少而精的取穴处方非常重视，反对"取穴多，久留针"。他认为简约的处方、规范的操作方为针灸临床治疗的发展趋势。"采用不同的方向、角度、深度以同一针作用于两个或多个穴位进行疗患"的透穴针法，具有显著的优势，一针透两穴或多穴，贯两经或多经，从而避免了多穴多针，减轻了患者痛苦，使能够接受针刺治疗的人群更加广泛。田维柱倡导治神理念，注重医患协调是田维柱学术思想的核心部分。田维柱秉承彭静山"用针在于调神，行针在于导气"的理念，认为针刺作为非药物疗法应用于患者，无论是针感的强弱抑或疗效的高低，与医生针刺时所处的精神状态及患者接受治疗时的配合程度密切相关。众所周知，针刺是通过调畅经气来疗疾的，如果医者心绪散乱，必不能体会指下的感应，不利于得气；患者心存怯虑，经气滞阻，必不利于感传。治神内容包括医者进针前的调神、进针之前调患者之神、进针得气后的守神等诸多方面。田维柱认为应将治神理念贯穿于针刺治疗的始终，从调神开始，进针后继续守神，出针后仍本于神，强调应用的连续性，注重医患之间的协调，方能取得卓然的疗效。

（二）滋阴潜阳、息风通络法治疗验案

患者陈某某，男，37岁。初诊日期：2020年8月24日。就诊节气：处暑。职业：职员。形体适中。主诉左侧肢体活动不利2个月。患者2个月前无明显诱因出现左侧肢体活动不利症状，继而出现意识不清，遂就诊于当地医院，查头CT示脑出血。于当地医院行颅内血肿清除术，术后5天意识转清，住院治疗1个月后病情平稳后出院。为求进一步系统治疗，遂前来就诊。目前左侧肢体活动不利，精神萎靡，表情淡漠，面色红赤，口干口苦，乏力，肢体倦怠，纳差，夜寐尚可，小便可，大便干。既往高血压病史2年，血压最高160/100mmHg，现口服硝苯地平，血压控制尚可；否认糖尿病、冠心病病史。查体：意识清楚，言语欠流利，查体配合，右利手，能执行睁眼闭眼、松握手等指令，时间、地点、定向力检查无障碍，双瞳孔等大正圆，对光反射灵敏，双眼球各个方向运动充分，无眼震、复视，左口角低

垂，伸舌居中。左上肢肌力Ⅱ级，左下肢肌力Ⅲ级，左侧肢体肌张力增强，右侧肢体肌力Ⅴ级，肌张力正常，左侧指鼻试验、跟膝胫试验欠稳准（考虑与肌力下降有关），双侧肢体腱反射对称引出，双霍夫曼征（−），左侧巴宾斯基征（＋），右侧巴宾斯基征（−），双侧克尼格征（−）。舌质红，苔薄白，脉弦。西医诊断：脑出血（恢复期）。中医诊断：出血性中风中经络（阴虚阳亢）。治疗原则：滋阴潜阳，息风通络。针刺处方：眼针取肝区、肾区、上焦区；体针取肩髃、曲池、尺泽、手三里、孔最、足三里、阴陵泉（左侧），风池、合谷、三阴交、太冲、太溪（双侧）。药物处方：白芍20g，天冬15g，代赭石30g，羌活15g，独活15g，鸡血藤15g，地龙20g，牛膝30g，桑枝30g，龟甲20g，伸筋草20g，甘草10g。7剂（水煎服）。

接受1次针灸治疗后，患者自觉患侧肢体沉紧，小臂处略有抽搐感，考虑与针刺操作时刺激量可能略大有关，下次治疗时应注意手法的调整。

二诊（2020年8月27日）：患者感觉良好，针刺后肢体抽搐、沉重感未再出现。

三诊（2020年8月31日）：患者肢体强硬症状有所好转，自述偶有头晕，测血压120/80mmHg，加刺头维穴，余治疗同前。

四诊（2020年9月7日）：患者左上肢肌力恢复至Ⅲ级，左下肢肌力Ⅲ级，肌张力增强，左手指可见自主屈伸，幅度较小，加刺左手背部掌骨间部位，针刺方式仍采取"缓刺法"。

五诊（2020年9月14日）：患者左手及左侧小臂活动度有所增强，手指屈伸幅度较前阶段有所增加。针对患者上肢的针刺治疗，在其尺泽、手三里、孔最处进针后，施以小幅度提插、捻转手法时，未见抽搐症状的发生，考虑上肢偏瘫状态是否已开始从痉挛期向联合运动期或部分分离运动期形成过渡。

六诊（2020年9月21日）：患者上肢症状改善较为突出，下肢恢复相对较慢，加刺左侧承筋、丰隆、地机，针刺方式仍采取"缓刺法"。

七诊（2020年9月28日）：患者肢体不遂症状明显改善，患侧上肢出现部分分离运动，患者病情好转，结束治疗。

按：

中风病为针灸科最常见疾病，针刺治疗该疾病历史悠久，经验丰富，古籍对此记载较为丰富。唐代以前多从外风论治，唐代以后多从内风论治。

《素问·生气通天论》说："阳气者，大怒则形气绝，而血菀于上，使人薄厥。"《素问·调经论》说："络之与孙脉俱输于经，血与气并，则为实焉，血之与气，并走于上，则为大厥，厥则暴死，气复反则生，不反则死。"《素问·脉解》说："所谓少气善怒者，阳气不治，阳气不治则阳气不得出，肝气当治，而未得，故善怒，善怒者名曰煎厥。"以此归纳，薄厥者，血菀于上；大厥者，血之与气并走于上；煎厥者，肝气当治而未得。由此可以见得，《内经》所描述的三厥与中风病的病因、病机密切相关。《诸病源候论》在·"其风病诸候"的内容篇幅中，共分为二十九论，为中风候、风癔候、风口噤候、风舌强不得语候、风失音不语候……风偏枯候、风四肢拘挛不得屈伸候、风身体手足不随候、风半身不随候。其内容涉及中风病急性期与恢复期的肢体运动障碍、语言功能障碍、智能障碍等多方面内容。对于其病因学的认识，李杲认为本病乃"正气自虚"所致；朱丹溪认为本病源于"湿痰生热""热生风"；张景岳提出"中风非风"的论点，认为本病的发生，"皆内伤积损颓败而然，原非外感风寒所致"；叶天士认为中风实为"内风旋动"；王清任认为本病乃"气虚血瘀"。可见对于中风病的实质性认识经历了一个较为漫长而曲折的过程。

针灸对于该病的治疗过程亦随着医家对该病的认识不同而发生着变化。局部取穴加循经取穴、脏腑取穴始终是临证时针灸师遵循的取穴原则。病案所记载的病例是一位青年男性，脑出血术后，因时间较长，治疗失当，就诊时处于偏瘫肢体痉挛期。对于该期的针刺治疗，临床较为棘手，经常由于操作不当引起瘫痪侧肢体痉挛加重而影响患者的治疗。田维柱对于该期患者的病机分析研究颇深，认为中风病乃本虚标实之证，发病初期邪实壅盛，脉络不通，气血闭阻，而肢体弛缓不收；而随着病程的进展，实邪渐去，本虚之象突显，精血不足，筋脉肌肉失其濡养；病久耗气伤血，气血不足，滞涩经脉，瘫痪侧肢体出现挛缩。肝藏血，筋为肝之所主，故此期应责之在肝。田维柱对痉挛期的针刺施术以"关刺法"及"缓刺法"为主，配合眼针运用于临床，取得了较佳的疗效。从针刺施术方式来看，在初诊时针刺治疗不以追求针刺深度及刺激量为主，针刺操作时不施以手法，探索的是该患者能够接受治疗的具体方式及能够适应何等的刺激量，为下一步针刺操作提供相关的量学要素约束。首次治疗后，患者自述小臂处略有抽搐感，考虑与针刺操作时刺激量可能略大有关，故下次治疗时应注意手法的调整。

对于偏瘫痉挛期的患者，接受针刺时首先需要能够适应该方式，在适应的基础上，医生才能够在针刺操作时施以一定的手法，产生一定的刺激量，调整患者肌肉挛缩的状态，使其向联合运动期或部分分离运动期形成过渡。田维柱认为由于痉挛期患者的病变程度及症状表现方式各有不同，所以在进行针刺治疗前的针对性评估非常重要，个体化的治疗是其能够得到顺利康复的关键。

对于中风病患者，田维柱在针刺选穴时非常注意配穴的严谨性，以"阴阳两经结合，眼针体针并施"的方式进行选穴甄别，突出了整体观。田维柱临证针刺选穴，阴经与阳经取穴相结合。上肢不遂者，多配以天府、尺泽、孔最、神门等诸穴；下肢不遂者，多选择血海、阴陵泉、地机、复溜、三阴交、太溪等。上述诸穴与手足阳明经诸穴相互交叉选择，内外兼顾，标本并施，阴阳结合，相得益彰。操作时注意相关量学要素的掌握，使每次治疗均达到一定的刺激量，从而激发经气运行，行气逐瘀，养血通络，调整脏腑机制，促进局部肌肉被动运动，改善肢体不遂症状，达到疗疾除患的目的。

此外，标准而规范的针刺操作也是田维柱治疗中风病的特色。体针操作时的要点非常明确。如尺泽穴针刺时，采取屈肘取穴，向肘尖处进针2寸，得气后持续行针，使小臂产生抽动感3次；三阴交针刺时，采取45°离心性斜刺，得气后持续行针，以使小腿产生抽动感3次为度；左侧足三里，采取斜刺法，透刺承筋穴，得气后持续行针2分钟。其刺激量的约束非常明确，易于临床操作，不易产生偏差。

田维柱注重观眼识病的运用，嘱患者上下左右转动眼球后根据白睛脉络的变化及病情病位后精准选取肝肾区和上焦区，行针后患者胀感明显，十分开心地表示自己心情放松了很多。患者为年轻男性，正是打拼的年纪，无奈却遭受病魔的侵袭，这使患者一直处于焦躁的情绪之中。田维柱选择肝肾、上焦区进行针刺后，起到了疏肝平肝，滋水涵木的作用，安抚了患者的烦躁情绪，缓解了患者急躁易怒的状态。加之患者在后续的治疗中肢体功能逐渐恢复，使患者对自己信心满满，依从性也逐渐增高。这让我也逐渐体会到医者要身心同治的必要性，只有在患者积极配合的情况下，医者的疗效才会更加的显著。对于脑血管疾病的患者来说，因为对自己的肢体失去了部分甚至全部的操控权，情绪就会不由自主地处于急躁的状态，而心情不舒会导致病程加长，形成恶性循环。治疗过程中注意疏导患者的情绪来辅助我们取得更好的临床疗效也是我们医者必不可少的工作。

（三）健脾益气、养血通络法治疗验案

患者张某，女，54岁。初诊日期：2020年1月6日。就诊节气：小寒。主诉左侧肢体活动不利3周。患者于3周前无明显诱因突然出现左侧肢体活动不利症状，伴语言謇涩，无明显吞咽困难、饮水呛咳，当时于当地某医院住院治疗，查头CT示脑梗死，予对症治疗2周，病情平稳后出院，遗留左侧肢体活动不利。今为求进一步改善症状而来就诊。目前患者左侧肢体活动不利，精神萎靡，面色少华，肢体倦怠，表情淡漠，自汗，纳可，寐可，二便调。意识清楚，查体配合，右利手，能执行睁闭眼、松握手等指令，时间、地点定向力检查无异常，双瞳孔等大正圆，对光反射灵敏，双眼球各方向运动充分，无眼震、复视，伸舌居中。左侧肢体肌力Ⅲ级，右侧肢体肌力Ⅴ级，左侧肢体肌张力下降，左侧肢体腱反射减低，双霍夫曼征（-），左巴宾斯基征（+），右巴宾斯基征（-），克尼格征（-）。舌质淡，苔薄白，脉沉细。白睛可见双侧肾区脉络浅淡，向下焦区延伸。西医诊断：脑梗死。中医诊断：缺血性中风中经络（气虚血瘀）。治疗原则：健脾益气，养血通络。药物处方：黄芪50g，党参15g，川芎15g，羌活15g，独活15g，鸡血藤25g，地龙20g，红花10g，桑枝30g，苏木20g，甘草10g。上方共6剂，每日一剂，水煎服。针刺处方：①体针：肩髃、曲池、尺泽、孔最、外关、三阴交、承筋（均左）、足三里、阴陵泉（均双）、气海、关元。②眼针：肝

区、下焦区、肾区。以上穴位每日 1 次，14 天为一个疗程。气海、关元采用温和灸；针刺尺泽穴时，患者屈肘，向肘尖处进针 2 寸，得气后持续行针，使小臂产生抽动感 3 次；针刺三阴交时，45° 离心性斜刺，得气后持续行针，使小腿产生抽动感 3 次为度；左侧足三里，采取斜刺法，透刺承筋穴，得气后持续行针 2 分钟；针刺阴陵泉时，以透刺阳陵泉的方向及角度进针；其余体针诸穴采取平补平泻，得气为度。眼针操作时，下焦区采取眶内直刺法，肝区、肾区采取眶外横刺法，进针后均不施手法。接受 1 次针刺治疗后，患者自诉左上肢酸胀感较为明显。

二诊（2020 年 1 月 13 日）：患者左上肢肌力恢复至Ⅳ级，左侧肢体肌张力下降，症状有所改善。

三诊（2020 年 1 月 20 日）：患者肢体不遂、自汗等症状显著改善，走路时稳定性提高。

四诊（2020 年 1 月 27 日）：患者已能拄拐缓慢行走，症状好转而离院。

按：

田维柱认为中风发病主要在于患者平素气血亏虚，与心肝肾三脏阴阳失调密切相关，遇到情志异常或酒食房劳等诱因，致使气血运行受阻，肌肤、筋脉濡养失常；或阴亏于下，肝阳暴张，阳化风动，血随气逆，夹痰夹风，蒙蔽清窍，形成上实下虚，阴阳相离的危急证候。本案病例是一位中年女性，处于中风恢复期，属气虚血瘀证，肝肾亏虚，气血不足，脉道滞涩，筋脉肌肉失其濡养，故见肢体活动不利；气血不足，故精神萎靡，面色少华；气虚无以固摄，故自汗。针灸对于该病的治疗过程亦随着医家对该病的认识不同而发生着变化。局部取穴加循经取穴、脏腑取穴始终是临证时医师遵循的取穴原则。田维柱结合自身眼针传承人优势，独创具有调和阴阳、补益气血、滋养肝肾、活血通络之效的"眼针治疗中风方"，以此方治疗，对于病程短的患者针刺之后当下便可下床走路，效验如神。田维柱治疗该患者，根据"虚则补之"的指导原则，在常规局部针刺的基础上，选择气海、关元采用温和灸，培补元气，针刺时选取双侧足三里、阴陵泉健运脾胃，滋养后天，此三穴与健脾益气、养血通络的汤药一起纠正患者的虚弱状态，为局部取穴激发经气运行创造条件，处方精练，标本兼顾。

对于中风病患者，田维柱在针刺选穴时非常注意配穴的严谨性，以"阴阳两经结合，眼针体针并施"的方式进行选穴甄别，突出了整体观。田维柱临证针刺选穴，阴经与阳经取穴相结合，上肢不遂者，多配以极泉、天府、尺泽、孔最、神门等诸穴；下肢不遂者，多选择血海、阴陵泉、地机、复溜、三阴交、太溪等。上述诸穴与手足阳明经诸穴相互交叉选择、内外兼顾，标本并施，阴阳结合，相得益彰，操作时注意相关量学要素的掌握，使每次治疗均达到一定的刺激量，从而激发经气运行，行气逐瘀，养血通络，调整脏腑机制，促进局部肌肉被动运动，改善肢体不遂症状，达到疗疾除患的目的。田维柱在针刺时提倡"治神"之法。《灵枢·本神》曰："凡刺之法，必先本于神。"他认为应将治神理念贯穿于针刺治疗的始终，从调神开始，进针后继续守神，出针后仍本于神，强调应用的连续性，注重医患之间的协调，方能取得卓越的疗效。田维柱总结彭老的临证经验，结合自己的见解，总结出了"无痛进针法"的操作要领。针刺前准备事项的要点总结为：揣、切、虚、近、避、轻、稳。进针时的操作要点总结为：分、疾、徐、贯。这无痛进针法的十一字要点，秉承于古法并有所发扬，长期运用于临床而收效甚佳，为其临证经验的精彩总结。

（四）祛风化痰通络法治疗验案

患者李某，男，40岁，2017年7月14日，就诊节气：小暑。职业：自由职业者。主诉左下肢活动不利1周，进行性加重2天。患者于1周前无明显诱因出现左下肢无力，未引起重视，在家休息无缓解，近2日加重，遂来就诊。查头CT：双侧基底节区多发腔隙性脑梗死，脑白质变性，脑萎缩。现左下肢无力，时有胸闷，健忘，纳可，二便调。患者无神志昏蒙及四肢抽搐、头晕、头痛、恶心、呕吐等症状。T：36.5℃。P：76次/分。R：17次/分。BP：135/86mmHg。神志清，精神萎靡，右利手，颅神经检查正常，双侧深浅感觉对称存在，双侧指鼻试验、跟膝胫试验未见异常，左上肢肌力Ⅴ级，左下肢肌力Ⅵ级，肌张力正常，双侧肱二头肌、肱三头肌反射对称，膝反射对称，病理征未引出，双侧巴宾斯基征（+），舌淡，苔白腻，脉浮数。中医诊断：中风（中经络，风痰阻络）。西医诊断：腔隙性脑梗死。治法：祛风化痰通络。处方：茯苓10g，半夏9g，生白术9g，天麻12g，胆南星6g，天竺黄6g，丹参15g，香附9g，三七粉3g，伸筋草20g，炙甘草10g。眼针：肝区、肾区、上焦区、下焦区。留针30分钟，每日针刺1次，10天为1个疗程。

二诊（2017年7月25日），患者左侧下肢无力有所恢复，左上肢肌力Ⅴ级，左下肢肌力Ⅵ级，精神状态佳，胸闷、健忘有所改善，但头常有昏蒙沉重之感，饮食不佳，寐差。舌淡，苔薄白，脉浮数。症状提示脾虚生痰，经络不畅。上方加入陈皮15g，厚朴10g。针灸处方加眼穴脾区，风池、风府、四神聪、百会、阴陵泉（左）、阳陵泉（左）、丰隆（左）、足三里（左）。

三诊（2017年8月10日），患者左下肢可自主活动，头重、健忘好转，胸闷痞满减退。左下肢肌力Ⅴ级，舌红，苔薄白，脉滑数，继续上方治疗。

按：

患者主要症状为左下肢活动不利，影像学检查示：双侧基底节区多发腔隙性脑梗死，脑白质变性，脑萎缩。确诊为腔隙性脑梗死，属于中风急性期患者，又根据其舌脉确诊为中风（中经络，风痰阻络型）。中风其病机为阴阳失调，气血逆乱，痰瘀交阻，脉道不通。患者舌体内痰瘀凝聚，故舌苔白腻，痰邪阻络，再遇阴阳失调，阳亢风动，肝风夹痰上扰清窍故肢体活动不灵。因此，在选方取穴中，着重祛风化痰，平肝通络。《素问·脉解》曰："肝气当治而未得，故善怒，善怒者名曰煎厥。"因此，适合选用眼针疗法治疗。眼针之所以在治疗中风病中单取肝区、肾区、上焦区、下焦区就能取得良好疗效。从脏腑辨证的角度看，急性期的患者取肾区意在滋补肾精，填精益髓，同时并有引火归原之意；通过肾主水液之功能，濡润五脏与四肢筋脉。这也恰好与《素问·六节藏象论》中所载的"肾者主蛰，封藏之本，精之处也"相呼应，以滋肾之精气，从而保护在中风急性期缺血受损的神经干细胞，最大化减少脑组织坏死的部位。中风急性期患者取肝区之意，则是调畅肝气，滋养肝之阴血，以敛肝风。《医宗金鉴》亦言："治肝不治风，非其治也。"从五轮学说来看,眼针治疗中风的主穴肝胆区在外眦,下焦区在内眦,通过内外眦同属血轮并归属于心之原理,巧妙的调节与心相连的经络。同理,肾与上焦亦属上睑,在五轮中归属脾,通过这种联络使心与脾也参与到中风病的治疗中。从三焦角度分析,针刺上焦区可以引清气上行于脑,濡养脑窍,布散津液,息上逆之虚火;针刺下焦区可以改善下肢无力的症状,并可以辅助肝肾引火归原。《中藏经》言:"三焦者,人之三元之气也。"三焦为宗气、营气、卫气通行之路,通利三焦有助于脏腑阴阳之平衡,阴平阳秘,诸风自除。以上可见眼针虽取穴少但可通过经络,脏腑与目之间的联系通调五脏气机,平衡阴阳,以达到治疗之目的。在方药选择上此患者因气郁化热、郁热暗耗肝肾之阴,导致水不涵木、阴虚阳亢生风并兼有气滞血瘀、郁火炼液为痰,肝风夹痰上扰以致清窍瘀阻,经络不通。故在半夏白术天麻汤的基础上加减化裁,方中茯苓、白术健脾燥湿以杜生痰之源,半夏、天麻平肝息风以治中风之标,佐以天竺黄祛风痰、通经络,而气滞血瘀易使气机逆乱、痰瘀相搏、壅滞经脉,故加丹参与三七共奏活血化瘀之功。胆南星味苦、微辛有清化燥痰,息风定惊,开窍醒脑之效配以伸筋草舒筋活络,香附疏肝解郁,甘草调和诸药。《证治要诀》中论曰:"五脏虽皆有风,而犯肝经为多,盖肝主筋属木,风易入之,各从其类。"《素问》亦曰:"诸风掉眩,皆属于肝。"中风虽病位在脑,但多由肝起,风火相合,动则为升,上犯脑髓,浸淫血脉或气滞痰阻,血脉滞涩发为中风。因此,在治疗上不止关注于脑,也要重视肝,中风患者常常四肢肌张力增高也与"肝主筋"有密切关系。二诊患者出现脘腹痞闷,食欲不佳,头重昏蒙之症,此乃脾虚痰盛之症,故在方中加入陈皮15g、厚朴10g以加大健脾之功。同时,眼针取脾区,体针取风池、风府、四神聪、百会、阴陵泉(左)、阳陵泉(左)、丰隆(左)、足三里(左)。以开窍醒神,化痰通络。三诊时患者病情改善,可遵前方。

本案患者为中年男性,步入诊室时情绪焦虑,十分紧张。田维柱便细心地安慰和关怀患者,使患者的情绪逐渐稳定下来。而且,在治疗过程中田维柱时常与患者唠家常,当得知患者恐惧针灸时,还经常开玩笑来分担患者紧张的情绪。

（五）平肝潜阳、通经开窍法治疗验案

李某，男，73岁。初诊日期：2018年9月23日。就诊节气：秋分。职业：职员。形体偏胖。主诉左侧肢体不遂，伴言语謇涩半个月。患者半个月前无明显诱因突发左侧肢体不遂，持物不稳，伴言语謇涩，反应迟钝。于医院急诊查头CT未见确切异常，加行头MR（+DWI+MRA）示右侧基底节区长T1、T2信号，提示早期脑梗死，并收入院治疗。病情稳定后出院，遗留左侧肢体不遂，言语謇涩。既往高血压病史13年，血压最高达190/100mmHg，否认其他疾病史。现左侧肢体不遂，持物不稳，伴舌强语謇，倦怠乏力，纳可，寐差多梦，二便调。血压为180/95mmHg，神清，语言謇涩，反应迟钝，左侧肢体肌力Ⅳ级，右侧肢体肌力及肌张力正常，无感觉异常及共济障碍，病理征未引出。白睛见双上焦区及肝区脉络淡红而充盈屈曲。舌质红，苔黄，脉弦数。西医诊断：脑梗死，高血压3级（极高危）。中医诊断：中风（中经络，肝阳上亢）。治疗原则：平肝潜阳，通经开窍。处方：眼针取肝、肾区及上、下焦。体针配以肩髃、曲池、外关、合谷、阳陵泉、悬钟、太冲（均左），不施手法，留针30分钟，每日针刺1次，针刺10次为1个疗程。中药配以用天麻钩藤饮加减，具体方药如下：天麻15g，钩藤15g，石决明30g，代赭石30g，生龙骨50g，生牡蛎50g，牛膝20g，茯神20g，夜交藤15g，桑寄生20g，杜仲15g，龟甲15g，鳖甲20g。

该患者服7剂后症状大有好转，舌质淡，苔白，脉弦。予上方加党参20g，7剂。后由于患者移居南方，未再诊。电话随访，基本告愈，生活能自理。

按：

田维柱根据多年临床经验选择天麻钩藤饮加减治疗由肝肾阴虚导致肝阳上亢之中风。治疗以补益肝肾，平肝潜阳为法。方中天麻平肝阳息肝风，钩藤清肝热，息风止痉，两者均入肝经，相须以平肝潜阳，祛风通络，共为君药；臣以石决明平肝，龟甲、鳖甲补肝肾之阴以潜阳；夜交藤、朱茯神安神定志，杜仲、桑寄生补益肝肾，俱为佐药。本方田维柱重用龙骨、牡蛎，他

认为龙骨、牡蛎"敛正气而不敛邪气",凡"心气耗散、肺气息贲、肝气浮越、肾气滑脱,用之皆有捷效,即证兼瘀,兼疼或兼外感,放胆用之,毫无妨碍"。龙骨、牡蛎其功效多,治疗广,且不寒不热,虚实疾病皆宜用之。田维柱指出龙骨、牡蛎均为肝家要药,二者相须为用可镇潜固涩,养阴摄阳,盖龙骨益阴之中能潜上越之浮阳,牡蛎益阴之中能摄下陷之沉阳,从而使虚火不上冲,虚阳不上扰,阴阳调和,即所谓"阴平阳秘,精神乃治"之意也。

中风的形成虽有各种原因,但其基本病机总属阴阳失调,气血逆乱。病位在心脑,与肝肾密切相关。其辨证属肝肾阴虚,肝阳上亢者,临床用天麻钩藤饮加龙骨、牡蛎治之。以龙骨、牡蛎配代赭石、牛膝,并加以重用,田维柱教授认为龙骨、牡蛎均为肝家要药,善敛冲气,镇肝息风。且龙骨与牡蛎均有软坚散结、益阴清热之效,合用后其效用加强。田维柱在具体处方用药治疗中风证时,特别强调药物的升降特性,用龙骨、牡蛎配赭石、牛膝四药,此四药皆秉潜镇、下行之能,切合病机,屡用屡验。

中医学对中风病的治疗方式,随着见解的不同而临床各有侧重,对于中风病外风、内风、瘀滞、痰阻的认识以及息风、活血、益气、通络的方法始终左右着临床。但针刺治疗该病,历代医家以独尊多气多血的阳明经为多,手足阳明经始终是临证治疗时医师关注的重点,例如《针灸大成·治症总要》云:"阳证中风不语,手足瘫痪者,合谷、肩髃、手三里、百会、肩井、风市、环跳、足三里、委中、阳陵泉。""阴证中风,半身不遂,拘急,手足拘挛,此是阴证也。亦依治之,但先补后泻。"由此分析,当时医家对阳经诸穴情有独钟,上述治疗中风的针刺处方竟无一个阴经穴位。结合经验,田维柱认为中风之为病,多因体内阴液不足,水不涵木,风阳内动所致,阴阳失衡为其本质,单纯选取阳经诸穴,未免过于片面。根据"阴阳互根""阴阳互生"的理论,只有阴阳两经结合取穴,二者兼顾,方为周全之处方。此外,患者肢体瘫痪,从康复学角度分析,为内外侧肌群失其平衡所致,依据经络循行分布的规律,阳经循行于肢体外侧,阴经循行于肢体内侧,单纯选取阳经诸穴,从取穴部位来看,显然缺乏整体观,根据腧穴所具有的局部治疗作用，选取肢体内侧阴经诸穴，亦为临证所必须。眼针疗法诞生于辽宁中医药大学附属医院，使用至今40余年，以其卓越的临床疗效尤其是即刻效应享誉临床，广为患者接受。眼针的即刻效应多于针入穴区后立即显现，很多患者肢体不遂症状在接受治疗时即刻出现改善。但其缺憾是针刺效应会随着时间的推移而出现衰减。而体针治疗中风病，其针刺效应的产生与眼针不同，实验针灸已证实，体针治疗中风病，脑血流的改善常常在进行针刺操作后20分钟左右效果最为明显。由此可以看出，眼针与体针在对中风病的治疗过程中，其作用是相互弥补、相辅相成的。田维柱针刺施术时，除了要求进针的方向、深度、角度、刺激量等具体要素外，对于腧穴的具体操作细节，尤其是操作的持续时间、达成的针刺效应等，均有严格的规定，每次针刺操作仅以得气作为最终目的是远远不够的。对此，田维柱反复强调：从电生理学的角度而言，针刺操作时，只有其刺激量达到相应程度直至产生动作电位，才能够对疾病产生突出的治疗作用。

（六）滋补肝肾法治疗验案

刘某，女，60岁。初诊日期：2019年4月2日。节气：春分。职业：退离休人员。主诉左半身不遂1个月。患者1个月前无明显诱因突发左半身不遂，遂到本市某医院就医，经查头CT诊断为脑梗死，经对症药物治疗后出院，仍遗留左侧半身不遂，不能站立，由家属用轮椅推至田维柱教授门诊就诊。既往高血压病病史20余年，血压最高达180/105mmHg，平素每日口服培哚普利片5mg 1次以控制血压，血压控制尚可。否认糖尿病、冠心病等病史。目前左侧半身不遂，不能站立，乏力，手足心热，咽干口燥，纳寐差，小便可，大便干。血压为165/80mmHg，意识清楚，智能正常。语言流利，查体合作。右利手，能执行睁闭眼、松握手等指令，时间、地点定向力、计算力检查无异常。双侧瞳孔等大等圆，直径3.0mm，对光反射灵敏，眼球各方向运动充分，无眼震和复视。示齿对称，伸舌居中，悬雍垂居中，咽反射存在，双软腭抬举对称。左侧肌体肌力Ⅴ级，左半身及面部浅感觉减退，深感觉未见异常，右侧肌体肌力Ⅴ级，双侧肌体肌张力正常，左巴宾斯基征阳性，颈软，无抵抗，克尼格征阴性。舌质暗红，苔少，脉弦细。西医诊断：脑梗死。中医诊断：中风（中经络，肝肾亏损）。治疗原则：滋补肝肾。处方：眼针取肝区、肾区及上、下焦区（双侧）。留针30分钟，每日针刺1次，针刺10次为1个疗程。针刺后即嘱家属扶患者行走。患者患病后即不能行走，平时以轮椅代步。听到田维柱指令后深感惊讶，但还是在家属扶持下勉强步行。5分钟后行走稍平稳，田维柱再次指示患者大步行走。患者步行渐显流畅，遂到诊室外走廊中继续步行，10分钟后返回诊室。患者对疗效甚为惊讶。

7日治疗后，患者已经可以不需要家属扶持即可步行数十米，步行时，左侧踝部尚显不稳。查体：左侧肢体肌力Ⅳ/Ⅴ级，左侧踝关节内翻下垂，余同前。处方：眼针取肝区、肾区及上、下焦区（双侧），并在外踝处以丘墟穴为中心，1厘米半径的范围内，每间隔2毫米行密集针刺。留针30分钟，每日针刺1次，针刺10次为1个疗程。针刺后患者左踝关节内翻下垂略改善。

经治疗一个月后患者可独立步行数十米，左踝关节内翻下垂明显改善。

按：

患者年迈体虚，久病劳伤，肝肾阴虚，内风扇动，气血逆乱，上犯虚损之脑脉，故左半身不遂，左侧肢体无力，难以自立。阴虚生内热则见手足心热，咽干口燥。患者平素性情急躁易怒，《素问·阴阳应象大论》指出肝"在志为怒，怒伤肝"，肝性喜条达而恶抑郁，恼怒伤肝，肝失疏泄，肝郁日久化火伤阴，损及肝肾，阴不制阳，肝阳上亢化火生风，发为本病。田维柱认为，中风病乃本虚标实之证，发病初期邪实壅盛，脉络不通，气血闭阻，肢体弛缓不收；而随着病程的进展，实邪渐去，本虚之象突显，经气亏耗，精血不足，筋脉肌肉失其濡养，肢体偏枯痿废。田维柱临证重视调和阴阳，认为中风病阴阳失衡为其本质，仅"独取阳明"，忽略阴经腧穴，未免过于片面，使得阴阳失调进一步加重。根据"阴阳互根""阴阳互生"的理论，针刺阳分或阴分，能够调节相对一方经脉的虚实盛衰，只有阴阳两经结合取穴，二者兼顾，方为周全之处方。田维柱教授运用眼针治疗本病常选肝区、肾区及上、下焦区，上述诸穴合用共奏平肝潜阳，补益肝肾，调和气血之功，从而起到治疗的作用。田维柱还强调中风偏瘫应分期治疗，且尤为重视痉挛期的针刺调整，他认为痉挛期是临床治疗的难点。在该期行针刺治疗时，若针刺过深或手法过重，常会引发局部肌肉抽搐，导致滞针、弯针甚至断针。结合多年的临证体会，田维柱治疗时以"关刺法"刺其筋，以"轻刺法""缓刺法"刺其体，结合眼针，临床收效甚佳。田维柱认为，眼针治疗脑卒中瘫痪即刻效应肯定，疗效确切，应早期介入。应用眼针治疗脑卒中偏瘫，多数患者都会出现自觉肢体活动灵活有力，或步行距离明显变远，或肢体抬举活动范围增大。这种即刻效应在治疗脑卒中偏瘫中表现突出，对于脑出血和脑血栓所致者均适用，病程在 3 个月内者较为显著，但是持续时间较久的重度的弛缓状态即刻效应不明显。为了更好地发挥即刻效应的作用，田维柱在治疗时都鼓励患者进行上肢肩、肘、腕、指关节和下肢髋、膝、踝关节的屈曲伸展、外展内收和旋转锻炼，可达到促进恢复的作用。对能够独立或在他人搀扶下步行者，田维柱都鼓励其进行步行训练，以加强步行功能的恢复。

田维柱业医执教，重视品德修养，医德关系到患者的治疗质量和效果，行医伊始，应首重道德之基。田维柱教授常教导学生说："高尚的医德直接拉近了与患者互通的距离，做一个医生，首先道德品行要高尚，在此基础上要掌握渊博的知识，有精湛的医术。"田维柱不仅医德崇高，且理论知识深厚，临证经验丰富，施术思想上注重经络辨证与整体观念。田维柱认为，辨证论治乃中医学之精髓所在，更是中医的特色，它贯穿于诊断治疗的全过程，是诊治疾病的基本法则。辨证准确则治法无虞、方药恰当、疗效可堪，即"法随证立，方从法出"。中医辨证方法临床运用各有侧重，但针灸临床却多以经络辨证为基础。田维柱在临证时常根据疾病所出现的症状，结合经脉循行的部位及所关联的脏腑，判断疾病归经情况，从而做出正确的诊断和治疗。

田维柱针灸技术精湛，指力老到，手法娴熟，操作时动作流畅、美观得体。他认为，手法的训练非一日之功，而在于日积月累。对于手法的训练，田维柱较为推崇以"量学要素"的理念进行操作学习。针刺手法不外提插与捻转，二者形式虽不同，但机理接近。练习时以幅度、角度、频率三要素作为操作要点，提插时注意要使针体上提、下插的幅度等同、频率一致；捻转时要注意使针柄捻出与回旋的角度等同、频率一致。同时将提插与捻转根据其刺激量分为轻、中、重三种手法，以适应于不同的病情。

（整理者：关艾明、房晓宁、高奥、董科岐、聂之勋、王梓潼）

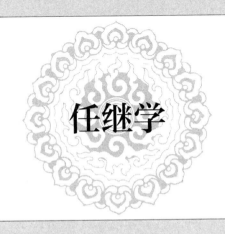

任继学

一、医家简介

任继学（1926—2010），男，祖籍吉林省扶余市，主任医师，博士研究生导师，师从于当地名老中医宋景峰先生，经过5年2个月的刻苦学习，开始独立应诊。1946年先后在吉林省扶余县第十六、十八区卫生所从事医疗工作，进一步验证了所学。1954—1956年，他被选拔到吉林省中医进修学校（长春中医药大学前身）学习，最终以优异的成绩毕业并留校任职。1990年被国家确认为首批、第二批、第三批全国老中医药专家学术经验继承工作指导老师，2004年获得国家白求恩奖章，2009年被评为首届"国医大师"，享受国务院政府特殊津贴。多年从事中医内科临床、教学、科研工作的他，被称为中医急症的奠基人，开拓了中医急症，一生着力于中风病、肾脏病和心脏病的研究。主编了我国第一部《中医急诊学》，并著有《悬壶漫录》《任继学经验集》，发表论文50余篇。获国家科技进步三等奖2项，研制了抑亢丸、澳泰乐冲剂、肺宁口服液、返魂草冲剂等新药。

二、学术观点

（一）脑为元神之府，乃人身的最高统帅

1. 脑髓的形与象

任继学认为，脑髓的生成，始自于两精相搏而成的胚胎，胚胎是未分未化的无极，其中含真精与真气，真精在真气催化下，形成脑髓。脑髓由阴精阳气相互转化，一分为二，分为左右。左脑主动、主升、主开，右脑主静、主降、主合。脑髓为一身之主宰，所需血流量较多，虽有五脏六腑的精气上奉，也需血海以储备、调节血液，以济脑髓之各类功能所需，因此《普生论》中有"脑中血海"之名。

2. 脑髓的功用

脑为元神之府、神机之源，诸神皆由脑髓之精质体发出，精质体内藏元神，此神乃五神的主宰。元神的发生，是脑髓阴阳互相摩荡的结果，故曰"脑生细微动觉之气"。元神外发而表现为神机，神机为元神之使，将元神传达至全身各处，故曰"脑散细微动觉之气"。神机所行的路径为神经。脑髓通过元神、神机、神经，行使统御生命的"神明之主"功能。脑的元神是统御五神的主宰，脑的元神与五神交会的物质是散动觉之气，精、津是载体，任、督二脉是信息传导之路。因此，神受此气，则百脉有主，动而有序，此为"脉舍神"也；魂受此气，而发知觉，能升、能受、能除秽；魄受此气，而生运动，能降，治内也。

综上所论，脑为元神之府，为生命活动之主宰，深入认识脑髓的形、象、生理及其与五脏六腑之间的关系，以此为基础进而探讨脑病之病理变化，对指导临床，提高脑病的论治水平有重要意义。脑髓受损，神机失用，是中风病发生的最关键的环节。

（二）破血化瘀法治疗脑出血

本治疗总则的提出和确立，是通过对 1637 例急性期中风病患者治疗的观察而得出的，尤其是通过对 241 例脑出血患者应用上法治疗，有效率达80.5%，其有效性得到了临床的验证。任继学将其取效机制概括总结为应用该法能够使瘀去新生，气机调畅，气顺痰除，气行则血行，瘀血不生，气之固摄有力所以能够使血止。可以说以"破血化瘀"法治疗脑出血，是任继学独辟蹊径之法。

任继学指出中医界由于受西医理念的限制，在治疗出血性中风时，忽视了瘀血的致病作用，谈活血化瘀而色变，甚至是将活血药物弃而不用。任继学认为"旧血不去，新血不生"，强调"血瘀"致病，遵循叶天士久病多瘀、久病入络的原则，在唐荣川"离经之血，虽清血鲜血，亦为瘀血"思想的启发下，主张以"破血化瘀"法治疗脑出血，临床中遇到脑出血的患者，任继学总以化瘀活血为要务，常用虻虫、水蛭等峻猛之品，破血化瘀，辨证施治而收效良好。

（三）提出中风病的三期分治

任继学提出了中风病分期治疗的原则。急性期：初治之道，法当猛峻。恢复期：中治之道，法当宽猛相济。康复期：末治之道，法当宽缓。

中风病多为急发，在急性期的 9 天之内，不论病的深浅，症的轻重，其病情是加重过程，都是正不束邪，邪气逐渐进展导致。若邪胜毒烈，脑气大损，营卫失守，伤及元神，神机欲息未绝，症必见头痛，神志昏愦，险则昏迷，危则内闭、外脱之候。概而言之病情轻、重、险、危之象预后善恶未定，必须药力救治之。待到病发两候之时（十天），正气来复之时，药效已达，一助正，二除邪，正胜邪衰。病情轻者，渐趋康复，而险、危之候转安，用药得当，亦有康复之望。

病发 72 小时以内者，必先投三化汤加生蒲黄、桃仁、煨皂角水煎服之，得利停服。3 ~ 7 天，瘀血痰毒，风热在脑，必然引起神气郁而不伸，阳气不能宣发于外，郁积于内，而生瘀血热，瘀得热则散，瘀散痰消，毒自解，不药热自解。但也有部分患者，因正气不支，邪气失约，复感外邪，内外合邪而发热，法宜清热解毒，活络化瘀，药而治之。

腑气通畅之后，口服抵当汤 6 小时 1 次，神昏患者鼻饲或肛门高位灌肠。除汤剂而外，亦可用醒脑健神胶丸，每次 4 ~ 6 粒，6 小时 1 次，疗程为 14 天。恢复期以补阳还五汤加减化裁。后遗症期以祛邪为主，佐以扶正，口服川红中风胶囊。

（四）制定中风病并发症的处理方案

（1）本病在急救过程中，症见神志不清，重则昏迷者加服安宫牛黄丸，每次 1 丸，8 小时 1 次。

（2）症见烦躁不安者，加服黄连解毒汤送服局方牛黄至宝丹 1 丸，6 小时 1 次。症见风头眩者（高血压）于汤剂加羚羊角、玳瑁、莱菔子；曲池穴刺血，再用吴茱萸、附子、怀牛膝、茺蔚子为面，蜂蜜调和，敷足心涌泉穴 24 小时。

（3）症见脱证，血压低者加用参麦注射液或参附注射液，静脉滴注。

（4）症见头痛如破者，药用透顶止痛散搐鼻即止，药用川芎、辛夷、冰片、白芷、硼砂、真麝香共为细面即是。

（5）症见呕血便血者，加服大黄黄连泻心汤加白及、马灯草水煎服，6小时1次。

（6）症见真心痛即急性心肌梗死者，加用参麦注射液，静脉滴注，一天两次，汤剂加服四妙勇安汤治之。药用金银花、当归、玄参、生甘草水煎服，6小时1次。

（7）症见喉间痰鸣，如拽锯者，药用鲜沥水一汤匙，兑入猴枣散一并灌之。

（8）症见呃逆者，以防合并心力衰竭、真心痛之患，此为"心主噫"，噫者心气伤之象。加服平逆止呃汤，药用炒刀豆、青皮、枳壳、旋覆花、半夏、鲜姜、枇杷叶、莱菔子，水煎服，8小时1次，气虚者加生晒参。

（9）症见肺热病即肺部感染，发热者加服清肺汤，药用羚羊角、玳瑁、金荞麦、虎杖、黄芩、杏仁、生石膏、金莲花、重楼，水煎服。6小时1次，同时兑服瓜霜退热灵7粒服之。

（10）症见心力衰竭者，加服白通加猪胆汁汤治之，6小时1次。

（11）症见神昏、不省人事者，加用醒脑静注射液，静脉滴注，一天两次，汤剂用宣窍醒神汤（笔者方），药用水牛角、羚羊角、玳瑁、石菖蒲、郁金、细芽茶、白薇、栀子仁、清半夏水煎服，同时送服醒脑散，药用真牛黄、真麝香、龙涎香、安息香、冰片、西红花、猴枣、石菖蒲、莲子心、胆南星、煨皂角共为细面，每次2～3g，6小时1次。再用此散纱布包好放入两耳孔中12小时取出。

（12）症见吞咽困难、饮水即呛者，药用会厌逐瘀汤，方见《医林改错》一书，再配合针刺疗法，取天突穴，金津、玉液二穴（此二穴点刺），翳风穴治之。

（13）病至5～7天症见患肢肿胀者，药用透骨草、三棱、莪术、片姜黄、防己、急性子，水煎熏洗。

以上是治疗中风急性期常规方法，经任继学多年的临床验证，用之得当确有疗效。

（五）制定中风病治疗十法

在治疗中风病方面，任继学总结前人经验和自己的临床体会，将中风病分为瘀塞经络证、风痰热盛证、络损血溢证、后遗症四型，并将中风的治法归纳为中风治疗十法：开闭法、固脱法、豁痰法、潜阳法、化瘀法、理气法、填精法、止血法、渗利法、温阳法。

1. 开闭法

病者猝然昏倒，口噤目张，两手握固，面赤气粗，痰壅气塞，或二便不通，脉多弦大、洪数，此为闭证，闭则宜开，不开则危。搐鼻，揩齿，探吐、芳香开窍、辛凉、辛温透络，兴奋神机皆为开法。方剂可用：白矾散、苏合香丸（阴闭证用之）；紫雪丹、至宝丹、安宫牛黄丸，牛黄膏（阳闭证用之）；三化汤（二便闭者用之）；开关散：乌梅肉 1.0g，冰片 0.5g，胆南星 1.0g，共为细面，揩擦齿龈，涎出即开。

2. 固脱法

猝倒之候，痰涎壅塞，喉间痰如拽锯，汗出如雨，神昏不语、口开、目合、遗尿、手足懈弛不收，此为阴阳两脱证。脱则宜固，急则以摄纳真阴，固护元气，元气以固，真阴不泄，然后祛邪，方剂可用：两救固脱饮（自拟）。其他尚可用独参汤、参附汤、救急丹等。

3. 豁痰法

中风发病后，往往痰涎上壅，症见唇缓流涎，喉中痰鸣，神志不清，口不能言者，是由风引痰升，气引痰动所致，急宜豁痰为要，以防痰塞气道引起窒息，亦防肺内感染，并能畅通气道，使清气能入，浊气能出，保持脑髓有充足的清气滋养，神机得以复活，方剂可用竹沥汤、导痰汤、导痰开关散之类治之，亦可用涤痰散（自拟）或用豁痰丸（自拟）。

4. 潜阳法

古人认为中风为外风所致，而本病从临床观察体验，实为内风所起，非外风为患。内风系因肝肾阴亏,肝阳失敛,阳动生热,热极化风,风阳上犯而成肝阳上亢之证,法宜育阴潜阳,禁用发散之品,燥热之剂。任继学认为遇此情况亦可用潜阳熄风汤(自拟)水煎服。

5. 化瘀法

病中风者,主要是脑髓的经络、血脉受阻影响血液环流,形成气滞血凝而成瘀血,或因络损不能约束血液,血液离经外溢,而为瘀血,故应以通络活络,活血化瘀为法,方剂可用活络化瘀散(自拟方)和醒脑通络散(自拟)水煎服。

6. 理气法

卒中是虚风内动,正气引邪,邪正相争,产生冲气,鼓动气逆血升所致。故本病治疗过程中,理气降逆也是重要一环,方剂可用理气反正汤(自拟)水煎服。

7. 填精法

病起于肝阳上亢者,禁用苦寒直折,折则虚火四起,有燎原之势,必用滋降厚味之品,透达下焦,以补其不足,其方剂可用:益脑丸(自拟)每服1丸,每日3次,白开水送下。

8. 止血法

古代无止血法,任继学根据临床实际补而出之。止血法为中风之络破血溢证而设。因本病虽为中风,其实血出于脑。它的发病机理是气血并走于上,又有内风、热邪、痰饮掺杂其中,升多降少而为患。因此,在治疗上不能采用吐、衄、便、尿血的法则,而必须以息风、降逆、清热、凉血、止血为法。药用:龟胶、玳瑁、阿胶、鳖甲胶、白蒺藜、天竺黄、滋阴潜阳息风;羚羊、犀角、酒黄连、酒黄芩、狗胆汁拌五灵脂,白薇清热凉血;青皮、香附、酒大黄、沉香降逆行气;生槐花、乌梅炭、生茅根、白芍炭、生地炭、炒鱼鳔、象牙屑、三七(小量,不超过0.9g)、牛膝炭止血。方剂亦可选用十灰散,或狗胆丸(《济阴纲目》:五灵脂为末,用狗胆汁和丸如芡实大,每服一丸,姜酒化下)。或用云岐子犀角地黄汤(《济阴纲目》:生地黄、黄芩、黄连、大黄、犀角)治之;亦可用止血饮(自拟方),水煎服。

9. 渗利法

脑之血脉中伤，轻者"半身不遂"，大凡多瘀，其重者则血脉损，损甚则络破，气不固血，血外溢，脑髓受迫，经络受阻，水津不能循行留滞窍络，外渗而成水肿，肿甚则神机化灭，性命危。因此络破血溢之候，除开闭、固脱之外，渗湿利水之法也是重要一环，故用醒脑利水煎（自拟方），水煎服。

10. 温阳法

温阳即补阳，是治疗中风后期的主要一环。本证在后期，往往多由于脑髓病变，日久未复，致使肾气受伤，肾阳不足，命火虚衰，故在治疗上必须温补肾阳，方剂可用温阳健肢汤（自拟方），水煎服。

三、临床特色

（一）阐释出血性中风的发病机制

出血性中风的发病与伏邪是密不可分的，特别是伏热（火）、伏痰、伏瘀在整个发病过程中占据着主导地位。任继学指出，出血性中风的病因有二。一是情志失调，气血逆乱于脑则瘀热丛生。二是饮食不节，过食膏粱肥腻之品，致使腠理致密，气之出入失去平衡，阳气内郁化热化火，血得热而壅滞为瘀；饮酒后，酒入肝胆，其热凝聚于肝胆，不能彻底外达而致瘀热。出血性中风的病机则主要有以下两个方面：一是脑之气机受阻，气血逆乱生风动热，伤及脑髓之大经、小络；二是脑中血海失于正常输布，血凝为瘀，热结、痰浊亦由此而生，髓窍之内的瘀热不断蓄积，病情进一步发展，脑之脉络受火热瘀滞之邪外鼓，从而使血溢于脑脉之外。

任继学认为，出血性中风伏邪潜伏部位在脑髓。为何伏邪容易隐匿于脑髓而致出血性中风呢？这是因为五脏精华之血、六腑清阳之气，皆上奉于脑，温养诸窍。脑为诸阳之会，五脏六腑之邪气也易随其经络气血而上至于脑，脑髓中血络屈曲，邪气因此而潜藏，表现为气机郁滞而化热化火，水行瘀滞而为痰（饮），血行滞涩而为瘀。由于脑髓外有颅骨所护，内在之伏邪很难通过骨性屏障从肌肤（汗出）而解，邪伏部位不在于肺胃，故亦不能通过口鼻而出，从而导致热（火）、痰、瘀久伏脑髓脉络，待时络破血溢而病作。

出血性中风复发的机制是初次出血性中风之后，间隔一段时间后再次出现者即是复中。任继学认为，复发的根本原因是首次患病后，虽经治疗，但是邪气未完全清除而伏匿，滞于脑髓，随后因诱因而再次发病。其中所伏之邪多为伏热（或伏火）、伏痰、伏瘀，三者留滞于脑髓，致使脑髓脉络郁阻，积久络破血溢，同时因其丧失生散细微动觉之气的功能，气血失和，其他脏腑功能平而未复，气血通而未全，阴阳未至既济。总之，出血性中风之所以再次复中，乃因伏邪久积或未能彻底清除，待时而发，待时而动，因此，要重视对生活起居失度、酗酒及药物的滥用等诱因的控制。

任继学认为，出血性中风无论是发病还是复中，伏热（火）、伏痰、伏瘀在其中均占有重要地位。出血性中风虽然表现的是血溢于脑脉之外，但究其根本原因则是热（火）、痰、瘀潜伏于脑髓，稽留不去，从而导致了出血性中风的发生及复发，同时也作为病理产物影响着病情轻重及疾病预后。基于以上认识，对于出血性中风的治疗，祛除以上三种伏邪势在必行。他提出，病在急性期，治则以通为主，应用破血化瘀、泻热醒神、化痰开窍法治疗即是祛除藏匿伏邪的具体体现。

（二）治疗中风病特色疗法

1. 针药配合，增强疗效

临床上任继学虽以内科见长，但遇到中风等疾病，单纯用药往往难以收到佳效，而针药配合，则能使疗效显著提高。在临床中遇到疑难之疾，如需用针解除者，任继学常求擅针者与之配合进行施治，从而为患者解除病痛之扰。如治疗中风病吞咽困难、饮水返呛者，任继学十分重视针刺的作用，遇此类患者，任继学以中风回语丹治疗的同时，必施针救治。

2. 内外兼施，获效颇多

任继学对于中风的并发症，每用内外相合之法，取效颇多。如兼有风头眩的中风患者他多用吴茱萸、附子、怀牛膝、芫蔚子共为面，以蜂蜜调和，敷足心涌泉穴 24 小时。中风病患者症见头痛如破者，药用透顶止痛散搐鼻即止，药用川芎、辛夷、冰片、白芷、硼砂、真麝香共为面。中风病患者症见患肢肿胀者药用透骨草、三棱、莪术、片姜黄、桑枝、海桐皮、附子，水煎洗之。

3. 变化剂型，各取其长

中药有丸、散、膏、丹、汤等不同的剂型，不同的剂型有其不同的长处。临床中只有合理应用不同剂型，才能使药效更好地发挥出来。任继学于临床治疗中风病时多将汤剂与丸剂相配合，一汤一丸，一急一缓，协调而进，汤剂荡涤之后，仍有丸剂药效缓缓而释，起到了西药药效学中延长半衰期的作用。再者，给药途径也应视病情而定。如任继学曾治疗一急性脑出血患者，神志昏蒙，汤药难下，任老用配置好的中药汤剂，将安宫牛黄丸、紫雪散、醒脑健神丹化开后，高位灌肠，患者第二日神志即恢复了正常。

（三）治疗中风病常用验方

任继学结合自身多年临证经验，创制了治疗中风病行之有效的方剂，验证于临床收效较好。

1. 理气反正汤

处方：珍珠母 5g，沉香 3g，乌药 2g，白蒺藜 5g，佛手 5g，丹参 5g，桑枝 10g，青皮 3g，胆南星 1.5g，郁金 3g，水煎服。

主治：中风病（理气）。

2. 醒脑通脉散

处方：血竭 15g，西红花 20g，葛根 30g，汉三七 25g，麝香 1.5g，东牛黄 2.5g，珍珠 5g，白花蛇 10g，玳瑁 20g，胆南星 15g，川芎 15g，白薇 10g，共为细面，每服 1.5g，每日 3 次。生黄芪 15g，丹参 5g，水煎后，冲散送下。

主治：中风病（化瘀）。

3. 活络化瘀散

处方：生槐花 5g，葛根 5g，赤芍 5g，地龙 3g，川芎 3g，西红花 1.5g（另吞），三七粉 1.5g（分 3 次冲服），豨莶草 10g，茄根 3g，胆南星 2g，丹参 8g，橘络 3g，水煎服。

主治：中风病（化瘀）。

4. 益脑丸

处方：何首乌 30g，黄精 40g，西红花 20g，桑枝 20g，豨莶草 15g，生地黄 30g，天冬 15g，龟胶 30g，泽泻 20g，三七 20g，玳瑁 30g，砂仁 15g，淡菜 20g，燕菜 20g，丹参 20g，五味子 15g，共为细面，蜜大丸，每服 1 丸，每日 3 次，白开水送下。

主治：中风病（填精）。

5. 潜阳息风煎

处方：羚羊角 1g，天竺黄 3g，玳瑁 3g，珍珠母 5g，紫贝齿 5g，龟甲 5g，天虫 3g，葛根 5g，生槐花 10g，生地黄 30g，胆南星 3g，秦艽 3g，水煎服。

主治：中风病（潜阳）。

6. 涤痰散

处方：风化硝 1g，猴枣 0.5g，胆南星 1.5g，石菖蒲 2g，天竺黄 3g，竹沥 1 升，共为细面，每服 1.5g，每日 2 次，生姜汁下。

主治：中风病（豁痰）。

7. 豁痰丸

处方：玳瑁 3g，羚羊角 3g，皂角炭 10g，胆南星 3g，西瓜硝 30g，蛇胆陈皮末 5 瓶，竹沥 20g，沉香 3g，枯矾 5g，共为细面，炼蜜为丸，重 1.5g，白开水送下

主治：中风病（豁痰）。

8. 两救固脱饮

处方：赤人参 5g，附子 3g，龟甲胶 3g，玳瑁 2g，山萸肉 10g，阿胶

3g，鸡蛋黄 1 个，胆南星 1g，水煎服。

主治：中风病（固脱）。

（四）治疗中风病常用药

（1）通腑泄热药：常用生大黄、芒硝、芦荟、火麻仁、郁李仁。

（2）开窍药：常用麝香、冰片、苏合香、石菖蒲、猪牙皂角、胆矾、安息香、姜汁。

（3）固脱药：常用人参、附子、山茱萸。

（4）平肝息风药：常用羚羊角、石决明、牡蛎、珍珠母、玳瑁、紫贝齿、代赭石、钩藤、天麻、决明子、全蝎、蜈蚣、白僵蚕、龙骨。

（5）活血化瘀药：常用乳香、没药、延胡索、郁金、姜黄、丹参、益母草、鸡血藤、桃仁、红花、五灵脂、牛膝、穿山甲、降香、泽兰、刘寄奴、苏木、水蛭、土鳖虫、当归尾、三七、蒲黄、血竭、刺蒺藜、酒大黄、童便、赤芍、地龙。

（6）化痰药：常用半夏、天南星、胆南星、白附子、白芥子、皂荚、桔梗、旋覆花、瓜蒌仁、贝母、天竺黄、竹茹、竹沥、海浮石、海蛤壳、礞石、杏仁、紫苑、桑白皮、葶苈子、枇杷叶、瓜蒌皮、梨皮、金沸草、海蜇头、化橘红、牛黄、煨柿饼。

（7）理气行气药：常用橘皮、青皮、枳实、佛手、木香、香附、乌药、川楝子、青木香、檀香、厚朴、槟榔、甘松、娑罗子、九香虫、路路通、川芎。

（8）降气药：常用沉香、柿蒂、茺蔚子、苏子。

（9）祛风通络药：常用独活、威灵仙、防己、秦艽、豨莶草、梧桐花、木瓜、桑枝、白花蛇、乌梢蛇、蚕沙、松节、竹节、杉木节。

（10）舒筋活络药：常用络石藤、海风藤、天仙藤、石南藤、丝瓜络、橘络、甜瓜子、乜金藤。

（11）养阴药：常用沙参、麦冬、天冬、石斛、玉竹、黄精、百合、梨汁、女贞子、墨旱莲、生地黄。

（12）滋阴填精药：常用熟地黄、何首乌、枸杞子、桑椹、龟甲、鳖甲、黑芝麻、蜂蜜。

（13）养血药：常用当归身、白芍、阿胶、龙眼肉。

（14）补气药：常用人参、西洋参、党参、太子参、黄芪、白术、山药、扁豆、甘草、大枣。

（15）补阳药：常用鹿茸、鹿角胶、鹿角霜、巴戟天、肉苁蓉、葫芦巴、补骨脂、益智仁、胡桃肉、紫河车、菟丝子、沙苑子、锁阳、榧子。

（16）补肾强筋药：常用五加皮、杜仲、续断、狗脊、骨碎补。

（17）甘寒清热药：常用石膏、芦根、天花粉。

（18）泻火药：常用栀子、夏枯草、牛蒡子、黄芩、黄连、黄柏、龙胆草。

（19）清热凉血药：常用犀角、牡牡丹皮。

（20）清热解毒药：常用金银花、连翘、青黛、重楼、射干、山豆根、马勃、白鲜皮、漏芦、绿豆、雄黄、松香、忍冬花。

（21）安神药：常用朱砂、磁石、龙骨、琥珀、酸枣仁、柏子仁、远志、合欢皮、五味子。

（22）芳香化湿药：常用苍术、藿香、砂仁、白蔻、草果仁。

（23）利水渗湿药：常用茯苓、泽泻、薏苡仁、滑石、木通、萆薢、地肤子、灯芯草、冬瓜皮、冬瓜子、车前子。

（24）消食药：常用神曲、麦芽、谷芽、莱菔子、鸡内金、稻芽、炒秫米。

（25）涌吐药：常用瓜蒂、淡盐水、藜芦。

（26）止血药：常用槐花、艾叶、侧柏叶、仙鹤草。

（27）温中药：常用附子、肉桂、干姜、吴茱萸、荜茇、丁香、茴香。

（28）疏风解表药：常用麻黄、桂枝、紫苏、荆芥、防风、羌活、白芷、藁本、苍耳子、辛夷、葱白、薄荷、蝉蜕、豆豉、桑叶、蔓荆子、葛根、浮萍。

四、验案精选

（一）益气化瘀通络法治疗验案

患者李某，男，36岁，2003年3月11日初诊。主因"右侧肢体活动不利1年，加重3天"由来诊。1年前无明显诱因出现右侧肢体活动无力，就诊于吉林省人民医院，经查头部磁共振成像（MRI），诊断为脑梗死，给予改善循环等药物治疗后，上症减轻。3天前自觉右侧肢体活动无力加重，头晕不适，为求中医药诊治，遂就诊。目前右侧肢体痿软无力，头晕，头部沉重，境遇不佳时头胀痛明显，便溏，舌质隐青，薄白苔，脉弦滑。高血压病史3年，最高血压180/110mmHg，未规律服用降压药物治疗。右侧肢体肌力Ⅲ级，痛觉减退。中医诊断：中风（中经络，瘀塞经络），风头眩。治法：益气化瘀通络。处方：生黄芪50g，怀牛膝20g，川芎10g，白术15g，地龙15g，茯苓20g，生蒲黄15g，桑枝15g，伸筋草20g，豨莶草20g，刺蒺藜20g，桑椹子20g。5剂（水煎服）。配合服用益脑复健胶囊、平逆丹口服治疗。医嘱：忌食肉类，戒烟酒，每日牛奶500mL，分早晚服；降血压药继服，低盐饮食；轻缓活动，保持情绪稳定。

二诊（2003年3月18日）：服用上药后，患者右侧肢体痿软无力减轻，仍头沉重不适，时有头晕，便溏减少，舌质隐青，薄白苔，脉弦滑。处方：生黄芪50g，怀牛膝25g，川芎10g，当归25g，地龙15g，茯苓20g，生蒲黄15g，桂枝10g，伸筋草20g，豨莶草20g，刺蒺藜20g，蔓荆子10g。5剂（水煎服）。继续配合服用益脑复健胶囊口服。

三诊（2003年4月5日）：服用2周上药后，右侧肢体痿软无力减轻，头沉重及头晕有明显改善，二便尚可，舌质隐青，薄白苔，脉弦滑。处方：生黄芪50g，怀牛膝25g，川芎10g，当归25g，地龙15g，茯苓20g，生蒲黄15g，桂枝5g，苏木10g，豨莶草20g，天麻15g，蔓荆子5g。7剂（水煎服）。继续服用益脑复健胶囊口服1个月。

按:

本案患者以右侧肢体活动不利为主诉,属中风病,因无意识障碍,所以属于中经络。患者右侧肢体痿软无力,头晕,头部沉重,境遇不佳时头胀痛明显,便溏,舌质隐青,薄白苔,脉弦滑。平素工作劳累和紧张时容易头胀痛、头晕、头部沉重、大便溏都为脾胃虚弱,痰湿中生,清阳不展的结果。综合中医四诊辨证为气虚血瘀,瘀塞经络证。气乃血液之统帅,气行无力,则血行郁滞,气虚乃致病之源,所以从病之源头处着手就要益气补虚;但是单纯从病因进行干预还无法达到治疗的目的,还要注意病理产物形成的问题,因为"瘀血"是缺血性中风的必然病理产物,所以治疗上必须要化瘀通络,因此,确定了治以益气化瘀通络之法。虽然病位在脑,但脑之气血的供应要靠五脏六腑的支撑,五脏精华之血、六腑清阳之气源源不断的上奉于脑,才是脑髓神机之正常的基础,而这些归根结底都要依赖后天之本"脾胃"功能的正常受纳和运化,所以调理脾胃功能首当其冲,故方中先用生黄芪、白术、茯苓益气除湿健脾,以恢复和保证气血生化之源的正常;川芎、地龙、生蒲黄化瘀通络,桑枝、伸筋草、豨莶草祛除经络瘀滞,刺蒺藜、怀牛膝、桑椹子平肝息风,引气血下行,防止土虚木乘。二诊治疗上考虑到"气不足便是寒",针对中气不足已经给予补气药物黄芪、白术治疗,但中气虚寒又容易受外在寒湿之侵袭,导致寒湿阻滞经络,脉络不通,内外寒湿胶着不去,影响内外气血的周流,故去桑枝改为桂枝;脑脉为瘀血阻滞,则脑脉会因不通而出现瘀而生热、头晕、头脑不清等症,故加蔓荆子以清利头目。三诊,缺血性中风,其闭塞的络脉是非轻剂可以见效的,因此,临床多用"破血逐瘀"之品,苏木就是临床中一味破血化瘀较好的药物,因此加入苏木以增加破血化瘀的效果;脾胃虚弱,常会导致肝木偏盛,从而导致肝风内动,肝阳上亢,故而加入天麻以息风潜阳。

补阳还五汤出自清代王清任的《医林改错》,是治疗气虚血瘀的经典方剂,王清任认为人的元气,整体有十分,左右各半,有时损去五分,虽不能充体,犹可支持全身。而气虚的人,经络空虚,气从经络虚处透过,并于一边,那么无气的一边即成偏枯,也就是中风病,所以该方在中风病中的应用，尤其是病情趋于平稳阶段应用的概率是比较高的。王清任认为"元气即虚，必不能达于血管，血管无气，必停留而瘀"。任继学提出在应用此方时，黄芪必须保证充足的用量，用至30～120g，否则达不到理想的补气活血的效果。脉象上任继学跟岳美中老师持有相同的观点，认为该方证必然是右脉大于左脉，而且重取无力。《本草纲目》中记载少用苏木能够和血，多用能够破血。《本草求真》中认为苏木有与红花类似的功效，少用能够和血，多用能够破血。但是性味上，红花性微温和，此则性微寒凉也。故凡病因表里风起，而致血滞不行，及血痛血痕、经闭气壅、痈肿、跌扑损伤等症，皆宜相症合以他药调治。《本经逢原》：苏木阳中之阴，降多升少，肝经血分药也。性能破血。任继学在中风病治疗中常选用此药，取其破血化瘀，祛风的功效。《本草品汇精要》中记载豨莶草能够治疗中风病的言语不利、口眼歪斜，同时可以补虚，安五脏，壮筋力。《本草蒙筌》中认为豨莶草能够治疗卒中风邪、口眼歪斜；还可以治疗着痹，对于腰脚酸痛的情况疗效很好。伸筋草苦辛温，入肝经，《本草拾遗》中记载该药能够治疗行痹，皮肤不仁，气力衰弱。《湖南药物志》也记载其能够舒筋活血，补气通络。《植物名实图考》认为该药治筋骨，通关节。《生草药性备要》中记载如果将其浸酒，频饮，能够舒筋活络。

（二）化瘀息风法治疗验案

患者李某，男，68岁，2004年8月1日初诊。主因"口角流涎、左侧肢体活动力弱半月余"由来诊。半个月前突然出现口角流涎，随之出现左侧肢体活动不利，就诊于当地医院，头颅CT诊断为脑梗死，应用改善循环等药物治疗（具体不详），上症稍有好转。目前左侧肢体活动力弱，左侧腰痛伴下肢疼痛，走路多则小腿窜痛，左口角麻木、流涎，时有头晕、头麻木，夜寐多梦，心悸，小便正常，大便正常，舌淡红，苔白，脉沉弦。既往高血压病史6年，最高血压达160/100mmHg，未规律药物治疗。中医诊断：中风（中经络，瘀塞经络兼肝阳上亢），风头眩。治法：化瘀息风。处方：豨莶草20g，地龙15g，川芎10g，生蒲黄15g，茯苓20g，车前子15g，蕲蛇10g，伸筋草 15g，钩藤 15g，怀牛膝 20g，罗布麻 15g，秦艽 15g。5 剂（水煎服）。医嘱：降血压药继服，低盐饮食；轻缓活动，保持情绪稳定。

二诊（2004 年 8 月 7 日）：服药后，患者仍觉左侧肢体活动力弱，左侧腰痛及下肢疼痛减轻，左口角麻木、流涎，头晕、头麻木次数减少，心悸、多梦改善，舌淡红，苔白，脉沉弦。处方：酒川芎 10g，当归尾 15g，地龙 15g，生蒲黄 15g，茯苓 20g，白花蛇 15g，车前子 15g，豨莶草 20g，桃仁 15g，怀牛膝 20g，秦艽 15g，茺蔚子 15g。7 剂（水煎服）。

三诊（2004 年 8 月 22 日）：患者仍觉左侧肢体沉重，左腿软而窜痛好转，腰觉沉重，左口角麻木、流涎已明显减轻，头晕减少，头麻木减轻，心悸基本消失，多睡梦减少，尿频减轻，大便可，舌淡红，苔白，脉沉弦。处方：酒川芎 10g，当归尾 15g，地龙 15g，生蒲黄 15g，茯苓 20g，蕲蛇 15g，泽泻 10g，豨莶草 20g，桃仁 15g，秦艽 15g，天麻 15g，茺蔚子 15g。5 剂（水煎服）。

按：

本案患者以口角流涎、左侧肢体活动力弱半月余为主诉，属中风病，因无意识障碍，所以属于中经络。瘀血阻滞经络，脑脉不通，神机不能流贯于脑髓与五脏六腑、四肢百骸之间，肢体经络即不能得以气血的充养从而出现肢体活动力弱、左侧腰痛伴下肢疼痛，走路多则小腿窜痛，左口角麻木、流涎。阳气者烦劳则张，故多于劳累或气虚激动过后出现头晕、头麻木；气血不能濡养于心，心血不足，心失血养，故而多梦、心悸。脉沉弦，为风性上扬，肝风内动之征。考虑患者外有经络阻滞不通，内有脏腑气血运行受阻，所以应用豨莶草、伸筋草、蕲蛇、秦艽舒筋通络，已解决外在的问题；地龙、川芎、生蒲黄活血化瘀祛除内在致病之瘀血阻滞；钩藤、怀牛膝、罗布麻平肝息风；如果郁热存在，那必然会助长肝风内动的态势，同时湿邪的存在也会影响祛瘀的效果，故以茯苓、车前子淡渗利湿，一者能够祛除湿邪，二者能够引火热下行，有助于向上逆乱之气血回归原位。二诊，中风偏瘫的患者，由于活动减少甚至卧床，导致胃肠蠕动减慢，便秘是常出现的症状，同时由于活动量减少，导致肺之气血阻滞，肺部炎症的发生也较为常见，

"肺与大肠相表里"，保持大便通畅有两个方面的益处，一者随大肠郁热的排除，能使气血逆乱随之减轻，二者能够保持肺的宣发和肃降，同样协助调节了气血逆乱的态势，故而选择加入桃仁，因为其除了活血祛瘀之效外，还有通便之能，用到此处十分的贴切；怀牛膝、茺蔚子引气血下行，三者相合应用，协助降低血压（使肝风不再易动）。三诊加入泽泻增加淡渗利湿的强度，同时增加了天麻，以更好的平息肝风。

虽然唐宋之后，中风多以内风立论，但是外邪的侵犯，在中风病中却不能忽视。该患者就是在外邪侵袭的基础上，又有内在虚弱之征兆。任继学在其发病中曾指出：中风病发生的机理之一就是由于内在寒虚相搏，导致邪气反缓，正气即急，久而不除，脑之血脉受邪，造成血脉脆而不坚，刚而不柔，从而引起脏腑、经络生理失调，机体内外阴阳失去相对平衡，营卫二气失守，腠理空虚，是为发病之本。该患者除了肢体活动力弱之外，还有腰痛及左下肢的疼痛，结合患者平素长时间户外工作，寒湿之气易通过皮肤腠理稽留不去，渗入经络之中，致使外在营卫与脏腑气血之间的联系被阻断，"出入废则神机化灭"，人体与大气之间的交换出现了失衡，从而导致脑之气街为病，脑髓左右阴阳之气失去了平衡，不能够生发散布细微动觉之气，神机失用，故而导致肢体活动不利。肌肤腠理闭塞，人体内之郁热不能通络腠理而外散，导致郁热内积，热郁而化热风升，故而选取平肝息风之品，而使上逆之气血归于正位。湿邪稽留，阻滞气机，气易上犯于心而导致心悸，除以淡渗利湿之品，给邪以出路。"气乃血之帅，血乃其之母"。气机受阻，故而出现血行郁滞，导致脑脉闭阻，产生缺血性中风，故在调整逆乱的气血的同时，予以化瘀之品，以解决"血瘀"之病理产物。

"升降息则气立孤危"，任继学指出"风头旋乃是中风病的一个独立的危险因素，长期的风头旋常常是患者发生中风病的前驱状态。"因为其主要影响了气机的升降，日积月累导致气血逆乱，上犯于脑，脑脉闭阻而发生中风。蕲蛇又称白花蛇，《雷公炮炙论》中记载其能治风。《药性论》中认为其能够治疗肺风鼻塞，白癜风、疬疡、斑点及浮风瘾疹。《开宝本草》中记载其对于中风湿痹不仁，筋脉拘急，口面歪斜，半身不遂，骨节疼痛，大风疥癞及暴风瘙痒，脚弱不能久立均有治疗作用。《本草纲目》中记载其能够通治诸风，如小儿风热，急慢惊风，搐搦，瘰疬漏疾，杨梅疮，痘疮倒陷等。罗布麻味甘、苦，性平，清热泻火，平肝息风，养心安神，利水消肿。主治高血压，神经衰弱，眩晕，脑震荡后遗症，心悸，失眠，浮肿。《中国药用植物图鉴》记载其嫩叶蒸炒揉制后代茶，有清凉去火，防止头晕和强心的功用。《陕西中草药》记载其清凉泻火，强心利尿，能够降血压。

（三）祛湿化瘀通络法治疗验案

患者郭某，女，58岁，2003年3月7日初诊。主因"左侧肢体麻木1个月，加重3天"来就诊。该患者于1个月前无明显诱因突然出现左侧肢体麻木，就诊于当地医院诊断为脑梗死，应用奥扎格雷钠等药物治疗（具体不详），上症消失而出院，未遗留症状。3日前，再次出现左侧肢体麻木，故来我院就诊。目前左侧肢体麻木，双下肢时有抽筋，脊背部酸重，双眼干涩，寐差，入睡困难，乏力，纳可，二便调，舌淡红，苔白微厚，脉弦滑。既往甲状腺癌术后15天。中医诊断：中风（中经络，瘀塞经络，湿瘀夹杂）。治法：祛湿化瘀通络。处方：土茯苓50g，当归15g，丹参10g，蝉蜕15g，白花蛇舌草20g，功劳叶15g，木瓜15g，伸筋草15g，秦艽15g，桑椹30g，守宫1条，半枝莲15g。5剂（水煎服）。医嘱：节饮食、畅情志；低盐饮食；轻缓活动，保持情绪稳定。

二诊（2003年3月14日）：服药后全身自觉有力，患者脊背部酸重好转，未见双下肢抽筋，左侧肢体麻木略有减轻，仍入睡困难，纳少，双眼干涩，舌尖红赤，苔薄白，脉弦滑有力。处方：沙参15g，太子参15g，鸡血藤15g，蛇蜕15g，两头尖15g，土茯苓30g，守宫1条，白花蛇舌草20g，红景天15g，桑枝20g，半边莲15g。5剂水煎服。

三诊（2003年3月21日）：服上方后，体力转佳，左侧肢体麻木减轻，入睡较前快，纳少，双眼干涩，舌尖略红，苔薄白，脉弦滑有力。处方：沙参15g，太子参15g，鸡血藤15g，蛇蜕15g，两头尖15g，土茯苓30g，守宫 1 条，白花蛇舌草 20g，红景天 15g，桑枝 20g，半边莲 15g，枸杞子 20g，菊花 15g。5 剂（水煎服）。

按：

本案患者为一中年女性，急性起病，主要表现为左侧肢体麻木，结合影像学结果诊断为中风，中经络。患者为农民，自幼生活于乡村，常常冒雨涉水，导致经络湿邪瘀滞，日久而为病。外湿日久通过经络而内传脏腑，导致湿邪稽留于内，湿性黏滞，阻滞气机，导致气机运行不畅；血行因此受阻，导致气滞血瘀的发生。下有气血不能濡养四肢经脉，上有脑髓失于气血的正常濡养，脑之气街为患，左右脑失于阴阳之气的激荡，无法生发细微动觉之气，脑之神机失用而发为该病。肢体因湿瘀所阻，其感觉不能沿经络上升于脑髓，截断了二者之间的联系，故而出现左侧肢体麻木；湿性重着，阻滞于膀胱经，并趋于下行，故而双下肢时有抽筋，脊背部酸重，乏力；肝藏魂而开窍于目，双眼干涩，肝之气机受阻，故而寐差，入睡困难；舌淡红，苔白微厚，脉弦滑皆为湿瘀夹杂阻滞经络之证。

该患者疾病的发生是由于湿邪、血瘀阻滞于肝所致，初诊应用当归、丹参以活血祛瘀。土茯苓、木瓜、伸筋草、秦艽淡渗利湿，祛除经络脏腑之湿气；桑椹补肾填精；蝉蜕平肝息风；守宫、半枝莲、白花蛇舌草、功劳叶具有清除甲状腺之瘀毒的功效。二诊患者湿邪得以部分清除，正气得以恢复，故而全身自觉有力，脊背部酸重好转，在下之湿经过渗利而去，双下肢无湿阻经络，故而未见双下肢抽筋；湿瘀阻滞的情况得以改善，故而左侧肢体麻木略有减轻；肝之气机郁滞没有完全恢复，故而仍入睡困难，双眼干涩；肝郁气滞而显实证，从而肝郁乘脾而纳少。舌尖红赤，苔薄白，脉弦滑有力为肝郁欲化火之证，郁火渐有伤阴之势，故以沙参、太子参益气养阴；鸡血藤以养血舒筋；蛇蜕祛肌肤经络之郁滞；桑枝祛除肢体经络之湿热阻滞；肺开窍于皮毛，现患者外在皮肤腠理之经络阻滞，故以红景天补益肺气，肺气足，则在外之皮肤腠理之卫气充足，自有能力祛除邪气阻滞；两头尖、半边莲祛除甲状腺之瘀毒。二诊加枸杞子、菊花是取杞菊地黄丸之意，以清肝明目。甲状腺疾病是内科常见病之一，甲状腺的部位，在中医中认为是肝经所管辖的地域，该患者患有甲状腺癌，从中医的角度来讲就是肝之气血不通，湿邪与血瘀胶结为病理产物，阻滞肝经气血运行而为积滞，其形成不仅与患者生活的环境及性格特点有关，同时从发生上来讲是与此次中风病的发生密切相关的。

（四）潜阳息风法治疗验案

患者贾某，女，67岁，2003年2月18日初诊。主因"头晕7个月，加重伴右侧肢体活动不利4天"由来诊。患者缘于7个月前，无诱因出现头晕，当时未在意，症状时轻时重，2天前晨起时病情加重，并伴右侧肢体活动不利，无恶心、呕吐，无饮水呛咳，无抽搐及意识丧失，无二便失禁，遂就诊于榆树市医院，CT检查诊断为"脑梗死"，患者于今日来我院治疗。目前头晕，右侧肢体活动不利，心烦，大便干，小便黄，舌淡红，苔黄，脉弦。血压：150/85mmHg，中医诊断：中风（中经络，风阳上扰）。治法：潜阳息风。处方：羚羊角5g，天竺黄10g，玳瑁15g，珍珠母10g，紫贝齿15g，龟甲20g，僵蚕6g，葛根15g，生槐花20g，生地黄30g，胆南星6g，秦艽15g，7剂（水煎服）。

二诊（2003年2月25日）：服药后头晕减轻，右侧肢体活动不利稍有好转，现偶有心烦，便干燥，尿黄，舌淡红，苔黄，脉弦紧。血压为145/95mmHg，处方：水牛角25g，天竺黄10g，玳瑁15g，珍珠母10g，紫贝齿15g，龟甲20g，僵蚕6g，葛根15g，生槐花20g，生地30g，胆南星6g，秦艽15g，大黄3g，7剂（水煎服）。

三诊（2003年3月2日）：服药后头晕好转，仍右侧肢体不利，偶有心烦，小便黄，大便干结略改善，舌淡红，苔黄，脉弦紧。处方：水牛角25g，天竺黄10g，桃仁15g，珍珠母10g，紫贝齿15g，龟甲20g，僵蚕6g，地龙15g，生槐花20g，生地黄30g，胆南星6g，火麻仁15g，栀子10g，7剂（水煎服）。

按：

"肝体阴而用阳"是肝的一个生理特性，因为肝藏血，肝需要依靠血的濡养，所以说肝体为阴性柔，但是肝气主疏泄，气为阳，所以说肝用为刚。且肝与胆为表里，内寄相火，是以肝体虽柔而其用则刚。肝之体柔用刚的特性，决定了肝的阴阳对立统一的关系，也只有在刚柔相济、血养其体、气资其用的前提下，肝才能调畅平和而不病。但随着生活节奏的加快和工作压力的加大，能够保持肝之疏泄调和完成正常或一直正常的人确是寥寥无几。该患者平素性格急躁易怒，因需要照顾孙子饮食及陪伴上下学而与儿子一家同住，常在孩子饮食、穿衣、写作业的问题上与儿媳的意见不能统一而生气，生气后又无处发泄，导致气郁而化热，热郁于肝，导致肝风内动，肝阳上亢，气血随之逆乱于上，左右脑髓之气血阴阳不能顺接，神机失用，而致头晕、肢体活动不利。治疗上选用潜阳息风之法，方用潜阳息风汤加减治疗，药用羚羊角、玳瑁、珍珠母、紫贝齿、天竺黄、僵蚕、葛根、生槐花、龟甲、生地黄、胆南星、秦艽。一诊，"人年四十阴气自半"，患者已经步入老年的行列，肾水亏虚更是必然存在，肝肾同源，肾水不足，不能滋养肝木，乃是肝阳上亢之根，因此，必然要先滋补肾水，使肾水充足，滋养于肝，肝阳自会平复，故以生地黄、龟甲滋阴潜阳，养阴清热；阳热上行，必然导致脑部充血，脑髓为郁热充斥，如不及时有效的清除，则易导致脑脉破裂，血溢脑脉之外而形成出血性中风，因此以玳瑁、羚羊角清热解毒，平肝息风，珍珠母、紫贝齿重镇之品，镇惊安神，以降上逆之态为最急要务；气血没有逆乱之时，津液也正常输布，中风时气血逆乱，津液也出现输布异常，最易停聚而为痰，而在内的郁热常使之向痰热转化，因此方中以天竺黄、胆南星清热化痰息风；仿升降散之意，以僵蚕去上焦之热并兼息风；人体内外为一统一体，内有郁热，就会向上向外发散，同样外在肌肤之热也会通过经络向脏腑内传，葛根甘凉，能够清肌肤腠理之热而改善病情；生槐花清肝及大肠血分之热，内热消除，则风火相扇得以解决，病情必然趋向好转。二诊，患者大便仍干燥，考虑仍存在大肠郁热的情况，故加入大黄以增加通腑泄热之能。考虑经济因素，将羚羊角改为水牛角。三诊，考虑葛根有上升之功，现有腑气不通的情况，故除去，而增加了桃仁、火麻仁协助通腑泄浊；根据五行生克的理论，肝木生心火，现为母病及子，故加入栀子以清心火，同时可导热从小便而出，减轻阳热上冲的程度。

任继学对脑髓理论的提出及阐释对于中风病的发生是十分贴切的，"肝阳上亢证"在中风病的发病率中占有的比例是比较高的，临床中"潜阳息风汤"乃是任继学治疗中风病较为常用治疗方剂，而玳瑁也是其常用的药物之一。

玳瑁属于爬行纲，海龟科的海洋动物，较大而凶猛的肉食性动物，经常出没在珊瑚礁中，食物以鱼、虾、蟹和海藻为主，现在已成为保护物种，常以贝介类以代替。该药最早见于宋代，至宝丹中是首次应用，其性味咸寒，既能祛风毒，又能入血，行气血，不仅能够祛除胸膈中的风痰，镇心神，同时能够利大小肠，具有清泻肝火，凉血解毒的功效，所以临床可以用来治疗热病神昏、惊厥、中风阳亢的症状。任继学常用其治疗高热神昏、谵语惊狂、肝热动风证的中风患者。《本草纲目》中指出玳瑁有"解毒清热之功。镇心神，狂言"。《食性本草》中认为玳瑁能够解烦热。早年（未被禁用前）任继学常选用该品加入治疗中风昏迷、高热惊厥的中风患者方剂之中，并常与羚羊角作为对药配合使用，临床中收到较好的疗效。针对中风病的病因，虽然唐宋之后以内风立论，而且这一观点也逐渐被大家广泛接受，但是任继学认为临床中也应该具体情况具体分析，因为人体外在肌肤腠理肌肉筋骨与内在脏腑通过经络相连接，气血津液得以正常的输布流通，如果有外邪束表也必然会影响二者之间的沟通联系，从而导致气血无法正常布散，瘀滞不通而气血逆乱生风，所以临床诊治中要注意因地制宜，考虑到"外风或外邪"存在的情况，治疗时要兼顾到这一点，方能方证贴切，收到好的效果。

（五）祛瘀通络、填精补髓法治疗验案

患者刘某，男，63岁，2000年2月10日初诊。主因"右侧肢体活动不利伴言语不利34天"由来诊。该患者缘于34天前于起床时突然发现右侧肢体活动不利，言语不利，呕吐胃内容物，由家属送至门诊诊治，经查头颅CT诊断为脑出血（左侧内囊），给予脱水降颅压等药物治疗后，上症减轻，

遗留右侧肢体活动不利及言语不利。今日为求中医药诊治，遂至我院。目前右侧肢体活动不利，言语不利，眠差，记忆力减退，腰酸膝软，饮食尚可，二便正常。舌质暗，边有瘀点，苔白水滑，脉沉滑。既往高血压病史 5 年，最高血压达 180/100mmHg，间断服用降压药物硝苯地平缓释片治疗。冠心病病史 4 年。中医诊断：出血性中风，中经络（血瘀髓虚）。治法：祛瘀通络，填精补髓。处方：炒水蛭 10g，红花 15g，丹参 15g，蕲蛇 10g，当归尾 15g，川芎 15g，地龙 15g，豨莶草 30g，熟地黄 30g，枸杞子 25g，菟丝子 20g，砂仁 15g，生甘草 10g。7 剂（水煎服，每日 1 剂）。

二诊（2000 年 2 月 12 日）：服上药后，患者右侧肢体仍活动不利，言语不利改善，眠差，记忆力减退，腰酸膝软，饮食尚可，二便正常。舌质暗，边有瘀点，苔白水滑，脉沉滑。处方：炒水蛭 10g，红花 15g，丹参 15g，蕲蛇 10g，地龙 15g，豨莶草 30g，熟地黄 30g，枸杞子 25g，菟丝子 20g，川断 20g，狗脊 20g，砂仁 15g，生甘草 10g。7 剂（水煎服，每日 1 剂）。

三诊（2000 年 2 月 21 日）：服上药后，患者仍右侧肢体活动不利、言语不利，眠差，记忆力减退，腰酸膝软，饮食尚可，二便正常。舌质暗，边有瘀点，苔白水滑，脉沉滑。处方：炒水蛭 10g，红花 15g，丹参 15g，蕲蛇 10g，地龙 15g，豨莶草 30g，熟地黄 30g，枸杞子 25g，菟丝子 20g，川断 20g，狗脊 20g，砂仁 15g，生甘草 10g，炒酸枣仁 25g，石菖蒲 15g，远志 15g，竹茹 15g。7 剂（水煎服，1 日 1 剂）。

按：

本案患者以"右侧肢体活动不利伴言语不利"为主诉来诊，结合影像学结果，诊断为出血性中风。脑髓之络破血溢之后，离经之血作为瘀血阻滞脑髓，导致脑髓失去其"生发、散布"细微动觉之气的功能，神机紊乱而失用，失去其支配肢体、言语之功能，故而出现右侧肢体活动不利、言语不利。脑之络破血溢之后，脑髓随之被破坏，止常脑髓因而虚少，脑髓不足，则心脑之间的平衡失调，神明之心失去了对血肉之心的调控，导致睡眠差；脑之精质体虚损，脑之用必然失常，从而导致记忆力减退；肾精要源源不断的上奉脑髓，脑髓才能发挥其正常的功用，而现脑髓随其络破血溢而损失，肾精也会随之而缺失，腰膝乃肾所主，故随肾精的丢失而出现腰酸膝软。舌质暗，边有瘀点，苔白水滑，脉沉滑皆为血虚髓虚之证。治以祛瘀通络，填精补髓。一诊，针对血液的运行，与其关系最为密切的脏腑要属心肝。一者心主血脉，心气推动血液不休的运行，血才能借助脉道而周流于五脏六腑、四肢百骸，如环无端、循环往复，从而起到濡养的作用，因此，"瘀血"的出现定离不开心的主血脉功能的异常，或者说心脉出现郁阻的情况，所以治疗上要选择入心经的药物，方中主要以入心经的红花、丹参，祛除心脉瘀阻，防止心脉闭塞，心主血脉之职正常，才能防止血行郁滞，瘀血产生。二者肝具有主疏泄、藏血的生理功能，人体血液的运行都要依靠气的推动作用和气机的调畅，而脏腑气血能够正常有序的运行，都离不开肝气的畅达、疏泄，肝主疏泄的功能正常，气机调畅，就能够促进血液周流不休和正常输布。肝对血的控制，主要表现在肝能够贮藏一定的血液、能够调节血液的流量的作用。在人体运动量、情绪以及外界气候变化的时候，人体外在皮肤筋骨和内部五脏六腑的血量也会随之而改变，这种外在与内部血量或多或少的变化，是以肝内所贮血量相应的或少或多的变化为基础的，也就是肝藏血的具体表现。所以选择入肝经的当归、川芎，疏肝之气，养肝之血，同样入肝经的炒水蛭、地龙祛除肝经血瘀；蕲蛇同样入肝经，除用之祛瘀通络之外，亦可息风止痉；豨莶草，祛风通络；熟地黄、枸杞子滋阴补髓；菟丝子平补肾阳；砂仁防止熟地黄、枸杞滋腻碍胃，并能引其入肾补髓；甘草以调和诸药。二诊，患者仍表现有腰膝酸软等肾精不足之象，故而加入川断、狗脊以补肝肾，强筋骨；三诊，患者睡眠仍未见改善，故以炒酸枣仁、石菖蒲、远志、竹茹化痰开窍宁神。

该患者患有高血压病在前，而且平素未规律用药控制，日积月累后出现冠心病发作，而最终导致脑出血发生。从中医角度来讲最初是由于风头眩的出现，引起气血逆乱日久，《素问·痿论》："心主身之血脉。"《灵枢·经脉》："手少阴气绝则脉不通，脉不通则血不流，血不流则毛色不泽，故面黑如漆柴者，血先死。"心脉气血阻滞不通，从而导致心痛发生，心痛发生更是导致心之血脉不畅，最终导致出血性中风。风头眩的发病中常见肝气亢逆和久食肥甘或过饮酒浆，肝气逆变，阳郁而为风，风动则血随之而上涌，上冲犯心，心在体而合脉，夹杂郁热之气血充斥于心，导之心脉不畅而心痛；心脉挛急或不通但未闭塞，导致其气郁结，"气郁结而化热生火"，火热随心之跳动，沿脉而上行于脑，脑之血脉因此而充斥，脑脉中之气血为火热所迫，导致络破血溢于脑脉之外而发生出血性中风。暴怒不平，或盛怒不息，导致肝气内逆，逆则气不顺为郁、为热、为风，风有上升之性，热具蒸腾之能，血因风升热腾而上冲至脑髓，脑髓为郁热、血瘀滞留而发生血随热溢出脑脉之外导致出血性中风的发生。该患者出血性中风的发生，乃是风头眩与心痛在前，日久缠绵不愈而发病。

（六）涤痰息风、活血通络法治疗验案

患者冷某，女，56 岁，2002 年 6 月 8 日初诊。因"言语不利 1 个月，加重 2 天"由来诊。1 个月前患者无明显诱因突然出现言语不利，流涎，遂就诊于当地医院，经查脑 CT 诊断为多发腔隙性脑梗死，经西医的常规治疗，上症好转。2 日前上述症状再次出现，并加重，今日来我院门诊就诊。面色晦暗，言语不利，流涎，时有饮水反呛，时有头晕不适，急躁易怒，眠差，纳可，二便正常。舌红，苔薄白，脉弦滑。中医诊断：中风（中经络，风痰阻络）。治法：涤痰息风，活血通络。处方：全蝎 10g，蜈蚣 1 条，胆南星 5g，钩藤 30g，刘寄奴 15g，鬼箭羽 25g，橘红 15g，半夏 10g，柴胡 15g，石菖蒲 20g，络石藤 25g，丝瓜络 20g。7 剂（水煎服，1 日 1 剂）。

二诊（2002 年 6 月 18 日）：服药后患者饮水反呛减轻，仍言语不利，流涎，舌红，苔薄白，脉弦滑。效不更方，仍以上方加减，去丝瓜络、蜈蚣，加菊花 20g，天麻 15g。10 剂（水煎服）。

三诊（2002 年 6 月 28 日）：服药后患者饮水反呛略减轻，仍言语不利、流涎，睡眠仍差，纳可，舌红，苔薄白，脉弦滑。处方：全蝎 10g，胆南星 5g，钩藤 30g，刘寄奴 15g，鬼箭羽 25g，橘红 15g，半夏 10g，石菖蒲 20g，郁金 20g，郁李仁 15g，络石藤 25g，菊花 20g，茯神 30g，天麻 15g。7 剂（水煎服，每日 1 剂）。益脑复健胶囊（口服 1 ～ 2 个月）。

按:

本案患者以"言语不利"为主诉来诊,结合影像学结果,诊断为缺血性中风病。肝风夹痰上犯,痰瘀阻滞脑之血脉,脑髓为病理产物阻滞,脑髓失去其控制言语的神机之能,故而言语不利、流涎,时有饮水反呛。肝风夹痰上扰,气血充斥于颜面,故而面色晦暗。肝风内动,肝阳易亢,加之"阳气者烦劳则张",故而时有头晕不适,尤其是劳碌繁忙之时尤甚;肝风内动,肝阳易亢,气血亦随之而上冲,郁而生热化火;故而急躁易怒;肝风内动,肝阳上亢,导致肝郁化热、化火,肝木乃心火之母,现母病及子,导致心火亢盛,火扰心神,故而睡眠差。舌红,苔薄白,脉弦滑皆为风痰阻络之征象。因此,治以涤痰息风,活血通络。一诊应用全蝎、蜈蚣、钩藤平肝息风,胆南星、橘红、半夏、石菖蒲化痰开窍;柴胡疏肝理气;络石藤、丝瓜络舒筋通络;刘寄奴、鬼箭羽破血逐瘀而通经。二诊患者病情可见好转,可见"久病入络"的情况不显,因此减去入络之丝瓜络、蜈蚣;考虑肝风仍有内动、肝阳仍现上亢之势,故而加菊花、天麻,以平肝潜阳,清利头目。三诊,患者睡眠持续不缓解,考虑现有肝阳上亢,肝风内动,存在肝火内炎的情况,而肝之郁热又会向其子——心而转输,导致心火内盛,扰乱于心,心神不安而不寐,故而加入清心凉血、行气解郁的郁金;肝气已乱,肝之疏泄失常,故而加入柔润而解郁之郁李仁。

风、火、痰、气、虚、瘀六种因素贯穿缺血性中风病的发病过程,虽然最终都会产生"瘀血"闭阻脑之脉络,但是在疾病早期风和痰是十分重要的因素,如能将二者尽早控制,那就会减少或减轻后续血瘀的情况。自唐宋以来,"内风"而致中风病已被大家广泛接受,但是只要提到风,必然会想到肝风内动,因为"风气通于肝",肝为刚脏,为病最为暴烈,肝郁而气逆则风自生,这是临床中比较常见的一种"内风"致病情况,但临床中却非仅此一种情况而已;还有以下三种情况不容忽视,例如,第一五志过极都能生火,火焰升腾则风亦动,比如心火上炎等;第二是下有阴虚,阴不敛阳,导致阳气浮跃于上,风亦因此而在内扇动;第三是津伤液耗之后,营血不充,那么风就会因为内燥而产生或更盛。以上是内风产生的途径及机理,任继学归纳总结为"气不利则为风"，临证过程中，他十分强调要将以上几种情况区别开来，方药才能收到佳效。脑是中风病灶所在，但是却与其他脏腑密切相关。五脏精华气血，六腑清阳之气都要源源不断的上奉于脑，五脏六腑之邪气及产生的相应病理产物也会随之而上犯于脑。"痰"在中风病的发病更是重要的致病因素，同时风和痰常常是伴行的状态，求其原理，考虑如下，肝风内动，肝阳上亢，导致肝之疏泄功能异常，肝和脾在健康人体需要保持平衡，而临床上常是肝郁乘脾或土虚木乘的情况较多，最终导致脾虚无力运化，水湿内停，聚而成痰，肝风夹脾虚所生之痰而上犯，痰作为病理产物随血脉而冲激于上，闭阻或延缓血液流行，随之而导致血瘀的产生，最终闭塞脑之血脉，脑髓左右不能生发细微动觉之气，故而产生中风的诸多证候。

（整理者：兰天野）

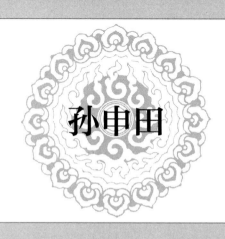

孙申田

一、医家简介

孙申田（1939—　），男，黑龙江省呼兰区人。中医针灸学教授、博士生导师、国医大师。1961年毕业于黑龙江中医学院（现黑龙江中医药大学）中医专业，一直从事中医针灸学、神经病学的医教研工作，曾创建了黑龙江中医药大学附属医院第一个针灸病房。在疾病的诊断过程中，孙申田强调经络辨证的重要性；认为调神是针灸治疗疾病的核心与精髓；治疗中注重手法和特色针法的应用；并创新性的将针灸学与神经解剖学、神经定位诊断学、神经病学等学科进行交叉和融合，开创了经颅重复针刺法。孙申田从事针灸临床、教学、科研工作40余年，将中药同针灸相结合，把中医与现代医学理论同神经内科相结合，为现代神经病的治疗开辟了新的途径。发表有《孙申田针灸治验》等代表性专著。

二、学术观点

（一）注重辨证，强调手法，创新头针

1. 针灸治病，辨证为先

孙申田认为，辨证是中医学的精华，一种疾病可因人、因时、因地等因素应用不同的治疗方法，中医的辨证理论符合疾病的客观发展规律。一种疾病在不同的时期，其病理改变不尽相同，因此，临床表现也各有所异。在不同病理改变时期选择符合其病理改变的最佳治疗方案，是符合疾病客观发展规律的，是科学的。这是西医学所无法比拟的，也是西医学中需要借鉴与完善的理论部分。在数千年的发展过程中，中医学形成了许多独特的辨证方法，如八纲辨证、脏腑辨证、卫气营血辨证、三焦辨证、六经辨证、经络辨证等。不同的辨证方法，其适应范围也有一定的差异。八纲辨证即阴阳、表里、寒热、虚实，主要用于外感疾病；脏腑辨证即五脏六腑之辨证，被称为

中医理论的核心部分，主要用于内脏等疾病的辨证；卫气营血辨证主要用于温病辨证；三焦辨证、六经辨证主要用于热病的辨证；而经络辨证是以经络学说为理论基础，用以指导针灸选穴配方的主要辨证方法，是针灸临床辨证论治体系的核心和主体。

2. 重视经络，分经辨证

经络学说是中医基础理论体系中的重要组成部分之一，它贯穿于中医的生理、病理，以及疾病的诊断、治疗等各个方面，不仅论述了其主要的生理作用，同时，还阐明了人体各系统结构间的关系，是人体生命活动的物质基础，其中包括联系内外、运行气血，以及营养代谢等维持生命活动的基础作用。一旦这种生理作用和结构变化失调，则会产生病理反应。人们就是根据这些多种多样的病理反应来诊断疾病，建立了经络诊断学。这些病理反应也逐渐形成了辨证施治的基础。在治疗上，孙申田指出，分经辨证、循经取穴是针灸治疗学上的一项重要原则，而腧穴又是经气输注出入的地方，所以在辨证施治、选穴配穴、手法施术等各方面，都不能离开经络学说的指导。正如《灵枢·刺节真邪》所曰："用针者，必先察其经络之虚实，切而循之，按而弹之，视其应动者，乃后取之而下之。"若没有经络学说，针灸治疗的现象就难以理解了。此外，经络学说在妇科、儿科、外科、五官科等其他各科领域内，也有着重要的应用价值。

孙申田在临床运用经络辨证之时，常将经脉病、络脉病、奇经病、经筋病区分开来，分而治之。他指出，分经辨证不仅具有理论指导意义，更具有临床实践意义。

3. 取穴精简，注重调神

经络是人体气血津液运行的通道，是人体内外、上下、前后、左右各部纵横交错的联络网。它将人体五脏六腑、四肢百骸、五官九窍紧密地联系起来，成为一个有机整体，维持人体正常生理活动。当某一经络出现异常变动时，就会在其循行路径上出现一定的反应，根据每一病证所涉及的不同部位，孙申田临证选穴主要运用局部、远道及经验三部取穴法取穴治疗，取穴具有如下特点：一是取穴精少，诸如在治疗痛症时，针刺穴位的选择上以单穴或者循经首尾两穴相应较为多见，根据病情病位，分经辨证，合理选穴，充分体现出选穴少而精的思想。二是重视特定穴的运用，如五腧穴、下合穴、八会穴、八脉交会穴等的临床广泛应用，多以循经远取为主。三是重视腧穴特异性的运用，如根据"四总穴歌"所载"肚腹三里留，腰背委中求，头项寻列缺，面口合谷收"取穴施治，再如痰多取丰隆、腰痛取养老、热盛取大椎等，均为其利用腧穴特异性施治的典范。配穴是在选穴的基础上，按照一定的配穴规律，将腧穴配伍成方，以发挥腧穴互相配合的协同作用。处方的组成恰当与否，直接影响疗效。

所以，孙申田指出，临床上配穴处方应从整体出发，根据患者的具体情况全面考虑，有方有法，以法统方，力求做到处方严谨，腧穴主次分明，切忌单纯从局部着眼，孤立地认识病证，力戒头痛治头、脚痛治脚。

在临床治疗中，孙申田重视动静结合。他指出，神在防治疾病、诊断疾病及疾病的预后中占有极其重要的地位。中医学认为神是生命的主宰，神的物质基础是气血，气血又是构成形体的基本物质，而人体脏腑组织的功能活动，以及气血的运行，又必须受神的主宰，神不但调节改善形体内环境的变化，在内外环境协调方面也起着重要的作用。若神受损，调节机能失常，即可导致多种疾病的发生。早在《黄帝内经》时期即有"粗守形，上守神"之说，《灵枢·九针十二原》中亦有"治不调神，乃医之过失。"因此，在临床治疗中孙申田依据"凡刺之法，必本于神""用针之要，无忘其神"之理论，倡导防病治病先调其神，提出应用"调神益智法"以静止安神，此法不仅对于西医学的多种神经精神科疾病有很好的治疗作用，对其他疾病中所出现的神经精神症状亦有很好的调节和改善作用。对于临床中所遇到各类症状表现的患者，孙申田运用"调神益智法"在治疗器质性疾病的基础上调节其情志，治疗时往往获得意想不到的疗效。

同时，在治疗痛症、中风偏瘫及其他运动功能障碍性疾病中，孙申田又提出了"运动针法"。"运动针法"是在循经远取的基础上，在针刺过程中嘱患者做主动运动，患者可根据疼痛及瘫痪程度主动调整相应部位的活动范围，其不仅可减少及避免患者因被动牵拉而造成的痛苦，还能够即刻观察到针刺是否有效。经数十年临床实践证实，"运动针法"对某些疼痛性疾病及运动障碍性疾病确有立竿见影之效，即刻效应明显，大大增强了患者治愈疾病的信心。

4. 强调手法，事半功倍

孙申田指出，针刺手法是取得疗效的关键，针刺的补泻手法由针刺的基本手法组合而成。运用针刺补泻手法，必须充分掌握补泻的机理和意义，明确补泻手法的应用原则。如《素问·调经论》载："刺法言，有余泻之，不足补之。"《灵枢·九针十二原》载："虚实之要，九针最妙，补泻之时，以针为之。"又云："凡用针者，虚则补之，满则泻之，菀陈则除之，邪盛则虚之。"其中所讲的"补""泻"，是针对"虚""实"即"不足"与"有余"而确立的相应的治疗原则和方法。据此，孙申田提出针刺补泻包含两层意思：一是针对虚实在治疗上的一种原则性提示。针刺手法中的补泻不同于药物，药物如大黄、芒硝有泻无补，人参、黄芪有补无泻，针刺手法却因其与腧穴的联系而在效果上有所不同。腧穴具有双向调节作用，其手法施术运用不同，腧穴的主治亦有不同，如合谷可发汗也可止汗、足三里可促进肠蠕动也可抑制肠蠕动。宜补还是宜泻，其关键在于辨证论治，根据辨证结果而应用不同补泻手法，腧穴的双向调节作用才能更有效地发挥作用。二是指具体的针刺手段。临证之时，孙申田强调得效之要在于得气，气至而有效，要求对于患者而言，毫针刺入腧穴一定深度后，或在针刺局部产生酸、麻、胀、痛、重感，或以经络循行路径扩散，或以神经传导出现触电样的感觉；对于施术者而言，针刺后常感针下如鱼吞钩饵之沉浮。

一般来说，针感出现迅速、容易传导者疗效较好，反之，则疗效较差。若针刺后未能得气，孙申田常采用催气、候气、逗气、逼气等辅助手法，以促气至。当针刺得气后，就必须慎守勿失，根据患者的体质、病情的虚实状态，施以相应的补泻手法。孙申田常施用的基本补泻手法包括提插补泻法、捻转补泻法、徐疾补泻法、平补平泻法；复式手法包括阳中隐阴法、阴中隐阳法、青龙摆尾法、白虎摇头法、赤凤迎源法、苍龟探穴法。他指出，凡正气未衰，施术后针刺易于得气者，收效较快；如果正气已衰，施术后针刺不易得气者，则收效较慢。除此之外，临证针灸施术之时，孙申田还特别强调针刺的刺激频率、刺激强度及刺激时间等参数。针刺时必须要达到一定的刺激量，尤其是在头针的临证施术中，捻转提插速度（频率）和捻转提插的时间都要累积到一定程度，才能够达到一定的刺激量，而获得最佳的治疗效果，即所谓"只有进行量的积累，才能发生质的飞跃"。

同时，他指出，针刺手法操作很难量化，其易受到包括患者的体质差异、就诊体位、精神状态、所患疾病状态等因素的影响，故要因人、因病而异。临床医师应根据具体的情况进行调整，动态地掌握，亦可根据自己的操作经验而在临床实践中灵活运用，因此，手法的熟练是个很重要的因素，需要临床医师在长期的工作经验中细心体会。

（二）以头针为主治疗中风

西医学一直在寻找在头颅完整的条件下通过刺激头皮大脑皮层相应的区域，来研究脑的功能。经颅电刺激运动诱发电位（MEP）始于1870年，用于运动诱发电位的研究。其原理是电流透过头颅，兴奋运动皮层，并沿下行传导通路传导，通过测定肌肉动作电位的潜伏期和波幅的改变，而对运动传导功能做出客观的评价。但由于人体内存在着较高电阻，特别是头颅，因此，需要高压电流刺激才能兴奋皮层。但这样的电流强度可引起刺激部位的疼痛，患者往往难以忍受，所以该方法的继续研究与应用受到了限制。

借鉴西医现代脑科学四大技术之一的经颅磁刺激技术的研究成果，孙申田指出针刺头针施以经颅重复针刺法的刺激量达到一定的程度所产生的即刻效应，是由于经颅重复刺激在相应皮层内产生相对应的大脑皮层细胞兴奋，刺激足以产生令下方运动神经元活跃的信号，这与经颅磁刺激、电刺激对脑功能的影响是十分类似的。经颅磁刺激的作用原理在于通过时变磁场诱发出感应电场，具体为一个快速电流脉冲通过刺激线圈，产生强的瞬间磁场，该磁场穿过颅骨，引起邻近神经组织产生继发电流。其终效应取决于刺激频率、刺激强度，以及线圈形状、线圈方向等参数。针刺手法是疗效的关键，故针刺头针能否取得疗效也取决于刺激频率、刺激强度及刺激时间等参数。因此，头针针刺时必须达到一定的刺激量，手法要求捻转稍加提插，由徐到疾，捻转速度在 200 转/分以上，连续 3～5 分钟，休息 5 分钟后再重复刺激，一般施术 3 次，即［捻转提插速度（频率）+ 捻转提插时间］累积结果 = 刺激量，才能使其针刺信号通过高阻抗颅骨传入大脑，进而兴奋激活大脑神经细胞，头针针刺方可获效。

因此，经颅重复针刺法是继经颅重复电刺激与经络重复磁刺激疗法之后，又一种治疗脑及周围神经疾病的方法。它是应用传统中医的针刺方法结合大脑皮质在头皮表面相对应的区域，通过一定的手法，使其针刺达到一定刺激量，其积累的刺激强度穿过高阻抗颅骨而作用于相对应的大脑皮质，从而激活和调节大脑神经细胞的功能而起到治疗作用。其廉价、操作方便、无不良反应，优于经颅重复电刺激与经颅重复磁刺激疗法，虽然有轻微创伤，但这种创伤患者完全可以接受。

自 20 世纪 70 年代开始，孙申田为揭示头针疗法治疗脑病的机理做了大量的临床及科研工作，从神经领域多系统、多层次对头针治疗机理进行了探讨，采用 CT、MRI、fMRI 等影像学，以及体感诱发电位、运动诱发电位、脑电地形图等神经电生理技术，从形态学和机能学等方面对头针治疗中风病的机理进行了系统研究，并组织进行了头穴针刺治疗中风病的神经生理学、病理学、免疫学方面的一系列实验研究，取得了重大成果，其中"经颅重复针刺运动诱发电位的研究"等，提示了头针疗法治疗脑病的研究机理，提出头穴经过一定手法、刺激时间而达到一定的刺激量，使其刺激信号直接穿过高阻抗颅骨而作用于大脑达到激发大脑细胞兴奋的作用，这对针灸学的发展及更深入、更广泛开展临床治疗疾病产生了深远的影响。

三、临床特色

（一）重视诊断，精确辨证

孙申田在临床诊治过程中常常强调，要重视对于疾病的诊断，诊断过程中要抓住每一个重要的细节。运用中医学及西医学两种诊断方法（即要作出中医、西医双重诊断），对每位来诊患者做出正确诊断，既要有中医的辨证，又要有现代医学的确切病名，两者缺一不可，扬长避短，为临证治疗提供充分的科学依据。在西医诊断明确、中医辨证清晰的情况下再施以针刺治疗，这样治病才能有的放矢，做到心中有数。他常说，"能否成为一名好的中医临床家，就在于是否能够精湛地掌握中医辨证的理论，并灵活地应用于现代临床实践中。"中医辨证学理论既深奥又复杂，既有传统的理论依据，又有应用中的灵活发挥，这需在长期实践中悟出其真谛。在随孙申田教授出诊的临床实践中，他言传身教，注重实践，灵活运用中医辨证方法，合理结合现代医学思维模式，总结出了一套自己的辨证施治法则，在这些理论中有时往往与传统辨证之理论不相符，甚至相反，可是在实践应用中却都能够收到满意的疗效。同时孙申田还指出，因针刺在治疗疾病方面涉及范围甚广，其不但可以治疗内科疾病，同时还可以治疗外、妇、儿、五官科等各科病症，不同科的疾病应用的辨证方法亦不尽相同，所以，若想成为一名合格的针灸医师，还应该全面掌握各种辨证方法为自己所用，才能正确地应对临床中所见的各科疾病，以取得预想的疗效。因此，他特别强调辨证是选穴与配方的基础。

（二）斟酌病情，随机应变

在临床诊治过程中，孙申田指出一名合格的针灸医师不应仅通晓针刺疗法，还必须熟悉方药，他常常在临证中列举古代名医华佗、张仲景等用针药治病的范例，用实例说明了要做一名名医不仅要精通针术，还要通晓中药。

重点强调了针灸选穴与配方同中药处方的共同之处，都是建立在中医辨证的基础上，只是在针灸中分主穴与配穴，而在中药处方中则分为君、臣、佐、使，其理是相通的。所以，一名合格的针灸医师应熟练应用方药治疗各种疾病，针药结合，只针不药或只药不针，则要根据每个人病情适时应用，灵活掌握，最终达到百治百验的效果。如孙申田临床应用补中益气汤为主方时重用黄芪和党参，同时加用炙马钱子治疗重症肌无力大都见效显著，同时还可根据病情需要适时配合针刺百会、膻中、气海、足三里等穴治疗。

孙申田结合疾病的临床表现、病位归经、病变位置肌肉功能等特点，提出了很多原创性针刺手法，如循经透刺法、滞针提拉法等。循经透刺法是治疗筋膜、肌肉及关节疼痛病时常用的一种特殊针刺手法。如项背筋膜疾病疼痛部位多位于足太阳膀胱经第1侧线处，故多取疼痛处的背俞穴采用循经透刺法，此法要求针与皮肤表面呈15°角循经平刺入腧穴，并施以平补平泻手法。沿上述背俞穴透刺后，针刺部位的皮肤发红充血呈条或片状，其效果最佳。滞针提拉法是孙申田临床治疗周围性面神经麻痹及中风病伴中枢性面瘫常用的针法。在面瘫恢复期，对于某些顽固性口角不动、额纹不举的患者，孙申田主要采用四白穴滞针提拉法。即取 0.30mm×60mm 一次性无菌针灸针（针尾带柄）于四白穴向下平刺直透地仓穴方向，进针约 50mm 后，逆时针单向捻转针柄，使针体与肌纤维缠绕至针滞提拉不出。此时，捏紧针柄向上向外提拉，使面肌随着针的提拉而被动向上牵引，反复提拉数次后，在向上向外提拉的状态下，一手固定针柄，将另一根针穿过该针尾部的小孔，并刺入瞳子髎穴透太阳穴位置以固定提拉针，此时瘫痪面肌由于牵拉矫正而恢复至正常外观。

同时孙申田还指出，我们在临床中常常会遇到许多症状表现复杂的疾病，这就要求临床中医师要有扎实的理论基础，这里指的理论基础既包括中医的理论基础，同时亦包括要具备相当的西医理论基础。在现代要中西医两条腿走路，斟酌病情采取不同的治疗方案，该应用中医疗法的就要用中医疗法治疗，并要突出中医之特色，该应用西医疗法的就要用西医疗法治疗，要实事求是，否认哪一方面都是不符合当代需要的。而对于中医师来讲，西医的理论知识亦要精通，这样才能在辨证准确的前提下，准确治疗。

（三）开拓创新，发挥头针治中风优势

经颅重复针刺法是孙申田基于"气出于脑""脑主神明"等传统头针理论，在结合现代大脑皮层功能定位理论的基础上赋予了新理论内涵的针法。即在头皮特定投射区进行针刺后，施以捻转手法达到一定的刺激量，使产生的刺激信号穿过颅骨而作用于相应的大脑皮质功能区，调节大脑功能而产生治疗作用的一种针刺方法，该疗法是在头针疗法基础上发展起来的一种新的简易经颅刺激技术。经颅重复针刺法着重强调针刺手法的正确应用，针刺时刺激频率、刺激强度及刺激时间等参数都是取得良好疗效的关键因素。针刺力度要求术者意、力、气结合而达到针刺刺激的最大力度。针刺时，大于200转/分为高频刺激，低于200转/分为低频刺激。两种刺激频率对脑功能影响不同：高频有兴奋大脑皮层神经元细胞的作用，低频则起到抑制大脑皮层神经元细胞兴奋的作用，临床上需针对不同性质疾病加以选择。同时，孙申田强调针刺时间的重要性，每次需连续捻转 3 ～ 5 分钟，间隔 30 分钟，重复操作 3 次后，留针 5 ～ 6 小时，出针时再次进行捻转刺激。针刺经颅运动诱发电位的研究显示，针刺效应在停止刺激后可保留 30 分钟，故而以 30 分钟为重复捻转的时间节点。孙申田特别强调只有达到上述要求的刺激量，才会使患者尽快得气，在短时间内尽可能减轻患者的病痛。

近年来，孙申田为揭示头针疗法治疗脑病的机理做了大量的临床及科研工作，其中"经颅重复针刺运动诱发电位的研究"提示了头针疗法治疗中风病的研究机理，提出头穴经过一定手法刺激时间而达到了一定的刺激量，使其刺激信号直接穿过高阻抗颅骨而作用大脑达到具有激发大脑细胞兴奋的作用。在当代，头针疗法治疗脑血管疾病的优势已被大家公认，并在临床中广泛应用。研究中孙申田在"经颅重复针刺运动诱发电位的研究"基础上，坚持大脑机能定位与头皮表面投影关系的选穴方法的观点，首次大胆地提出应用头针治疗周围神经损伤性疾病，并通过大量的临床实践应用头针治疗顽固性面瘫已获得很好疗效，在对针刺运动诱发电位的研究及头针治疗面神经损伤、面肌痉挛等研究的基础上，又提出针刺运动区治疗周围神经损伤的新观

点，并通过机理研究，证实了针刺头穴对周围神经损伤的治疗作用。此法的创新点在于通过大量实践资料及机理研究证实了头皮表面投影与大脑皮层相关的理论，为头针选穴奠定了可信的科学基础。

孙申田以头针为主治疗中风病具有如下特点：①有其自身特殊的理论基础做指导，应用了传统中医学的针灸疗法，但是针刺的部位不是传统的腧穴，而是选择了大脑皮层在头皮表面的对应区域，如大脑皮层的中央前回，即运动区等。②有其独特的治疗手法，即经颅重复针刺法，是头针疗法的一种，是在头部的一定刺激穴或区上，施以捻转稍加提插手法，由徐到疾，捻转速度在200转/分以上，连续3～5分钟，休息5分钟后再重复刺激，一般进行3次，以治疗疾病的一种治疗方法。其有别于常规针刺手法。③有其独特的治疗对象，治疗的适应证从开始的由脑病引起的偏瘫扩大到由脑病引起的各种神经系统疾病，如帕金森病、舞蹈病、多发硬化病、共济失调、抑郁症等。

四、验案精选

（一）滋养肝肾、通经活络法治疗验案

患者胡某，女，76岁，2020年10月13日初诊。主因"左半身麻木，言语略笨1月余"由来诊。患者于2020年9月6日无明显诱因出现左侧肢体麻木，口歪，言语不清，就近前往市一院行脑CT、MRI检查，诊断为多发性腔隙性脑梗死。给予巴曲酶、丹参注射液等静脉滴注治疗，症状有缓解后出院。目前言语略笨拙，伸舌左偏，左半身麻木，饮水呛，强笑，尿频，纳可，睡眠较差。既往高血压病史30年，最高血压200/90mmHg，现服用硝苯地平30mg，每日1次，血压控制在120/80mmHg左右。患者高血脂，未给予系统治疗。无吸烟及饮酒史。T36.6℃，P75次/分，R18次/分，BP127/84mmHg。神清，精神可，左侧浅感觉减弱，生理反射存在，右侧病理反射（＋），左侧肢体肌力Ⅳ级，肌张力正常，肌腱反射正常。舌色淡，苔白，脉沉。实验室检查（2020年9月8日）：尿素氮8.3μmol/L，总胆红素

21μmol/L，谷氨酰转肽酶 61IU/L。头颅 CT（2020 年 9 月 7 日）示①双侧基底节区、双侧侧脑室旁、双侧丘脑和双侧半卵圆中心多发腔隙性脑梗死灶、脑软化灶；②老年性脑改变，脑白质变性。中医诊断：中风（中经络，肝肾阴虚）。西医诊断：腔隙性脑梗死；高血压病 3 级，极高危组；高脂血症。治法：滋养肝肾，通经活络。

中药处方：龙齿 15g，云苓 35g，菖蒲 15g，黄芪 50g，酸枣仁 55g，百合 25g，远志 15g，天麻 15g，当归 15g，川芎 15g，赤芍 15g，地龙 25g，葛根 40g，益母草 50g，陈皮 25g，桃仁 15g，红花 15g，生甘草 15g。7 剂（水煎服，早晚分服）。

针刺处方：运动区（双）、感觉区（右）、足运感（双）、语言二区（右）、情感区、廉泉、迎香（左）、地仓（左）、风池（双）。经颅重复针刺运动区、感觉区、足运感、语言二区、情感区，配以双侧风池穴。医嘱：节饮食，禁烟酒，降血压药继服，慎起居，调情志。

二诊（2020 年 10 月 20 日）：连续针刺治疗 1 周后，患者左侧麻木有所恢复，左侧肢体肌力 V 级，言语改善，情绪良好。舌淡红苔少，脉弦。方药：上方去黄芪、龙齿，加枸杞、菊花各 30g。

三诊（2020 年 10 月 27 日）：再治疗 1 周后，患者基本无明显不适。舌质淡，苔薄白，脉弦，患者自行要求停针灸治疗。方药：继以上方服用 7 剂（每日 1 剂水煎，分早晚服用）。

按：

本案患者因罹患高血压病多年，精血衰耗，肝肾阴虚，水不涵木，阴亏于下，阳浮于上，肝阳化风，扰动气血，血随气逆，阻络清窍，故发为病。治宜滋养肝肾，通经活络。根据足少阳胆经之"维筋相交"理论（"颈维筋急，从左至右，右目不开，上过右角，并跷脉而行，左络于右，故伤左角，右足不用，命曰维筋相交"），结合现代神经解剖学与脑功能定位，运用经颅重复针刺法针刺双侧大脑运动区、感觉区，可激发皮质脊髓束的功能，促使其更快地发挥代偿作用，从而促进偏瘫肢体的功能恢复，即刻效应明显。配情感区以调神益智，开窍利咽；配地仓、廉泉穴以通经活络，开窍利音；语言二区根据焦氏头针疗法的取穴方案，位于耳尖直上1.5寸，向耳后方平刺1.5寸，即相当于大脑颞叶颞下回后部的感觉性语言分析器在头皮表面的投影区，主治感觉性失语症；配患侧肢体局部取穴可疏通经络，调畅气血。

此患者年老体虚，耗伤津液，肝肾阴虚，瘀阻脉络，故予补阳还五汤加减治疗。方中重用生黄芪为君药，大补脾胃中气，使气旺血行，祛瘀而不伤正。当归尾长于活血，兼能养血，化瘀而不伤血，为臣药。佐以川芎、赤芍、桃仁、红花活血祛瘀，疏通经络；地龙性善走窜，长于通络，与生黄芪配合，增强补气通络之力，使药力能周行全身。诸药合用，则气旺血行，瘀消脉通，筋肉得以濡养，诸症得愈。二诊时患者出现舌红少苔等阴虚表现，方中加入枸杞、菊花各30g。三诊时患者病情改善，药中病所，可守前方。

选穴一方面根据现代神经解剖学与脑功能定位，选取运动区、感觉区、言语区以调节和改善相应的大脑功能区域，通络开窍，同时配情感区以调神益智；另一方面结合中医辨证选穴，配局部腧穴以祛痰利窍、活血化瘀、通经活络。诸穴合用使精血充盛而瘀散，肢体功能渐复。

本案患者是一位老年女性，久病体虚。问诊间，感其情绪悲观，对康复呈质疑、不安态度。孙申田认为，现代中医神志疾病不应仅指西医学精神科疾病所出现的精神症状，而应全概多种神经精神科疾病及其他疾病所出现的神经精神症状等，精神异常是神志疾病的最主要症状，因此，在治疗神志疾病时，调整患者的精神状态使之恢复正常是解决问题的关键之所在。中医学认为神是生命的主宰，神的物质基础是气血，气血又是构成形体的基本物质，而人体脏腑组织的功能活动以及气血的运行，又必须受神的主宰。神不但调节改善形体内环境的变化，在调节内外环境协调方面也起着重要的作用。若神受损，调节机能失常，即可导致多种疾病的发生。

因此，在临床治疗中孙申田依据"凡刺之法，必本于神""用针之要，无忘其神"之理论，倡导防病治病先调其神，指出"调神益智法"是治疗疾病的基础，此法不仅对于西医学的多种神经精神科疾病有很好的治疗作用，对其他疾病中所出现的神经精神症状亦有很好的调节和改善作用。本案中于情感区应用经颅重复针刺法，便取得了良效。

（二）通窍化痰、活血通脉法治疗验案

患者李某，男，28岁，2020年12月24日初诊。主因"右侧肢体活动不利1年余"由来诊。患者2019年10月突发脑出血，意识模糊，右侧肢体活动不利，言语不利，于某院行头CT检查示左侧基底节出血30～40mL，给予消肿、降颅压及改善循环等保守治疗，症状稳定后出院。目前患者步入诊室，表情淡漠，面色无华，右侧肢体力量差，以右上肢远端为重，尚能行走，言语略笨，纳可，眠可，二便规律，时发头晕迷糊。有高血压病史，时间不详，现服用非洛地平缓释片降压。有吸烟及饮酒史，偏嗜肥甘厚味。T36.7℃，P77次/分，R18次/分，BP139/87mmHg。发育正常，正常面容，面色正常，体态中等，营养较差，意识清楚，自主体位，气息平稳，查体合作。神清，精神可，右侧浅感觉减弱，生理反射存在，左侧病理反射（+），右侧肢体肌力Ⅱ级，肌张力正常，肌腱反射正常。舌色红，苔白腻，脉沉滑。头颅CT（2020年12月20日）示左侧基底节出血。中医诊断：中风中经络（痰瘀闭阻）。西医诊断：脑出血恢复期。治法：通窍化痰，活血通脉。

中药处方：白术15g，陈皮30g，云苓25g，益智仁30g，当归15g，川芎10g，赤芍10g，半夏5g，地龙25g，葛根40g，天麻15g，远志15g，石菖蒲15g，全蝎5g，僵蚕15g，蜈蚣2条，益母草40g，牛膝15g，红花15g，桃仁15g，丹参30g，甘草15g。7剂（水煎服，早晚分服）。

针刺处方：运动区（左）、感觉区（左）、情感区、风池（双）、肩髃（右）、曲池（右）、手三里（右）、外关（右）、合谷（右）、中渚（右）、伏兔（右）、髀关（右）、梁丘（右）、血海（右）、足三里（右）、阳陵泉（右）、阴陵泉（右）、丘墟（右）、太冲（右）。经颅重复针刺运动区、感觉区、情感区，配以双侧风池穴和局部腧穴。医嘱：节饮食，禁烟酒，慎起居。

二诊（2020年12月31日）：连续针刺治疗1周后，患者右侧麻木有所恢复。可自行行走，平衡感尚可，情绪稳定。语音语调明显改善，痰量明显减少，头晕感减轻。舌红苔少，脉弦滑。继以上方服用7剂（每日1剂水

煎，分早晚服用）。

三诊（2021年2月9日）：连续针刺治疗1个半月后，患者患侧肌力有所恢复，右侧肢体肌力Ⅳ级，上肢可抬举过头部，情绪良好，远端活动稍欠灵活，走路基本正常。舌淡红苔少，脉弦。

按：

本案患者系因长期饮食不节，嗜烟嗜酒，嗜食肥甘厚味，聚湿生痰，痰郁化热，内风夹痰上扰清窍，窍闭神匿，神不导气，发为中风。治宜通经活络、祛痰开窍。

对于本案患者运动障碍的治疗，根据足少阳胆经之"维筋相交"理论（"颈维筋急，从左至右，右目不开，上过右角，并脉而行，左络于右，故伤左角，右足不用，命曰维筋相交"），结合现代神经解剖学与脑功能定位，首选经颅重复针刺法针刺双侧大脑运动区，施以一定的手法刺激，可激发皮质脊髓束的功能，促使其更快地发挥代偿作用，进而促进偏瘫肢体的功能恢复。配情感区以调神益智、开窍醒神。

临床中有相当一部分中风患者，在恢复期肢体近端功能恢复较好，而远端功能恢复较慢，伴有患肢手指及手掌肿胀。肿胀影响患者手指的功能运动，严重妨碍患者患肢的功能恢复。因中风后，肢体末端瘀血阻滞，故而出现肢肿之症，根据《素问·针解》"菀陈则除之者，出恶血也"。采用刺络放血疗法可使瘀血除，新血生，达活血化瘀、通经活络、消肿止痛之功效，从而使气血充盛，经络通畅，肢肿渐消。

大家普遍认为"中风"是中老年人的专利，但关于中风的研究数据来看，中风在中青年人群中的发病率逐年攀升。我国有600万脑血管病（中风）患者，每21秒就有一人死于中风，20岁到64岁这个年龄层的中风概率已经提高25%，占中风病患的三分之一，全球中风有年轻化趋势。可怕的是，中风具有高致残率、高复发率的特点，严重影响都市人的正常生活。孙申田认为，用脑过度、工作压力大，又因为平时不运动、不健康的饮食习惯，为了方便吃快餐，聚餐常常吸烟酗酒、凌晨熬夜不注意休息等，这些都导致了青年人患中风概率的上升。本案患者便是一位青年男性，饮食不节，作息不规律，喜好烟酒，导致痰浊内生，脉络不畅而生瘀。痰瘀闭阻清窍，窍闭神匿，发为中风。

头部穴位为主穴，手法非常重要，可使偏身感觉障碍者见到立竿见影的改善。孙申田多年的临床选穴经验证实大脑功能定位在头皮表面的对应关系，但必须通过严格的操作手法达到足以能穿过高阻抗的颅骨并且作用于大脑内的刺激量后，激活脑内神经细胞，而发挥其治疗作用。针刺运动区并捻转达到一定的刺激量时，令患者做肢体活动，常出现肢体活动立即改善，表现为肢体活动范围增加，或肌力增加一到两个级别的即刻效应，并且此即刻效应一旦出现即可保留。

（三）平肝潜阳、醒神开窍法治疗验案

患者张某，男，51岁，2020年11月12日初诊。主因"言语笨拙，认知障碍1个月"由来诊。患者1个月前因情绪激动突然出现意识模糊，认知障碍，交流困难，前往当地医院行MRI示脑梗死，给予改善循环等静脉滴注治疗，症状稳定后出院。现纳可，眠差，二便正常，认知差，视物不清，不完全性混合失语，尚能行走。精细运动欠佳，尚能行走，眠差，纳可，二便正常。既往高血压病史5年，最高血压170/105mmHg，现服用替米沙坦，血压控制在120/80mmHg左右。2016年曾患脑梗死，保守治疗，未遗留明显后遗症。高血脂时间不详，现口服恩必普、立普妥。饮酒史20余年，吸烟史20余年，每天20支。T36.4℃，P79次/分，R19次/分，BP122/82mmHg。精神尚可，易急躁，认知差，生理反射存在，病理反射未引出，四肢肌力Ⅳ级，肌张力正常，肌腱反射减弱。舌色红，苔白，脉弦。头颅CT（2020年11月5日）示脑梗死。中医诊断：中风（中经络，肝阳上亢）。西医诊断：脑梗死；高脂血症；高血压病2级，中等。治法：平肝潜阳，醒神开窍。

针刺处方：主穴取百会、言语二区（左）、运动区下1/5（左）、视区、风池（双）、情感区。配穴取地仓（右）、迎香（右）、承浆。经颅重复针刺运

动区、言语二区、情感区、视区、百会。

中药治疗：半夏 5g，胆南星 15g，茯苓 25g，陈皮 30g，远志 15g，菖蒲 15g，全蝎 10g，天麻 15g，当归 15g，川芎 15g，白芷 15g，红花 15g，桃仁 15g，地龙 25g，葛根 40g，丹参 35g，酸枣仁 30g，百合 30g，枸杞 30g，菊花 35g，生甘草 15g。7 剂（水煎服）。医嘱：节饮食，戒烟酒；继服降血压药，低盐饮食；轻缓活动，保持情绪稳定。

二诊（2020 年 11 月 19 日）：患者针刺治疗 1 周后精神状态转佳，意识较为清晰，可简单交流，活动较之前明显灵活，右侧鼻唇沟浅。舌苔薄白，脉弦滑，方药：上方去枸杞、菊花，加僵蚕 25g，蜈蚣 2 条。7 剂（水煎服，早晚分服）。

三诊（2020 年 11 月 30 日）：针刺治疗 18 天，患者已可以自己数数，复述简单的句子，行走速度增快，中枢性面瘫好转。舌苔薄白，脉微弦。

四诊（2020 年 12 月 22 日）：连续针刺 40 天，患者诸症好转。舌淡红，苔薄白，脉细沉

按：

该患者平素性情暴躁，肝阳偏亢，肝失条达，气机疏泄不利，日久阳亢上扰为风，气郁化而为火，风火相扇，气血上冲，而致窍闭神匮，神不导气，发为中风。治宜疏通经络，平肝潜阳。

失语症是中风常见的并发症。大脑左侧半球梗死或出血损害了语言中枢或破坏了皮质下的语言联系纤维，这些均能导致失语症。失语症是影响中风康复的重要因素，尤其是感觉性失语症和混合性失语症，患者无法配合医生的治疗与康复训练，严重影响了中风患者各种功能的恢复。本案患者为混合性失语症，因患者不能很好地理解语言，配合困难，故治疗时当以解决语言障碍为先。言语二区根据焦氏头针疗法的取穴方案，位于耳尖直上 1.5 寸，向耳后方平刺 1.5 寸，即相当于大脑颞叶颞下回后部的感觉性语言分析器在头皮表面的投影区，主治感觉性失语症，配以廉泉、地仓穴，可通经活络，开窍利咽；运动区的下 1/5 处也叫言语三区，主治运动性失语症，相当于大

脑皮层运动性语言分析器在头皮表面的对应区；视区在前后正中线的后点旁开 1.0cm 处的枕外隆凸水平线上，向上引平行于前后正中线的 4cm 长直线，即为视区，对视力障碍疗效确切。

经颅重复针刺言语二区、运动区下 1/5、视区，手法达到一定的刺激量后，针刺信号可穿过高阻抗的颅骨，作用于相应的大脑皮质，以调节和改善其功能。同时结合中医辨证选穴治疗，获良效。

本案患者是一位中年男性，平素性格急躁，问诊间，感其焦躁异常。孙申田在诊疗中屡次强调，"既要治病，更要治人"。治病不能忘了调神，调患者之神。《黄帝内经》即有"粗守形，上守神"之说，《灵枢·九针十二原》亦有"治不调神，乃医之过失"。因此，在临床治疗中孙申田依据"用针之要，无忘其神"之理论，倡导防病治病先调其神。

根据大脑皮层机能定位学说，失语症有如下 4 种：①运动性语言分析器位于额下回的后部（布罗卡氏区），该处损害产生运动性失语症，即患者保留理解语言的能力，能听懂他人的话语，但失去组合语言的功能；②感觉性语言分析器位于颞下回的后部，该处损害产生感觉性失语症，即患者丧失了理解语言的能力，所答非所问，当医生检查时不能按问话的要求完成指定的动作；③顶叶角回后部损害产生命名性失语症，即患者不能说出物体的名称，但能说出该物体的应用方法，如患者不能说出"笔"的名字，但可以描述出是写字用的；④混合性失语症为上述语言分析器的多处病变而致两种或两种以上的语言功能障碍。

孙申田根据多年治疗失语的临床经验总结了以下歌诀，按失语分类、损伤部位、不同失语症状和脑损伤部位来针刺选穴与治疗。"中医失语名笼统，脑病部位不能定。治标治本效不同，弄清病位分类型。语言功能源于脑，右手持筷左半球。运动失语额下回，听之可懂说不流。感觉失语颞下回，听之不懂语错回。命名失语在顶叶，物之会用名不会。三种失语可各得，也可同发谓混合。脑内结构投体表，对应区域把穴找。何种失语该区找，针刺手法量必到"。

（四）滋阴潜阳、息风通络法治疗验案

患者谢某，男，51 岁，2020 年 12 月 28 日初诊。主因"左侧肢体活动不利 17 天"来诊。患者 2020 年 12 月 11 日情绪激动时突发左侧肢体活动不利，左侧面部麻木不适，急送往某医院重症科，头 CT 示脑出血，给予营养神经、脱水降颅压等对症治疗（具体用药用量不详），后进行康复治疗，病情好转后出院。偶呛咳，纳可，失眠，便秘。目前神志清楚，表情淡漠，面色无华，左侧肢体活动不利，肌力Ⅳ⁻级，左半身麻木，偶呛咳，纳可，失眠，小便可，大便干燥，4～5 日 1 次。舌色红，苔少，脉细弦。既往高血压病史 10 余年，现服用厄贝沙坦氢氯噻嗪片，血压控制在 120/80mmHg 左右。饮酒史 30 余年，吸烟史 30 余年，每天 20 支。T36.6℃，P68 次 / 分，R18 次 / 分，BP132/84mmHg。神清，精神一般，左侧肢体活动不利，肌力Ⅳ⁻级，左半身浅感觉减弱，生理反射存在，左侧病理反射（+），肌张力低，肌腱反射活跃。舌色红，苔少，脉细弦。头颅 CT（2020 年 12 月 12 日）示右侧基底节区脑出血后，软化灶。中医诊断：中风（中经络，阴虚风动）。西医诊断：脑出血；高血压病 3 级，极高危组。治法：滋阴潜阳，息风通络。

针刺处方：主穴选运动区（右）、感觉区（右）、情感区。配穴选肩髃（左）、曲池（左）、手三里（左）、外关（左）、合谷（左）、神门（双）、中渚（左）、伏兔（左）、髀关（左）、血海（左）、梁丘（左）、足三里（左）、阳陵泉（左）、阴陵泉（左）、三阴交（双）、丘墟（左）、照海（双）、悬钟（左）、太冲（左）。操作：取穴处常规皮肤消毒，采用 0.35mm×40mm 毫针，运动区（右）、感觉区（右）、情感区手法要求捻转稍加提插，由徐到疾，捻转速度在 200 转 / 分以上，连续 3～5 分钟。其余腧穴常规针刺，施以平补平泻手法。每日 1 次，每次 40 分钟。

中药处方：生地黄 15g，吴茱萸 25g，杞果 30g，茯苓 35g，菊花 50g，牡牡丹皮 15g，泽泻 15g，牛膝 25g，钩藤 15g，天麻 15g，生龙骨 25g，夏枯草 25g，当归 15g，酸枣仁 35g，百合 35g，黄芩 15g，黄连 5g，制首乌 15g，半夏 5g，生草 15g。7 剂（每日 1 剂，水煎，早晚分服）。医嘱：戒烟

酒，慎起居；继服降血压药，低盐饮食；轻缓活动，保持情绪稳定。

患者初次针刺治疗，给予经颅重复针刺手法行针 5 分钟，即可自行站起，并缓慢行走，自觉力量有改善。

二诊（2021 年 1 月 4 日）：患者连续针刺 1 周，行走自如，左侧肌力 Ⅳ$^+$级，左半身偶有麻木，活动后易气短。舌淡，苔少，脉沉。患者右侧偏瘫有所恢复，右上肢肌力 Ⅴ 级，右下肢肌力 Ⅱ 级，右侧肢体麻木有所改善，咽部疼痛。舌苔薄白，脉细滑，症状提示气机阻滞，外感风热。方药：上方去牛膝、钩藤、夏枯草、黄芩、黄连，加黄芪 50g，僵蚕 25g，川芎 10g。7 剂（水煎服）。同时嘱患者调情志，适度康复锻炼，勿过劳。

三诊（2021 年 3 月 28 日）：针刺治疗 3 个月，患者力量改善明显，呛咳、麻木感基本消失。舌淡红，苔微黄，脉细。

按：

本案患者系因平素劳累过度、神失所养、阴血暗耗，加之肾精渐亏、肾阴不足、肝失所养，以致肝阳上亢、阳动化风、上阻清窍，故而口角歪斜、半身不遂。舌红少苔，脉细弦皆为阴虚阳亢之象。因此，在治疗时应当本着标本兼治的原则，治以滋阴潜阳、息风通络。方用杞菊地黄汤加合天麻钩藤汤加减，可滋补肝肾、息风止痉、开窍醒神。

这里的主穴均为头穴，在头穴针刺中，手法非常重要。孙申田在临床治疗中特别强调应用针刺的方法在头皮表面对应刺激区选穴，必须经过特殊的手法操作才能使其刺激信号作用于相应的大脑区域而起到调节脑功能的作用，使其功能重组与重建。感觉区、运动区施以经颅重复针刺法后，可激发皮质脊髓束的功能，促使其更快地发挥代偿作用，从而促进偏瘫肢体的功能恢复，即刻效应明显。配情感区以调神益智。另一方面结合中医辨证选穴，配局部腧穴以祛痰利窍、活血化瘀、通经活络。诸穴合用使经血充盛、痰消瘀散而肢体功能渐复。

由于突发中风而致半身不遂，患者多难以接受，以致过度忧虑、失眠烦躁。《景岳全书·不寐》中指出："劳倦思虑太过者，必致血液耗亡，神魂无主，所以不眠。"故治疗更当调神，取情感区以调神益智。配心经之原穴神门穴意在调理心经经气，以安神镇静；配三阴交穴，其为足三阴经之交会穴，具有益肝健脾补肾之功，滋阴潜阳，以养心神；配照海穴，其能调整阴阳脉，交通一身阴阳之气，卫气行于阳则阳跷脉盛，主目张不欲睡，卫气行于阴则阴跷脉盛，主目闭而欲睡，故针刺照海穴能清心神，固肾气，潜阳滋阴，调节睡眠。诸穴合用可以调节机体阴阳的偏盛偏衰，使其归于"阴平阳秘"，恢复其正常生理功能，进而达到治疗之目的。

在关于本案中患者运动障碍方面的治疗时，孙申田根据张景岳所论："偏枯拘急痿弱之类，本由阴虚……夫血非气不行，气非血不化。凡血中无气，则病为纵缓废弛，气中无血，则病为抽掣拘挛……故筋缓者，当责其无气，筋急者，当责其无血。"又因阳明经多气多血，主润宗筋，所以孙申田取肩髃、曲池、髀关、伏兔、足三里等穴调理气血，润养宗筋。并针刺三阴交、阴陵泉来补血柔筋，针刺"筋会"阳陵泉、"髓会"悬钟来强壮筋骨。在治疗中同时使用"拮抗运动针法"针刺双侧大脑运动区，通过激发皮质脊髓束，来促进偏瘫肢体的恢复。

（五）祛瘀化痰、息风通络法治疗验案（一）

患者鲁某，男，64岁，2020年10月5日初诊。主因"言语不清，右上肢无力3个月"来诊。患者3个半月前无明显诱因出现言语不清，右手持物不稳，行走尚可，平衡稍差。前往就近医院行头MRI、CT示脑梗死，给予甘油果糖、输血通、吡拉西坦等静脉滴注（具体用量不详），未见明显好转，肌力、语言症状加重。为求进一步中医康复治疗来我处。现口服阿司匹林，静脉滴注银杏叶提取物注射液。现患者言语不清，运动型失语，右侧上肢无力，肌力Ⅲ级，手指肿胀麻木，皮色发紫，伸舌右偏，右侧鼻唇沟浅，二便可，纳可，睡眠较差。既往有高血压病史，最高血压160/95mmHg，未服降压药。2型糖尿病10年余。高脂血症15年，口服阿托伐他汀。耳鸣病史6年。曾患肺结核，现已治愈。饮酒史30余年，否认吸烟史。T36.6℃，P70次/分，R20次/分，BP137/91mmHg。神清，精神可，双侧瞳孔等大同圆，对光反射存在，眼球各向运动灵活。伸舌右偏，右侧鼻唇沟浅，运动性失语，生理反射存在，左侧病理反射（+），右上肢肌力Ⅲ级，肌张力正常，肌腱反射活跃。舌色红，苔白腻，脉沉弦。头颅CT（2020年6月30日）示：①左侧基底节区脑梗死；②老年性脑改变，脑白质变性。中医诊断：中风中经络（气虚血瘀）。西医诊断：脑梗死；高血压病2级；高脂血症；2型糖尿病。治法：祛瘀化痰，息风通络。

针刺处方：主穴选运动区（双）、言语二区（左）、情感区。配穴选廉泉、地仓（左）、通里（双）、肩髃（右）、曲池（右）、手三里（右）、外关（右）、合谷（右）、中渚（右）、三阴交（双）、神门（双）、照海（双）。操作：取穴处常规皮肤消毒，采用0.35mm×40mm毫针，运动区（双）、言语二区（左）、情感区手法要求捻转稍加提插，由徐到疾，捻转速度在200转/分以上，连续3～5分钟。其余腧穴常规针刺，施以平补平泻手法。每日1次，每次40分钟。

中药处方（解语汤加减）：胆南星15g，陈皮30g，茯苓25g，甘草15g，当归15g，川芎15g，赤芍15g，半夏5g，地龙25g，葛根40g，天麻15g，远志15g，石菖蒲15g，全蝎5g，蜈蚣2条，生山楂40g，益母草40g，白芷15g，红花15g，桃仁15g，酸枣仁40g，百合30g。7剂，（每日1剂，水煎，早晚分服）。医嘱：避风寒，戒烟酒；继续口服降压药控制血压，低盐低脂饮食；轻缓活动，调畅情志。

二诊（2020年11月5日）：针灸1个月，患者行走正常，右侧上肢上举可过头顶，右侧肩前屈及外展基本正常，可正确说简单词句，言语欠流利。舌苔薄白，脉细滑。

三诊（2020年12月5日）：针灸2个月，患者言语功能明显改善，已可自理。舌淡白，少苔。脉微细。

按：

本案患者系因年老久病、气血亏虚，复因饮食、劳逸、情志调摄失宜，致内伤积损、精气渐亏，日久脏腑功能失调，气血运行受阻，津液敷布失常，导致痰浊、瘀血内停。肝肾阴亏，肝阳上亢，痰随气升，痰瘀内结阻于脑络，则发为中风；痰瘀阻于舌本，经络不通，故见语言不利。治疗之时，应当本着标本兼治的原则，治以祛瘀化痰、息风通络。

言语二区位于运动区的下 1/5 处，针刺运动区向下刺 1.5 寸，主治运动性失语症，相当于大脑皮层运动性语言分析器在头皮表面的对应区。当达到一定的刺激量后，可见口唇不自主抽动，再配以廉泉、地仓穴，通电后使口唇、咽喉部不自主抽动，以达通经活络、开窍利咽之作用。通里是手少阴心经络穴，其脉通于舌根，主治舌强不语。针刺双侧大脑运动区，给予一定的手法刺激，可激发皮质脊髓束的功能，促使其更快地发挥代偿作用，从而促进偏瘫肢体的功能恢复。取情感区以调神益智。局部腧穴可缓解拘挛、调畅气血。诸穴相配，对症取穴，有的放矢，使病得缓。

孙申田认为，中风的选穴一方面根据现代神经解剖学与脑功能定位，选取运动区、言语区以调节和改善相应的大脑功能区域，通络开窍，同时配情感区以调神益智；另一方面结合中医辨证选穴，配局部腧穴以祛痰利窍、活血化瘀、通经活络。诸穴合用使经血充盛、痰消瘀散而肢体功能渐复。根据神经解剖与脑功能定位，情感区相当于大脑额叶额极区，是高级精神活动的中枢，与智能和情感有关，通过针刺该区并施行一定手法达到一定刺激量后，针刺信号可穿越颅骨而作用于大脑相应部位，从而起到调节大脑功能的作用。

同时，针灸处方应从实际病情出发，按照"知其道者，稀而疏之"的原则取穴，经过一段时间治疗，再根据病情的变化，适当调整和加减取用的穴位。若病情较复杂，宜区别轻重缓急，急者先治，缓者后治。若病情较单纯，亦不可固守某穴某方，应取与其相类似的穴位做适当的调整，或分作几个处方轮换交替使用。对于如此案中畏惧针刺的患者，首次取穴宜少，且手法以轻浅为好，待经过几次治疗后，再根据病情做适当调整。

（六）祛瘀化痰、息风通络法治疗验案（二）

患者刘某，女，73 岁，2020 年 10 月 14 日初诊。主因"右侧肢体活动不利 6 个月余"由来诊。患者于 2020 年 3 月 21 日无明显诱因出现右侧上肢活动无力，言语略笨拙，耳鸣。前往加拿大当地医院，头 CT 示脑梗死，给予口服溶栓药（具体用药用量不详），症状无明显缓解，逐渐发展至右半身无力，走路不稳。今患者为求进一步针灸康复治疗求治于我门诊。目前患者右侧肢体活动无力，平衡差，语笨，纳可，眠差，二便正常，偶发耳鸣。既往高血压病史20余年，最高血压190/？ mmHg，现服用苯磺酸氨氯地平片，血压控制在120/80mmHg左右。颈椎病30余年。高脂血症10余年，未服药控制。20天前行右侧乳腺手术。否认饮酒及吸烟史。否认家庭遗传病史。T36.5℃，P73次/分，R19次/分，BP126/81mmHg。神清，精神可，双侧瞳孔等大同圆，对光反射存在，眼球各向运动灵活，右侧肌力Ⅲ$^+$，肌张力尚可，左膝腱反射活跃，左侧病理征（＋）。左指鼻试验（＋），左轮替试验（＋）。舌色红，苔白腻，脉沉弦。头颅CT（2020年3月21日）示①左侧基底节区、小脑半球梗死，脑软化灶；②老年性脑改变，脑白质变性。中医诊断：中风中经络（痰瘀阻络）。西医诊断：脑梗死；高血压病3级，极高危组；高脂血症；颈椎病。治法：祛瘀化痰，息风通络。

针灸处方：主穴选运动区（双）、平衡区（左）、言语二区（左）、情感区。配穴选听宫（双）、下关（双）、肩髃（右）、曲池（右）、手三里（右）、外关（右）、合谷（右）、中渚（右）、三阴交（双）、神门（双）、照海（双）。操作：取穴处常规皮肤消毒，采用0.35mm×40mm毫针，运动区、情感区、平衡区、言语区手法要求捻转稍加提插，由徐到疾，捻转速度在200转/分以上，连续3～5分钟。其余腧穴常规针刺，施以平补平泻手法。诸穴得气后使用G6805-Ⅱ型电麻仪，连续波刺激20分钟。每日1次，每次40分钟。首诊。初次行针20分钟后，患者可在无人搀扶下站1分钟左右，并可迈步行走数步。

中药处方：黄芪50g，茯苓30g，半夏5g，菖蒲15g，远志15g，龙齿15g，酸枣仁25g，百合25g，当归15g，川芎10g，赤芍10g，地龙25g，葛根25g，益母草35g，生山楂40g，陈皮25g，红花5g，桃仁5g，生甘草15g。7剂（每日1剂，水煎，早晚分服）。医嘱：控制血压血脂，清淡饮食；轻缓活动，保持情绪稳定。

二诊（2020年10月29日）：连续针刺治疗2周后，患者右侧偏瘫有所恢复，右上肢肌力Ⅳ级，右下肢肌Ⅲ级，右侧肢体麻木有所改善，咽部疼痛。舌苔薄白，脉细滑。

三诊（2020年12月14日）：针刺治疗2个月，患者右侧肢体无力感明显缓解，平衡感尚可，可正常交流，语速稍慢，基本恢复自理能力。舌苔薄白，脉滑。

按：

本案患者年迈体弱，肾精渐亏，复因饮食、劳逸、情志调摄失宜，致内伤积损，精气亏虚，日久脏腑功能失调，气血运行受阻，津液敷布失常，导致痰浊、瘀血内停，痰瘀内结阻于脑络，则发为中风。头CT显示该患者有小脑梗死，共济失调、言语障碍是其主要表现。根据现代神经解剖学与脑功能定位，首选经颅重复针刺法针刺双侧大脑在头皮表面相对应的区域即运动区及平衡区，施以一定的手法刺激，达到一定的刺激量，可促使其发挥代偿作用，进而促进偏瘫肢体的功能恢复。

目前，在治疗中风偏瘫的头针应用中，无法肯定是哪种作用起效，但在实践应用中，却证实针双侧"运动区"比只针一侧"运动区"效果显著，从中医理论解释则可以"缪刺"与"巨刺"之理论来说明。"缪刺"与"巨刺"均为左病取右，右病取左，前者为刺其络，后者为刺其经。侧脑损伤而致对侧偏瘫，中医理论可用足少阳胆经之"维筋相交"之理论来解释。"维筋急，从左至右，右目不开，上过右角，并跷脉而行，左络于右，故伤左角，右足不用，命曰维筋相交。"这与现代解剖学描述的锥体束及其支配方式很类似。

对于偏瘫的患者，在针刺施以一定手法的同时，让患者主动做肢体活动，往往在头针捻转过程中达到一定刺激时间与一定刺激量时，患者的肢体活动会即刻改善，表现为肢体活动范围增大，能独立坐起、行走等，这便是拮抗针法。经过多年的临床经验证实，拮抗运动针法不仅适用于中风偏瘫，且对软组织损伤、疼痛等，即刻效应亦十分显著。

平衡区的定位是在前后正中线的后点旁开3.5cm处的枕外隆凸水平线上，向下引平行于前后正中线的4.0cm长直线。平衡区主治小脑疾病引起的共济失调、平衡障碍、脑干功能障碍性疾病。根据现代神经解剖学与脑功能定位可知，脊髓后索、小脑和前庭系统参与平衡与协调，它们互有联系并与大脑关联，其中任一环节发生损害，均可引起平衡与协调障碍，通过针刺平衡区并施以一定的手法达到一定的刺激量后，针刺信号可穿过高阻抗的颅骨而作用于小脑相应的部位，起到调节小脑功能、改善平衡协调能力的作用。同时配以电针疏密波刺激，不但可以克服手针运针不持久、易疲劳等不足，又能克服电针单一波形易产生适应的缺点，其动力作用较大，治疗时兴奋效应占优势，且能增加代谢，促进气血循环。

临床中所遇到各类症状表现的患者，孙申田还运用"调神益智法"在治疗器质性疾病的基础上调节其情志，使患者保持精神愉悦的状态，治疗时往往能够获得意想不到的疗效。通过针刺情感区并施行一定手法达到一定刺激量后，针刺信号可穿越颅骨而作用于大脑相应部位，从而起到调节大脑功能的作用，达到调神益智、开窍醒神的目的。

（整理者：祝鹏宇）

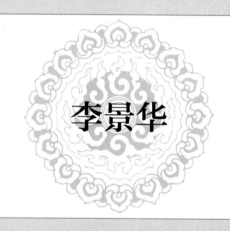

李景华

一、医家简介

李景华，（1959—　），男，主任中医师，吉林省松原市中医院名誉院长。中华中医药学会仲景学说分会委员，吉林省中医药学会第七、八届理事会常务理事，糖尿病专业委员会副主任委员，曾任脑病、肝脾胃病、老年病、经典与临床等专业委员会副主任委员，曾获"全国五一劳动奖章"，吉林省特等劳动模范，全国先进工作者，吉林省第一批老中医药专家学术经验继承工作指导老师，吉林省名中医，松原市名中医，吉林省第十三批有突出贡献的中青年专业技术人才，第六批全国老中医药专家学术经验继承工作指导老师，全国基层名老中医药专家传承工作室指导老师。主持吉林省中医药管理局科研项目多项，研制开发20多种中药院内制剂。领衔申报或参与的科研项目6项，获得吉林省科技成果3项，获得松原市科技进步奖1项。

李景华参加临床工作40余年，在学术上崇尚仲景，大力倡导"致中和"思想，擅于应用和法，根据现代社会生活环境、生活方式等改变的特点，在理论上提出"痰瘀内阻、百病由生"的学术观点，擅于运用中医思维方法诊治内科常见病、多发病和疑难病，尤其擅于治疗肝脾胃病、糖尿病、肾病，具有丰富的临床经验。临床主张以经方为主，时方为辅，辨证与辨病相结合治疗疾病。

李景华在临床上以大医精诚之仁德对待患者，认真实践"医乃仁术"的人道主义精神。他常说："患者不易，既遭罪，又花钱，一定要体谅患者，要因病施治，合理用药。"他常常讲到美国医生特鲁多的墓志铭："偶尔是治愈，常常是帮助，总是去安慰。"李景华总强调《素问·汤液醪醴论》的这句话："病为本，工为标，标本不得，邪气不服。"他认为医患配合对于提高治疗效果非常重要。

二、学术观点

（一）溯本求源，从续命汤美方寻找思路

对于中风病的治疗，中医历来就有争议，唐宋以前以外风立论，主张扶

正祛邪，温阳通络；唐宋以后，多从痰、瘀、虚、火立论，治法以化痰、活血、补虚、清火为主。由于忽略了阳气的作用，治疗效果有时不尽人意，但我们通过学习古代文献及一些名家验案，从中可汲取经验，提高临床疗效。

关于中风病的诊治，对李景华产生影响较大的医家有汉代医家张仲景、现代的山西李可和广东的黄仕沛。

《金匮要略·中风历节病脉证并治第五》："夫风之为病，当半身不遂，或但臂不遂者，此为痹。脉微而数，中风使然。寸口脉浮而紧，紧则为寒，浮则为虚，寒虚相搏，邪在皮肤。浮者血虚，络脉空虚，贼邪不泻，或左或右，邪气反缓，正气即急，正气引邪，㖞僻不遂。邪在于络，肌肤不仁；邪在于经，即重不胜；邪入于腑，即不识人；邪入于脏，舌即难言，口吐涎。"《金匮要略》引《古今录验》续命汤"治中风痱，身体不能自持，口不能言，冒昧不知痛处，或拘急不得转侧"。《备急千金要方》把中风分为四类：一曰偏枯，二曰风痱，三曰风懿，四曰风痹。这四种病症除风痹是属于风湿痹痛外，其他均与中风病有关。广州黄仕沛老师认为"身体不能自持"是指四指肌力下降，肌张力降低；"冒昧不知痛处"是指感觉障碍；"口不能言"是指语言欠清，吞咽功能障碍；"拘急不得转侧"是指肌张力增高及伴发神经性疼痛的症状。黄仕沛这种解释很好地诠释了中风病后遗症的临床表现特征，且在其著作《经方亦步亦趋录》中记载了用续命汤治疗中风病、脊神经根炎、多发性硬化等疾病，收到了很好的治疗效果。李可也曾经说，中医治疗中风病，并不分内外，因为它有形、有证，就可以根据这个形和证判断它是哪一经的病，你就治哪一经。如果它牵涉多方面，基本方法就是《伤寒论》和《金匮要略》里的《古今录验》续命汤。续命汤类方是唐宋以前治疗中风病的专用方，孙思邈就曾用续命汤治愈了自己所患的中风病，李可也说他曾用续命汤治愈了自己的中风病，并介绍了不少用续命汤类方治疗中风病的成功案例。

清代蒋宝素在《医略十三篇》中记载："真中风者，真为风邪所中。症见猝然仆倒，昏不知人，或口眼歪斜，半身不遂，舌强不能言。外见寒热等六经形证者，治以疏解风邪为主，用小续命汤加减；内有二便不通，形气尚盛者，治以通利为主，宜三化汤或《局方》麻仁丸；外无六经之形证，内无便溺之阻隔，仅见口眼歪斜，言语不利，或半身不遂等症者，宜养血祛风，用大秦艽汤加减。"

中风出现以肢体功能障碍为主要病症的时候，中医认为与太阳经关系密切。太阳主一身之表，是阳气通达之处，阳气郁厄，气血不通，不能达于四末，故可以出现半身不遂之证。温阳通络是治疗大法。续命汤具有温阳发散、活血化瘀之功效，使太阳经经气舒展，经脉畅通，肢体拘挛就可得以解除。

（二）注重气机的升降

1. 气机升发太过

中风病常合并其他脏腑功能失调而出现中焦气机紊乱、痰热互结；或脱水药的应用伤及津液导致烦躁、口干、纳差、腹胀、便秘。腑气不通，浊邪上犯，蒙闭清窍，出现意识障碍；若腑气通，则痰热壅盛之邪速去而正安。通腑法有利于废物排出，起到排毒护脑的作用，且促进胃肠功能恢复，保护胃黏膜，防治应激性溃疡。此法既可通腑泄热、通畅气机以敷布气血，又可急下存阴。《素问·调经论》云："血之与气，并走于上，则为大厥，厥则暴死，气复反则生，不反则死。"此"气"即指肝有余之气——肝火，晚清医家张锡纯认为本病主要是由于木火炽盛，风自肝起，又加以肺气不降，肾气不摄，冲气、胃气又复上逆，脏腑之气化皆上升太过，而血之上注于脑者，亦因之太过，致充塞其血管而累及神经，其甚者，令神经失其所司，致昏厥不省人事，张锡纯称其为脑充血。可见气机有升无降，痰、瘀、热邪上犯于脑，致脑部血管瘀阻甚或破裂是引起中风病的一个主要原因。故治疗应首先降其上冲之肝气（肝火），以阻断病势。清代著名医家黄元御曾说："人之脏腑，脾胃属土，原可包括金、木、水、火诸脏。是故肝气宜升，非脾土之气上行，则肝气不升。胆火宜降，非胃土之气下行，则胆火不降。"可见，胃之浊气下行，则肝火、胆火即随之下行，上逆之气血亦随之下行，使脑部充血减轻，病情可得到缓解。故治疗本病，应以平肝降胃为主。治疗上可对证选用天麻钩藤饮、羚角钩藤汤、镇肝熄风汤、大柴胡汤、大承气汤、桃核承气汤等方剂加减。

2. 气虚无力升发

素体气虚者，其人可常有头晕目眩、精神不振、耳鸣、乏力、面色少华、心慌气短等症状，也就是张锡纯所说的脑贫血证。这类人群若不注意摄生，饮食不节，操劳过度，也极易患中风病。《灵枢·口问》曰："上气不足，脑为之不满，耳为之苦鸣，头为之苦倾，目为之眩。"气虚升发无力，血上奉于脑过少，就会出现头晕目眩、面色少华等症状。气为血之帅，血为气之母，血液运行要靠气的推动作用，气虚无力帅血，脑部脉络瘀阻，神经失其所司而患中风。对此证治疗应以益气活血化瘀为主，宜选用以黄芪为主的方剂，如补阳还五汤、加味当归补血汤、黄芪桂枝五物汤等。

（三）辨治中风，注重痰瘀

李景华素倡"痰瘀致病"学说。痰、瘀均为阴邪，是机体脏腑经络、阴阳气血失调的病理产物，痰瘀互阻于脑部脉络，是引发中风的主要原因。

李景华指出：痰、瘀的生成，往往都是由气机的升降失常引起的。气的生化作用，使津血能够充足不虚。靠着气的推动，津血才得以充泽于全身各部。气行则津布，气运则血运，内外相贯，循环不已。气滞则津液停滞而生痰，气虚则水湿不化，津液运行无力，聚而为痰。另外，血之在身，随气运行，气有一息之不通，则血有一息之不运。气有郁滞，血亦随之停积而为瘀血，若气虚推动无力，则血行不畅而为瘀。是以气滞、气虚为患，一则津变生痰，同时血滞生瘀，可致痰瘀互结。

痰瘀又互为因果，由瘀可生痰，由痰可生瘀，而加重痰瘀为患。

气滞、气虚导致血瘀，是为常理。然因瘀血阻滞，脉络不通，气不往来，可使津液不布，聚为痰涎；而痰浊为患，亦最易阻滞气机，气不帅血，血停为瘀。可见，痰瘀共因，相互生化，互为影响，使病情复杂，难以治愈。

（四）治痰不忘化瘀，治瘀须重化痰

痰瘀互结，治当化痰化瘀，双管齐下，俾痰瘀分解，遣药组方，应审度痰瘀互结的不同性质及轻重程度，选择相应的化瘀药与化痰药配伍。用息风化痰之白附子、白僵蚕、天竺黄、胆南星、竹茹，与活血通络之当归、桃仁、红花、地龙、丹参、赤芍，凡此等等，可以类推。痰偏胜者重治痰，瘀偏胜者重治瘀，大法各司其职，务使药证相宜。再者就是注重气机，针对气滞或气虚选择适宜的药物。

（五）重视脑卒中后抑郁症

脑卒中后抑郁症是指发生于中风后，表现为一系列抑郁症状和相应躯体症状的综合征，是中风后常见且可治疗的并发症之一，如未及时发现和治疗，会不同程度地影响患者的康复和预后。据文献资料统计，脑卒中后抑郁症的发病率为20%～60%，脑卒中后1个月内发生抑郁症的占45.4%，其中轻、中度抑郁症者占91.8%，而对于脑卒中后抑郁症的治疗也越来越受到广大医务工作者的关注。脑卒中后抑郁症的主要临床表现为性情急躁或低落，语言减少、不爱与人交流，倦怠、乏力，失眠、多梦，胃纳不佳，时有心慌、胸闷、气短、头晕，重者可有轻生念头。李景华认为，脑卒中后抑郁症多因久病不愈，所欲不遂，导致肝的疏泄功能失调，肝气郁结，久则令脏腑阴阳气血失调，气郁化火，气滞血瘀，脾虚生湿生痰，痰、瘀、火、热相互搏结，扰乱心神、脑神所致。抑郁不解，痰、瘀、火、热邪气不除，它们互为因果，加重病情，使中风病缠绵难愈。故在治疗脑卒中的过程中，不仅仅要注重患者的肢体和语言功能的改善，更要注重因中风所导致的抑郁状态。要积极与患者沟通，采用适当的方法治疗，治疗重点应侧重疏肝理脾、祛痰化瘀、清热安神，这样才能收到事半功倍的临床效果。

三、临床特色

（一）注重阳气，擅用"续命类方"

李景华崇尚经典，喜用经方，在中风病恢复期的治疗上，擅长用续命汤，常收到满意的临床效果，且对续命汤有较深的认识。

考续命汤，主要有《古今录验》续命汤、小续命汤、西州续命汤、大续命汤、大续命散、续命煮散等。续命汤大致由这样四类药物组成：温阳宣通之麻黄、桂枝、细辛、附子；养血活血之当归、川芎、芍药；补气之人参、白术、甘草；寒凉之石膏、黄芩等。方中麻黄、桂枝、干姜破癥坚积聚，温通经脉，更配以大量益气活血之品，使血脉畅通，经气流转，清窍通利。用黄芩、石膏是为了清除因风邪侵袭所致的郁热，且可兼制诸药之温热。

李景华认为，中风病出现肢体功能障碍，多与太阳经关系密切。太阳主一身之表，是阳气通达之处，如果阳气被郁厄，气血不通，不能达于四末，可出现半身不遂之证。续命汤有温阳活血、宣痹通络之功，麻黄当为方中主药。《神农本草经》记载麻黄"主中风伤寒，头痛，温疟，发表出汗，去邪热气，止咳逆上气，除寒热，破癥坚积聚"。晚清名医张锡纯说："麻黄味微苦，性温，为发汗之主药。于全身之脏腑经络，莫不透达，而又以逐发太阳风寒为其主治之大纲……谓其破癥瘕积聚者，以其能透出皮肤毛孔之外，又能深入积痰凝血之中，而消坚化瘀之药可偕之以奏效也。"且麻黄既能开表闭，又能振奋阳气，李可对于续命汤治疗中风总结为"中风危证不避麻，活血化瘀效莫及"。诸续命汤方中皆用麻黄，古又称麻黄汤为返魂汤，用于救治呼吸将停者，可见麻黄不但能开表闭，且有振奋阳气的作用。现代药理研究发现麻黄达到抗血栓的目的是通过延长凝血时间、改变血液黏稠度和改善血液流动性实现的，故其对脑梗死具有良好的防治作用。

古人认为中风病的主要病机是正气亏虚，邪风不去，滞留"皮肤"而发。续命汤中诸风类药其性可直达颠顶，且风能胜湿，其味辛又可疏通经络，针对中风病痰瘀阻于脑络之证，能起到很好的治疗效果。中风病位在脑，"高巅之上，唯风可到"，风类药辛可发散，有确切的活血通络之功，且可直入于脑而发挥作用。现代药理研究也证明祛风药能改善脑血管反应性，增加脑供血，抑制脑出血，改善脑循环，可能其有祛风通经、搜风入络之功，若加白芍、当归等养血解痉之品，效果更佳。

临证用续命汤类方，宜先辨新病虚与实，实则先清后补，虚则先补后清，一般 1 个月以内，先服大续命汤或《古今录验》续命汤，继服小续命汤，1 个月以后服续命煮散。其中大续命汤与《古今录验》续命汤只差一味药，大续命汤有黄芩无人参，偏于清；而《古今录验》续命汤有人参无黄芩，偏于补，临床辨证根据患者体质选用。再辨久病虚与瘀，中风病程日久，气血运行不畅或脏腑功能虚衰，久病多虚多瘀或虚实夹杂，李景华多用续命煮散加减。

（二）治疗中风，注重化痰、化瘀

随着社会的进步，人们的生活方式和饮食结构发生了根本改变，长期膏粱厚味饮食及缺少运动，加之情志的改变，是痰浊和瘀血产生的根源，也是目前脑血管病呈高发态势的主要原因。故李景华在辨治中风病的过程中，注重化痰、化瘀，其中以痰浊闭阻为主者，喜用温胆汤加减。温胆汤是唐代孙思邈《备急千金要方》中的一张名方，主要用来治疗"大病后虚烦不得眠"。原方由竹茹、枳实、半夏、生姜、陈皮、甘草六味药组成。到了宋代，在陈无择所著的《三因极一病证方论》中，又在温胆汤原方中加上茯苓、大枣二味，变为现在的温胆汤。《医宗金鉴·删补名医方论》认为本方主治"热呕吐苦，虚烦，惊悸不眠，痰气上逆"，并在《伤寒心法要诀·汇方》中以歌诀形式概括其主证为"口苦呕涎烦惊悸"。而叶天士在《温热论》中说："再论气病有不传血分，而邪留三焦，亦如伤寒中少阳病也。彼则和解表里之半，此则分消上下之势，随证变法，如近时杏、朴、苓等类，或如温胆汤之走泄。因其仍在气分，犹可望其战汗之门户，转疟之机括。"说明温胆汤有调畅三焦，分消湿热的作用。临床常加石菖蒲、远志、郁金等以解郁、祛痰、开窍、醒神；痰热重者，加瓜蒌、胆南星、竹茹、天竺黄以清热化痰；夹瘀者，加丹参、地龙、僵蚕、酒大黄。而对于瘀血阻于脑部脉络为主者，李景华更喜欢用桃核承气汤加减。李景华指出，临床所见这类中风患者，多伴有一些精神神经症状，如急躁易怒或精神抑郁、头痛、少寐多梦、记忆力减退等，且多伴腹胀满、大便秘结、舌苔黄厚腻等临床表现，这些均由瘀热互结、邪热上冲所致，用桃核承气汤加水蛭、地龙，既能活血化瘀，又能通腑泄热，使上逆之气血下行，有很好的治疗效果。夹痰者可加瓜蒌、竹茹、胆南星。医圣张仲景治疗下焦蓄血轻症"少腹急结，其人如狂"用桃核承气汤；治疗下焦蓄血重症"少腹硬满，其人发狂"用抵当汤，且注"服后下血乃愈"。此虽为仲圣辨治下焦蓄血证而设，但经多年临床观察，中风病因瘀热互结而导致的精神错乱、失眠健忘、记忆力减退、头晕、头痛等症，用本方加减治疗有很好的疗效，且对患者肢体及语言功能的恢复亦有一定的效果。

（三）益气化瘀，用补阳还五汤

补阳还五汤，为治疗中风常用之方。《医林改错》曰："谓人之元气，全体原十分，有时损去五分，所余五分，虽不能充体，犹可支持全身。而气虚者，经络必虚，有时气从经络虚处透过，并于一边，彼无气之边，即成偏枯。"并立补阳还五汤，言："此方治半身不遂，口眼歪斜，语言謇涩，口角流涎，下肢痿废，小便频数，遗尿不禁。"此方为益气活血化瘀之剂，并非中风通用之方，必见气虚者方能用之。张锡纯在《医学衷中参西录》中说："爰立补阳还五汤，方中重用黄芪四两，以峻补气分，此即东垣主气之说也。然王氏书中，未言脉象何如，若遇脉之虚而无力者，用其方原可见效。若其脉象实而有力，其人脑中多患充血，而复用黄芪之温而升补者，以助其血愈上行，必至凶危立见，此固不可不慎也。"李景华指出，补阳还五汤原方黄芪用四两，以其补气之力最优，为补气之主药。而气推则血行，气旺则血充，故黄芪量大又能活血，《本经逢原》记载黄芪能"调通血脉，流行经络，可无碍无壅滞也"。然临床应用时，也不能拘泥于四两用量，一般要根据病程长短、体质因素及病情轻重选择其用量。新病者用量宜少，恢复期和后遗症期用量宜大；体质强者用量宜少，体质弱者用量宜偏大；患肢功能障碍轻者用量偏少，患肢功能障碍重者用量宜偏大。具体以 60g～90g、90g～120g 之间选择为宜。有的患者因黄芪量大或服用时间过久而产生内热，可仿张锡纯法，佐以知母、天花粉凉润之品以济黄芪之热。方中桃仁、红花、当归、赤芍、川芎、地龙用量一般为 6～10g，可加羌活、防风等风类药辛以通络，且能直达颠顶。若伴口眼歪斜者加牵正散（白僵蚕、白附子、全蝎）；言语不利者加石菖蒲、远志、郁金；失眠者加合欢、远志、夜交藤；伴有阳虚畏寒肢冷者加附子、肉桂；便秘者加火麻仁、柏子仁、肉苁蓉；若脾虚不运导致的便秘可加生白术；伴血管性痴呆、智力减退者可加熟地黄、山萸肉、枸杞子、补骨脂等补肾填精之品；上肢功能障碍重者加桂枝、桑枝，下肢重者加杜仲、牛膝。此皆随证灵活加减。

（四）擅用柴胡剂，以解脑卒中后抑郁症

对于脑卒中后抑郁，李景华临床擅用柴胡类方治疗，收效显著。柴胡类方，一般是指以《伤寒论》小柴胡汤为代表的，以柴胡、黄芩为主要药物组成的一类方剂。这类方剂均具有疏肝利胆、畅达气机、调畅情志的功效，包括小柴胡汤、大柴胡汤、柴胡桂枝汤、柴胡加龙骨牡蛎汤、柴胡桂枝干姜汤、四逆散等，也包括一些由柴胡类方与其他经方或时方所合之方，如柴朴汤、柴平汤、柴陷汤、大柴胡合桂枝茯苓丸、柴胡加龙骨牡蛎汤合桃核承气汤、八味解郁汤等。李景华尤其喜欢用大柴胡汤、柴胡加龙骨牡蛎汤、八味解郁汤。大柴胡汤为少阳阳明合病之方，既能疏肝解郁、调畅情志，又能通腑泄热，使阳明之气下行，病情得到缓解。大柴胡汤适用于阳热实证，以郁郁微烦、腹满胀痛，大便秘结为辨证要点。伴血瘀者，合桂枝茯苓丸；瘀热互结者，合桃核承气汤。柴胡加龙骨牡蛎汤可和解少阳，调畅气机，清化痰热，兼以潜镇安神。八味解郁汤为黄煌教授临床常用经验方，由四逆散和半

夏厚朴汤合方组成，具有疏肝解郁、和胃化痰的功效，用于治疗抑郁症或者具有抑郁倾向的患者，自觉全身酸痛乏力伴有咽喉异物感、胸闷嗳气、食欲不振、腹胀腹痛等症状，具有很好的临床效果。此外，李景华还擅于用花类药调畅情志，花类药质轻、味芳香，可散邪气、解瘀滞，在辨治时常选用菊花、玫瑰花、合欢花、绿萼梅、厚朴花等。

（五）把临床经验与院内制剂开发相结合，创立一系列院内制剂

李景华在几十年的临床实践中，不断实践，不断总结，注重临床实践与科研相结合，形成了自己的协定处方，并在此基础上申报了院内制剂，目前中风先兆胶囊、中风解语胶囊、偏瘫康复胶囊、益智抗呆胶囊、活血通络胶囊已经得到吉林省药品监督管理局的批准，成为松原市中医院的院内制剂。

（六）临床宜忌不能忘

1. 宜平和心态调畅，忌情绪过激

有些人突患中风，一时难以接受，心态失衡，加重病情，因此要保持一个良好的心态，对于病情的恢复有重要作用。《黄帝内经》提出"恬淡虚无，真气从之，精神内守，病安从来"，因此保持良好的心态对疾病的恢复至关重要。

2. 宜清淡饮食，荤素搭配，忌肥甘厚味

饮食宜清淡，或荤素搭配。忌食肥甘厚味及辛辣动风刺激之品，禁烟酒。

3. 宜房事有节，忌劳欲无度

肾精能生髓补脑，肾精不足，则髓海空虚，脑失所养。因此必须要慎房事，有节有度。

4. 宜舒筋膏摩，忌静卧不动

康复可以改善肢体的血液循环，促进肢体功能的恢复，矫正不良的肢体

状态，可以配合针灸、按摩、现代康复等手段。起居要按照每天阳气的变化而活动，春夏日照长，宜早起，冬天日照时间短，宜晚起，要随太阳的起落而与之适应。

5.宜图徐缓，忌急躁求成

对于有些人患中风后一时难以接受的心态，要对患者首先予以接受教育，既来之则安之，有病慢慢治。不图速效，缓图才是，发挥剥茧抽丝之功。

四、验案精选

（一）温经通阳、祛风通络法治疗验案

赵某，女，59岁，就诊日期2020年9月30日。主诉右侧肢体活动障碍16天。该患者16天前因遇事恼怒后出现右侧下肢活动障碍被家人送往松原市中心医院救治，经头部CT检查，明确诊断为"脑梗死"，入院后给予抗凝、营养神经、改善循环及对症治疗（具体用药不祥），病情稳定后出院，现患者右侧肢体活动障碍，为求中医中药治疗而来我门诊。目前患者右侧肢体运动障碍，饮食尚可，睡眠尚可，二便正常。舌质淡红，苔白腻，脉沉细。既往高血压病史9年，现口服硝苯地平片，血压控制尚可；糖尿病病史5年，现注射诺和灵30R，早晚各20U，现血糖控制尚可。过敏史：无。查体：BP150/90mmHg，神清语明，记忆力、理解力、判断力、计算力正常，右侧上肢肌力Ⅱ级，右侧下肢肌力Ⅳ级，右侧巴宾斯基征（＋），脑膜刺激征（－），踝阵挛（－）。辅助检查：头CT示脑梗死。中医诊断：中风后遗症（寒邪瘀滞、经脉闭阻）。西医诊断：脑梗死后遗症。治法：温经通阳，祛风通络。方药：小续命汤加减。处方：麻黄5g，杏仁5g，附子5g，肉桂10g，川芎10g，白芍15g，防风10g，防己15g，黄芩5g，连翘15g，羌活15g，炙甘草10g。10剂（每日1剂，水煎服）。并嘱患者加强肢体功能康复训练、调畅情志、饮食调养。

二诊（2020年10月9日）：服药10天后，右侧上肢肢体略感温暖，下肢仍无力，方中加入豨莶草10g。10剂。

三诊（2020年10月16日）：下肢无力好转，现患者感觉身疼，加入忍冬藤15g。7剂。

四诊（2020年10月23日）：患者血压130/80mmHg，右侧上肢活动障碍较前好转，下肢无力减轻，现仅肩部疼痛，饮食可，睡眠可，二便正常。舌质淡红，苔白腻，脉沉细，右侧上肢Ⅲ级，右侧下肢Ⅳ$^+$，加入当归15g，以善其后。

按：

脑梗死属于中医"中风"范畴，以猝然昏仆、不省人事，伴口眼歪斜、语言不利、半身不遂或不经昏仆而仅以歪僻不遂为主症的一种疾病。汉唐以前认为中风的发病机制以外风为主，沿用大小续命汤长达1300年（即战国至唐朝）。从明清以来，出现了关于内风、外风的争论。特别是到了清末，偏重于内风，将平肝潜阳、镇肝息风广泛应用于临床，并成为当今中医临床思维模式。现代名医李可对后世中风理论提出质疑并进行一系列批判。李可指出，历代把内风、外风截然分开，不符合临床实际。人处大自然中，风为百病之长，外风可引动内风。中风出现以肢体功能障碍为主要病症时，中医学认为与太阳经关系密切，太阳主一身之表，是阳气通达之处，阳气郁厄，气血不通，不能达于四末，故可以出现半身不遂之证。温阳通络是治疗大法。《医略十三篇》："真中风者，真为风邪所中。症见猝然仆倒，昏不知人，或口眼歪斜，半身不遂，舌强不能言。外见寒热等六经形证者，治以疏解风邪为主，用小续命汤加减；内有二便不通，形气尚盛者，治以通利为主，宜三化汤或《局方》麻仁丸；外无六经之形证，内无便溺之阻隔，仅见口眼歪斜，言语不利，或半身不遂等症者，宜养血祛风，用大秦艽汤加减。"提到了中风见六经寒热之形证者治以小续命汤。分析此病例，该患者既往有高血压、糖尿病病史，本是痰瘀阻滞经络不通之人，里愈虚失于温通，则会加重经络不通，同时在表之阳气郁滞后，身体内部气血运行也会受到影响，以上因素均可导致脏腑功能失调。风为阳邪，其性向上开泄，易袭阳位，可损伤脑络。根据孙思邈《备急千金要方》所录，小续命汤药物组成为麻黄、桂枝、杏仁、甘草、黄芩、芍药、川芎、人参、防己（各一两）、防风（一两半）、附子（一枚）、生姜五两。方中以麻黄能宣阳通郁，桂枝可助阳化气、温通经脉，杏仁降气化痰、润利肺气，麻黄、杏仁相配伍，杏仁可制约麻黄宣发之性，人本一体，表里同气，肺主一身之气而朝百脉，肺气畅则脉行利，麻黄、桂枝、杏仁合用畅达表里；脾病则四肢不用，人参、生姜、甘草斡旋中焦，又可驾驭麻、桂发越之性；阳虚阳郁，黄芩苦寒可清经中郁热，赤芍柔肝缓急，凉血活血，川芎辛温活血通经，黄芩、赤芍合用清木敛木而息风，又可制约方中诸药的温燥之性，赤芍、川芎合用活血不伤血，凉血不留瘀；防风辛以调达气机，既祛外风，又息内风，且"高巅之上，唯风可到"，防风、川芎二者皆为肝经风药，可引诸药上行于头部，辛味药如麻黄、桂枝、防风、川芎等能行能散，既可温通经络，亦可行气活血，故而能温经络之虚寒，清脑窍之浊瘀；防己苦寒既可清经中郁热，又可利一身水湿，防己与麻黄相伍，一寒一温，使痰湿从下而去；附子补火助阳，与桂枝、麻黄一起畅达表里阳气。二诊加入豨莶草，《本草正》曰："气味颇酸，善逐风湿诸毒，用蜜酒层层和洒，九蒸九曝……善治中风口眼歪斜，除湿痹，腰脚酸软麻木。"三诊加入忍冬藤，疏风通络。

本案患者是一位中年女性，承担家庭中各项家务，问诊间，患者烦躁不安，眼神中充满不安焦虑，李景华在诊疗中屡次强调，卒中后患者自我价值感明显受到挫折，尤其是年富力强的中年人，自尊心也会不同程度受到损伤。患者不能接受突如其来的打击，因此不能接受患者角色，表现有愤怒、焦虑、烦躁、迷茫或悲伤等情绪反应。他强调要减轻患者的心理压力，向患者及家属设定康复治疗的近期目标和远期目标，增加其康复治疗的信心。李景华平易近人、和蔼可亲的态度，与患者进行心理沟通，耐心倾听并解答患者的疑惑和不安，减轻了患者的心理负担，并鼓励患者积极参加康复训练。现如今高节奏忙碌的工作氛围，使得患者的心理治疗被大多数的医生忽略以及省略，但李景华严谨且富有责任感的心理治疗使患者受益匪浅，使患者情绪上就得到了舒缓和治疗。从心理学角度来说，心理康复比肢体康复更为重要，患者接受自己才能有意愿改变自己，医生在中间起到了重要的桥梁作用，使医患关系更和谐，有利于患者的康复，大大提高了疗效。

（二）扶正祛邪、清热疏风法治疗验案

赵某，男，55岁，就诊日期2020年6月8日。主诉左侧肢体活动障碍20天。该患者20天前因生气后出现左侧肢体活动障碍伴语言不清，被家人送往松原市中心医院救治，经头部CT检查，明确诊断为"脑梗死"，入院后予溶栓、抗凝、改善循环及对症治疗（具体用药不详），病情稳定后出院。现患者左侧肢体活动障碍，语言笨拙，饮食可，睡眠可，大便干，小便正常，舌胖大有齿痕，苔黄腻，脉弦细。既往高血压病史1年，控制尚可。无过敏史。血压为BP160/90mmHg。左侧上肢Ⅱ级，右侧下肢Ⅱ级，右侧巴宾斯基征（+），脑膜刺激征（-），踝阵挛（-）。辅助检查：头CT示脑梗死。中医诊断：中风后遗症。西医诊断：脑梗死后遗症。治法：扶正祛邪，清热疏风。方药：大续命汤加减。处方：麻黄5g，桂枝15g，黄芩5g，炙甘草10g，干姜10g，石膏30g，当归15g，川芎10g，杏仁10g，胆南星5g，远志10g。7剂（每日1剂，水煎服，分2次口服）。并嘱患者加强肢体功能康复训练、调畅情志、饮食调养。

二诊（2020年6月15日）：大便干成球状，语言謇涩，加大黄5g，芒硝10g。7剂。

三诊（2020年6月22日）：大便好转，时有乏力汗出，加人参10g。

四诊：四诊后大便正常，查体：血压130/85mmHg，左侧上肢Ⅲ级，右侧下肢Ⅳ级，加入稀莶草10g，鸡血藤30g，嘱其继续服药一段时间。

按：

中风病为中医四大难病之首，近年来随着人口老龄化加剧，中风病的发病率、致残率与死亡率居高不下。中医药治疗中风病具有明显优势，但由于历代医家关于病因病机的认识各不相同，尤其是中风病"外风致中"理论的认识，因此对其理论及诊疗经验的推广产生了影响。续命汤以麻黄为主药，

麻黄在《神农本草经》中记载："味苦，温。主中风伤寒，头痛，温疟，发表出汗，去邪热气，止咳逆上气，除寒热，破癥坚积聚。"文中记载有"破癥坚积聚"之功效。陈修园在《医学三字经·中风第二》中说："人百病，首中风，骤然得，八方通，闭与脱，大不同，开邪闭，续命雄。"陈修园说的是治中风要以"通"为主，其中的闭证，首先续命汤。李可老先生对于续命汤治疗中风总结为"中风危证不避麻，活血化瘀效莫及"。

分析此病例，该患者既往有高血压病史，而且平时多怒，本次发病就是由于生气后而发病。大续命汤来源于《备急千金要方》，主治"大风经脏、奄忽不能言、四肢垂曳"等。大续命汤：麻黄六两，石膏四两，桂心二两，甘草、川芎、干姜、黄芩、当归各一两，杏仁三十枚。大续命汤与《古今录验》续命汤只差一味药，大续命汤有黄芩无人参，偏于清，而《古今录验》续命汤有人参无黄芩，偏于补，临床根据患者体质选用。二诊大便干成球状，语言謇涩，加大黄5g，芒硝10g，以泻下通便。三诊大便好转，时有乏力汗出，加人参10g。四诊后大便正常，查体：BP130/85mmHg，左侧上肢Ⅲ级，右侧下肢Ⅳ级，加入豨莶草10g，鸡血藤30g，嘱其继续服药一段时间。

本案患者是一位中年男性，承担家庭主要的经济来源，突然病倒，但积极进行康复治疗。患者对李景华医术的信任，更增加了他的康复信心。李景华在诊脉中耐心和患者沟通，分析病情，嘱患者宜平和心态调畅情志，忌情绪过激。有些人突患中风，一时难以接受，心态失衡，加重病情，因此保持一个良好的心态对于病情的恢复有重要作用。医生要从饮食起居、心理、运动、爱好等方面，把患者作为生物人与社会人进行全人关怀，践行大医精诚的精神。

大续命汤中麻黄为主药，临床中麻黄的用量及应用方法决定了临床的疗效。《中国药典》中规定麻黄的用量为2～10g，虽然麻黄有一定的不良反应，但是这个剂量大大影响了麻黄临床应用的效果。《伤寒论》中含有麻黄的方剂共十余首，用量最大者用至六两，少则用至十六株，针对患者的不同情况和病机，其用量就有所变化。如《伤寒论》第38条："太阳中风，脉浮紧，发热恶寒，身疼痛，不汗出而烦躁者，大青龙汤主之。若脉微弱，汗出恶风者，不可服之。服之则厥逆，筋惕肉瞤，此为逆也。"本条原文中大青龙汤针对患者表实无汗兼烦躁的情况，麻黄用至六两，才能达到治病驱邪的效果，即使按 1 两 =3 克来换算也大大超过了《中国药典》的用量。古人在应用麻黄的过程中，很早就发现其有一定的不良反应，陶弘景在《本经集注序录》云："凡汤中用麻黄，皆先别煮两三沸，掠去其沫，更益水如本数，乃内余药，不尔令人烦。"现代药理研究麻黄主要不良反应是升高血压、致失眠和心律失常，很多医生畏惧于此，从而不敢大量应用麻黄，或者用其他药物代替麻黄，大大影响了临床疗效。古人在应用麻黄时多备注先煎去上沫，也就是通过延长麻黄的煎煮时间和去其上沫的方法即可减轻其副作用，当然了，现在很多时候先煎麻黄未见有沫，这可能与药材和用量有关。因此在辨证准确、煎服方法得当的情况下，应用麻黄效如桴鼓，并且很少出现不良反应。

（三）温经通阳、祛风通络法治疗验案

周某，男，52 岁，就诊日期 2020 年 2 月 21 日。主诉左侧肢体活动不灵 1 个月零 24 天。该患者 1 个月零 24 天前因饮酒半斤后出现左侧下肢活动障碍，伴语言不清，被家人送往松原市中心医院救治，经头部 CT 检查，明确诊断为"脑出血"，入院后给予降止血、降颅压、吸氧及对症治疗（具体用药不详），病情稳定后出院。现患者左侧肢体活动障碍，饮食可，睡眠可，大便干，小便正常。舌质淡红，苔白腻，脉沉。既往高血压病史和糖尿病病史，血压控制尚可；目前口服二甲双胍，血糖控制尚可。血压为 BP170/90mmhg，目前患者神清，语言謇涩，左侧面瘫，左侧上肢肌力 0 级，右侧下肢肌力 Ⅱ 级，右侧巴宾斯基征（＋），脑膜刺激征（－），踝阵挛（－）。辅助检查：头 CT 示脑梗死。中医诊断：中风后遗症（寒邪瘀滞、经脉闭阻）。西医诊断：脑梗死后遗症。治法：温经通阳，祛风通络。处方：续命煮散加减。方药：麻黄 5g，附子 5g，细辛 3g，人参 10，白术 10g，茯苓 15g，炙甘草 10g，杏仁 10g，石膏 30g，防风 15g，防己 10g，肉桂 10g，升麻 10g，独活 15g，川芎 10g。10 剂（每日 1 剂，水煎服）。并嘱患者加强肢

体功能康复训练、调畅情志、饮食调养。

二诊（2020年2月28日）：服药后，大便正常，患者近日空腹血糖13mmol/L左右，加入黄连15g。

三诊（2020年3月6日）：患者自觉身疼，加入羌活15g。

四诊（2020年3月13日）：患者左肩疼痛，加入姜黄10g，忍冬藤30g。

五诊：BP140/80mmhg，患者肩疼减轻，语言稍流利，左侧面瘫，左侧上肢Ⅰ级，右侧下肢Ⅲ级，原方加入桑枝15g，继续服用。

按：

中风病又称为脑卒中，具有发病率高、并发症多、复发率高、致残率高、治愈率低、死亡率高的特点。由于本病起病急、变化快、症状多，与"善行而数变"的风邪特点相似，故古人以"风"类比，名为中风。续命煮散由麻黄、川芎、独活、防己、甘草、杏仁各三两，桂心、附子、茯苓、升麻、细辛、人参、防风各二两，石膏五两，白术四两组成。主治"中风言语謇涩，四肢疹曳"。上十五味粗筛下，以五方寸匕，纳小绢袋子中，以水四升和生姜三两，煮取二升半，分三服，日日勿绝，慎风冷。分析本病案，该患者既往有高血压病史和糖尿病病史。二诊服药后，大便正常，患者近日空腹血糖13mmol/mL左右，加入黄连15g。三诊患者自觉身疼，加入羌活15g。四诊患者左肩疼痛，加入姜黄10g，忍冬藤30g。五诊患者肩疼减轻，语言稍流利，左侧面瘫，左侧上肢Ⅰ级，右侧下肢Ⅲ级，原方加入桑枝15g，继续服用。本案所用续命煮散，古代多作为散剂使用，与汤剂相比，散剂既具有汤剂吸收快、作用迅速的特点，又有用量小，便于携带和保存的优势。但散剂应用须注意其应用方法，散剂应用方法主要有两类：一类为煮散；另一类为非煎煮散。煮散就是在散剂中加入水或者其他媒介通过煎煮而成，像续命煮散就是在散剂的基础上加入生姜和水煎煮制成。而非煎煮散没有煎煮的过程，只是通过溶媒与散剂调和而成，像五苓散用白饮调和后服用。本案患者基础疾病多，病因病机复杂，为能及时调整用药，故未采用散剂应用。

本案患者是一位中年男性，嗜好饮酒，既往患高血压、糖尿病，加之平常不爱运动，还不注意饮食，故发病。嘱患者清淡饮食，或荤素搭配，忌肥甘厚味。忌食肥甘厚味及辛辣动风刺激之品，禁烟酒。监测血压、血糖变化，加强肢体锻炼，积极康复治疗。李景华经常教导学生要多读经典，在临床中运用经典，他坚持详查形候，辨证施治，对待每一种病症和病证，他都认真分析，精准施治。本案中，李景华针对患者肢体活动不利、疼痛的情况，临床中常常采用中医取类比象的思维，应用藤类药，《本草汇言》："凡藤蔓之属，皆可通经入络。"脑中风患者多肢体活动不利，经络不通，不通则痛，而藤类药就像人体的四肢、经络，故在辨证施治的基础上运用藤类药可以达到经络止痛的效果。李景华临床常用忍冬藤、络石藤、海风藤等，如果患者上肢偏重常配伍桑枝、鸡血藤；下肢偏重常配伍木瓜、牛膝；如果患者兼有气虚则配伍黄芪，兼阳虚则配伍附子、肉桂；瘀血重则配伍地龙。针对患者高血糖的情况，李景华借鉴中医学关于"消渴"的论述及当代名家仝小林教授的经验，临床中常常在方中加入黄连，取其苦能治甜之意，如半夏泻心汤、大黄黄连泻心汤、葛根芩连汤、乌梅丸等。黄连虽有苦寒伤胃之弊，但李景华根据患者的体质情况调整剂量和配伍，临床用之得当，则不会出现伤胃的情况。为防苦寒伤胃或兼脾胃虚寒者常常配伍顾护脾胃的干姜。兼湿邪为患的常加芳香化湿、健脾燥湿、淡渗利湿之品。

（四）理气化痰、和胃利胆法治疗验案

牛某，男，62岁，家住宁江区文化街，退休工人。就诊日期2020年5月15日。主诉右侧肢体活动障碍40天。该患者40天前无明显诱因突然出现意识不清、恶心、呕吐，呕吐时有严重呛咳，被家人送往松原市中心医院救治，经头部CT检查，明确诊断为"脑出血"，入院后急诊全麻下行脑内血肿清除术及去骨瓣减压术、气管切开术，术后给予止血、降颅压、营养神经、抗感染、化痰及对症治疗（具体用药不详），病情稳定后出院。现患者右侧肢体活动障碍、意识朦胧，为求中医中药治疗而来我门诊。目前患者右侧肢体活动障碍，意识朦胧，失语，痰多黏稠色白，时有呕恶，鼻饲饮食，睡眠可，小便正常，大便干结。舌质暗红，苔白腻，脉沉弦滑。右侧上肢0级，右侧下肢0级，右侧巴宾斯基征（＋），脑膜刺激征（－），踝阵挛（－）。

辅助检查：头部 CT 示脑出血术后改变。中医诊断：中风病（风痰瘀血、痹阻脉络）。西医诊断：脑出血术后（恢复期）。治法：理气化痰，和胃利胆。方药：温胆汤加减。处方：半夏 10g，陈皮 15g，茯苓 15g，枳实 10g，竹茹 15g，大黄 5g，胆南星 5g，郁金 10g，石菖蒲 10g，天竺黄 10g，炙甘草 10g，生姜 6g。7 剂（水煎，每日 2 次分服）。嘱调畅情志、清淡饮食、预防外感。

二诊（2020 年 5 月 22 日）：右侧肢体活动障碍，表情淡漠，呈无欲状，痰量明显减少，无呕恶，鼻饲饮食，睡眠可，小便正常，大便略干结，舌质暗红，苔白腻，脉沉弦滑。查体：意识转清，呈无欲状，失语。右侧上肢肌力 0 级，右侧下肢 0 级，右侧巴宾斯基征（＋），脑膜刺激征（－），踝阵挛（－），加入远志 15g。7 剂（水煎，每日 2 次分服）。

三诊（2020 年 5 月 29 日）：右侧肢体活动障碍，神清，表情淡漠，痰量明显减少，鼻饲饮食，睡眠可，小便正常，大便干结。舌质暗红，苔白微腻，脉沉弦滑。查体：神清，运动性失语，右侧上肢肌力 0 级，右侧下肢 Ⅰ 级，右侧巴宾斯基征（＋），脑膜刺激征（－），踝阵挛（－）。加入豨莶草 10g，连翘 15g。7 剂（水煎，每日 2 次分服）。

四诊（2020 年 6 月 5 日）：鼻饲管已拔，偶尔呛水，小便正常，大便干结。舌质暗红，苔白微腻，脉细滑。加入瓜蒌 15g。14 剂（水煎，每日 2 次分服）。

五诊（2020 年 06 月 19 日）：右侧肢体活动障碍，表情淡漠，痰已无，饮食可，睡眠可，小便正常，大便略干结。舌质暗红，苔白微腻，脉细滑。查体：神清，运动性失语，右侧上肢肌力 0 级，右侧下肢肌力 Ⅱ 级，右侧巴宾斯基征（＋），脑膜刺激征（－），踝阵挛（－）。加入白附子 5g，羌活 15g。继服 10 剂。

按：

该患者平素性情急躁伤肝，嗜食肥甘厚味伤脾，脾虚生湿生痰，肝火夹痰浊上犯于脑，气机有升无降，脑部血管充血过度破裂而发本病，风火、痰浊、瘀血为致病之标。来诊时已经于市中心医院系统治疗，病情趋向平稳。

据刻下舌、脉、症，辨证为风痰瘀血、痹阻脉络。李景华素倡"痰瘀致病"学说，盖痰、瘀可同源相生而互结，津变成痰，血变成瘀，痰瘀互结是津血改变的结果，痰瘀都能因气的改变而化生。脾气亏虚，气虚不能化津，气虚失于布津，津聚成痰，痰阻脉络，致血行不畅而为瘀；再者肝气郁结，气郁则血瘀，脉道不通，气不往来，可使津液不布，津聚为痰，痰瘀阻于脑络，神机失司，故而表现为失语、神情倦怠，呈无欲状；痰浊瘀血闭阻脉络，气血无以外达，肢体失养，则出现肢体偏瘫，正如清代张秉成《成方便读》所说："夫风之中于经也，留而不去，则络中之津液气血，浑合不分，由是卫气失其常道，络中之血，亦凝而不行，络中之津液即结而成痰，经络中一有湿痰死血，即不仁，且不用。"

痰浊内阻，胃失和降则痰多呕恶，痰瘀内阻日久有化热之势则大便干。舌质暗红，苔白腻，脉沉弦滑为痰瘀互阻之象。本病病位在脑，与肝、脾相关。治以理气化痰，和胃利胆，化瘀通络。对于痰瘀互结证，要痰瘀同治，治痰不忘化瘀，治瘀须重化痰，俾痰瘀分解。遣药组方，应审度痰瘀互结的不同性质及轻重程度，选择相应的化痰药与化瘀药配伍组方，且在治疗中注重调理气机。本案选温胆汤加减。从温胆汤的药物组成来看，本方属于化痰清热，和胃利胆，除虚烦定惊悸的方剂。方中半夏辛温，燥湿化痰；竹茹甘而微寒，清热化痰兼以除烦；陈皮辛苦温，理气健脾，燥湿化痰；枳实辛苦微寒，降气导滞，消痰除痞；茯苓健脾渗湿，宁心安神；生姜可降逆止呕兼能制半夏毒性；甘草补脾益气兼以调和诸药。加石菖蒲以祛痰开窍、醒脾开胃，胆南星清热化痰；郁金、大黄活血化瘀，大黄既可活血化瘀，又能通腑降胃利胆，且其气香，少用兼能调气（张仲景用三黄泻心汤治疗热痞，以麻沸汤渍之，须臾去滓服用，即取其调气分之热）。诸药共奏理气化痰，和胃利胆，化瘀通络之功。二诊患者仍表情淡漠，呈无欲状，故加远志，与石菖蒲、郁金同用，为李景华经验用药，三药合用有较好的解郁、祛痰、醒神作用，常用于脑血管病之神志模糊、语言不利、思维迟钝者。三诊加豨莶草祛风通络，连翘味苦微寒，色青入肝，以理肝气之郁，平肝气之盛。五诊患者病情已有所恢复，热象已去，加羌活及少量白附子，二者皆为风类药。羌活辛、苦、温，白附子辛温，风类药能直达颠顶，风能胜湿，风类药味辛又有很好的宣散通络之力，与本证相宜，且羌活、白附子与方中茯苓、陈皮、半夏、枳实等相伍，符合《黄帝内经》"湿淫于内，治以苦温，以苦燥之，以淡泄之"之旨，这也是李景华治疗痰湿为患的常用之法。

　　本案患者是一位老年男性，平素嗜食肥甘，性情急躁，体胖，患脑出血，来诊时为脑出血术后恢复期改变，经过李景华教授五次精心细致的诊治，收效满意，患者家属对李景华教授的医德医风及诊疗技术也颇为敬服。李景华经常对学生讲，随着社会的进步发展，人们生活方式和饮食结构的改变，人所患疾病也在变化。现在人们生活幸福安逸，饮食好，活动量又少，由此而引发的与代谢相关的疾病不断增多，如高血压、血脂异常、糖尿病、高尿酸血症、冠心病、脑卒中等。对于这类疾病的防治，首先应从调整高危人群的生活方式和饮食结构入手，告诫他们健康的生活方式和饮食结构的重要性，心中要存有未病先防的理念。李景华认为想做名医，首先要当好一个治未病的医生，古人讲"不治已病治未病，不治已乱治未乱"，这也是一名好医生应该具备的条件。李景华教授对每位就诊者都能耐心细致地讲解一些中医药预防疾病的简单知识，如对于患病后如何做好二级预防，如何阻止或延缓一些疾病的发展等。李景华教授临床经验丰富，来诊者众多，但他总是和颜悦色、耐心细致地为每位患者诊病，并且要求学生们对待患者要态度和蔼、同等对待，不能有贵、贱、贫、富，长、幼、妍、媸之分，如此才能做到标本相得，取得预期的临床效果。

（五）通腑泄热、活血化瘀法治疗验案

　　王某，女，55岁，宁江区临江街居民，平素性情急躁。2020年11月6日就诊。主诉右侧肢体活动障碍22天。该患者22天前无明显诱因突然出现右侧肢体活动不利，被家人送往吉林大学白求恩第一临床医院救治，经头部CT检查，明确"脑出血"临床诊断。入院后给予止血、抑酸、降压、营养神经及对症治疗（具体用药及治疗过程不详），病情稳定后出院，留有右侧肢体偏瘫后遗症，今为求中医中药治疗而来我门诊。目前患者右侧肢体

偏瘫，语言正常，时有头晕，记忆力减退，烦躁易怒，口干，饮食睡眠可，腹胀满，留置导尿，大便6日一次。既往高血压病史多年，口服氨氯地平（5mg，每日一次）维持治疗。查体：血压140/82mmHg，神清语明，双眼球运动灵活，双侧瞳孔等大同圆，对光反射灵敏，直径3.0mm，右侧上肢肌力0级，右侧下肢肌力0级，右侧巴宾斯基征（＋），查多克征（＋），脑膜刺激征（－），踝阵挛（－）。舌质暗，苔黄腻，脉滑。辅助检查：头颅CT示脑出血术后改变。中医诊断：中风病中经络（风痰瘀血、闭阻经络）。西医诊断：脑出血（恢复期）。治法：通腑泄热，活血化瘀。方药：桃核承气汤加减。处方：桃仁10g，大黄5g，芒硝（冲）6g，桂枝10g，羌活10g，天麻15g，豨莶草10g，炙甘草10g。7剂，水煎，分两次服。嘱调畅情志、清淡饮食、预防外感。

二诊（2020年11月14日）：患者头晕、烦躁易怒、口干、口渴症状减轻，腹胀满减轻，留置导尿，大便干，两天一次。血压140/70mmHg，神志清，言语正常，双眼球运动灵活，双侧瞳孔等大同圆，对光反射灵敏，直径3.0mm，右侧上肢肌力0级，右侧下肢肌力0级，右侧巴宾斯基征（＋），查多克征（＋），脑膜刺激征（－），踝阵挛（－）。舌质暗红，苔黄微腻，脉滑。原方加益智仁10g，乌药10g，继服7剂。

三诊（2020年11月22日）：患者无口干、口渴，烦躁易怒症状缓解，饮食及睡眠正常，无腹胀，小便正常，大便略干，每日一次。查体：血压130/80mmHg，神志清，言语不利，右侧上肢肌力Ⅰ级，右侧下肢肌力0级，右侧巴宾斯基征（＋），查多克征（＋），脑膜刺激征（－），踝阵挛（－）。舌质暗红，苔黄微腻，脉弦略滑。上方减大黄量为3g，继服7剂。

四诊（2020年11月30日）：患者诸症缓解，二便正常。舌质暗红，苔白微腻，脉弦略滑。嘱清淡饮食、保持心情舒畅、防外感。暂停服中药。

按：

该患者为中年女性，中风诊断明确，为出血性中风，西医诊断为脑出血。该患者平素性情急躁，肝气郁结，气郁化火。肝胆之火内炽，腑气不通，邪无出路，气机有升无降，上升之气血搏激于脑部血管，致血管破裂出血而发本病。离经之血便为瘀血，又火旺煎津成痰，邪热无出路，痰、瘀、热互结当为本病基本病机。而本病症的治疗，首当通腑给邪热以出路，兼以化瘀、化痰。清代医家黄元御曾说："肝气宜升，胆火宜降。然非脾气之上行，则肝气不升；非胃气之下行，则胆火不降。"可见，治疗本证，降胃通腑尤为重要。方选桃核承气汤加减。桃核承气汤为张仲景治疗下焦蓄血证而设，见于《伤寒论》第106条"太阳病不解，热结膀胱，其人如狂，血自下，下者愈。其外不解者，尚未可攻，当先解其外；外解已，但少腹急结者，乃可攻之，宜桃核承气汤"。本方证的主要病机为瘀、热互结，主证为少腹急结、其人如狂、小便自利，还可兼有烦躁易怒、喜忘善忘、面目红赤、失眠多梦、大便干结等瘀热互结之证。该方由桃仁、大黄、桂枝、芒硝、炙甘草五味药组成，功效为逐瘀泄热。方中大黄苦寒，有泻下攻积、清热泻火、凉血解毒、化瘀通络的作用，是为主药。晚清名医张锡纯先生曾论大黄味苦，气香，性凉，能入血分，破一切瘀血。其力沉而不浮，以攻决为用。其能开心下热痰以愈疯狂，降肠胃热实以通燥结，性虽趋下而又善清在上之热，故目疼齿疼，用之皆为要药。方中桃仁苦平微甘，色赤入血，活血化瘀，兼能祛瘀生新，与大黄相伍，以增强活血化瘀之力。桂枝辛甘温，宣阳通脉，可助大黄、桃仁活血化瘀，但《神农本草经》论桂枝主上气咳逆，似又以能降逆气为桂枝之特长。观仲景所用桂枝，亦多取其降逆之功，如《伤寒论》第15条："太阳病，下之后，其气上冲者，可与桂枝汤，方用前法。若不上冲者，不得与之。"再如桂枝加桂汤、苓桂枣甘汤、苓桂味甘汤等方证，用桂枝皆取其降逆之功。盖桂枝所降之逆气，多为寒气上逆，若遇邪热之气上逆者，仲景多配伍大黄。本案用大黄与桂枝配伍，可使逆上邪热之气下行，病情得到缓解。方中芒硝与大黄配伍，可泻下通便。再者，芒硝味咸微苦，性寒，乃心之对宫。寒为水之性，咸为水之味，寒可胜热，咸可软坚化痰，且其性下行，对于痰热内蕴、痰热扰乱心神者有很好的治疗效果。甘草至甘，可缓硝、黄之急，调和诸药。方中加天麻以平肝息风，豨莶草舒筋通络；羌活为风类药，风类药可直达颠顶，且风能胜湿，风类药味辛能散，亦可通络，为李景华治疗中风的临床常用药物。二诊时热势已减，仍有腹胀，不能自行排尿，故加益智仁、乌药反佐，温脾行气以除胀满。三诊患者病情趋于平稳，故减大黄为 3g，体现中病即减的治疗原则，以收全功。

本案患者是一位中年女性，素为阳性体质，情绪不稳，急躁易怒。李景华在诊疗中曾多次强调，对于这类患者，我们平时治疗中应注重从情志及饮食方面调节，做好一级预防及二级预防。中医治病既要治疗人所患之病，又要治疗所患病之人，要始终心存治未病的理念，体现出中医学的人文关怀思想，这是做一名合格医生的基本素质要求。在本病例的诊疗过程中，李景华始终强调调畅气机的重要性。人体患病，有很多是因气机逆乱导致的。气不布津，可引起痰浊阻滞；气不运血，又可导致瘀血内停，痰瘀互阻，百病由生。本例患者就因平素多怒伤肝，致气机逆乱，痰浊、瘀血阻于清窍，又因郁怒无制，气机有升无降，搏激脑部血管，致血管破裂而发病。治疗上重在降胃气、化痰滞、清痰热。因为胃居中州，胃气降，肝火、胆火方能随之而降，病情可逐渐得到缓解。在用药上，大黄的应用是至关重要的，《神农本草经》载大黄"下瘀血，血闭，寒热，破癥瘕积聚，留饮宿食。荡涤肠胃，推陈致新，通利水谷道"。可见大黄既可通腑泄热，又有很好的活血化瘀功能。吴咸中根据多年临床经验，将大黄的作用总结为调整胃肠运动，改善血液循环，清洁肠道、减少毒素吸收，保护肠屏障，调整免疫，保护器官等，更加拓宽了我们使用大黄的临床思路。李景华在诊疗之余，总喜欢和自己的跟诊学生讲述自己的一些诊疗心得，并告诫学生多读中医学经典著作，勤于临床，将来做一名真正的明中医。

（六）和解少阳、清热化痰法治疗验案

孙某，女，62 岁，退休工人，平素性格内向，多愁善感。就诊日期 2019 年 7 月 31 日。主诉左侧肢体活动不灵活 4 个月。患者 4 个月前劳累后出现左侧肢体活动不灵，就诊于松原市中心医院，查头部 CT 明确"脑梗死"临床诊断，给予对症治疗（具体治疗过程及用药不详），病情稳定后出院。现仍遗留左侧肢体活动功能障碍症，今为求中医中药系统治疗而来我门诊。既往冠心病病史。目前患者左侧肢体麻木无力，胸闷、心烦、身重乏力，易汗

出，口苦，口中异味，眠差，小便正常，大便干。血压 135/90mmHg，神清语明，双眼球运动灵活，双侧瞳孔等大同圆，对光反射灵敏，直径 3.0mm，左侧肢体触觉减退，左侧肢体上肢肌力Ⅲ级，左侧下肢肌力Ⅲ级。左侧巴宾斯基征（+），查多克征（+），脑膜刺激征（−），踝阵挛（−）。舌质暗，苔白厚腻，脉弦。头部 CT 示脑梗死。中医诊断：中风病 – 中经络（少阳、阳明合病）。西医诊断：脑梗死后遗症。治法：和解少阳，清热化痰，祛风通络。方药：柴胡加龙骨牡蛎汤加减。处方：柴胡 10g，黄芩 10g，党参 10g，半夏 10g，生姜 15g，大枣 20g，桂枝 15g，茯苓 15g，大黄 6g，龙骨 30g，牡蛎 30g，羌活 15g，连翘 15g，忍冬藤 30g。7 剂（水煎，每日两次分服）。嘱调畅情志、清淡饮食、预防外感。

二诊（2019 年 8 月 7 日）：左侧肢体无力减轻，胸闷减轻，汗出、口苦减轻，仍时有心烦，乏力，少寐，小便正常，大便干。血压 130/80mmHg，左侧肢体触觉减退，左侧肢体上肢肌力Ⅲ级，左侧下肢肌力Ⅳ级。左侧巴宾斯基征（+），查多克征（+），脑膜刺激征（−），踝阵挛（−）。舌质暗，苔白腻，脉弦。加入胆南星 5g，白附子 6g。14 剂（水煎，每日两次分服）。

三诊（2019 年 8 月 21 日）：胸闷、心烦、口苦、身重等症状均消失，情绪稳定，睡眠正常，仍有乏力，时有自汗，左侧肢体不遂，二便正常。用续命煮散加减。方药：麻黄 2g，附子 5g，细辛 2g，人参 7.5g，白术 10g，茯苓 15g，杏仁 6g，石膏 15g，防风 7.5g，防己 7.5g，升麻 6g，独活 7.5g，川芎 6g，肉桂 2g，炙甘草 7.5g，羌活 7.5g，连翘 10g，丹参 10g。7 剂（水煎，每日两次分服）。

按：

该患者为老年女性，4 个月前因劳累出现左侧肢体活动不灵，就诊于市中心医院，经头部 CT 检查诊断为脑梗死，给予西医系统治疗，病情稳定后出院。来诊时左侧肢体麻木无力，胸闷、心烦、身重乏力，易汗出，口苦，口中异味，眠差，小便正常，大便干。舌质暗，苔白厚腻，脉弦。综上所述，患者中风诊断明确，为缺血性中风，西医诊断：脑梗死。该患者平素性格内向，多愁善感，肝胆气机郁滞，血行不畅，脑部脉络瘀阻，神机失用而发中风。中风日久不愈，情绪郁闷，肝胆枢机不利，郁而化火；气不布津，津聚成痰，痰火扰乱心神，则心烦、口苦、少寐；肝气郁结则胸闷；痰热阻络，气机失于宣通则身重、乏力；邪郁少阳不解，内传阳明，肠胃郁热，则大便干。舌质暗，苔白厚腻，脉弦均为肝胆枢机不利、痰热内扰、脉络瘀阻之象。从症状反应分析，本病病位在少阳阳明，且伴有中风后抑郁，治以和解少阳，清热化痰，祛风通络。西医学认为，脑卒中的突然发生，使患者日常生活能力降低，神经功能缺损。患者适应社会能力及经济状况的改变，可能导致心理应激障碍，心态失衡，由此可能诱导了脑卒中后抑郁症的发生发展。也有研究认为，中风发生后，脑内特殊部位的损害，导致脑内分泌的一些生物活性物质缺失，再者也有研究认为脑卒中后 5-HT（5-羟色胺）、NE（去甲肾上腺素）和 DA（多巴胺）的数量减少或生物活性降低，也可导致抑郁症状的发生。故在临床上，既要治疗中风病，又要治疗中风后抑郁，这样才能取得事半功倍的效果。柴胡加龙骨牡蛎汤是经典的精神神经心理病用方，也是传统的安神定惊解郁方。柴胡加龙骨牡蛎汤见于《伤寒论》第107条："伤寒八九日，下之，胸满烦惊，小便不利，谵语，一身尽重，不可转侧者，柴胡加龙骨牡蛎汤主之。"本方具有和解少阳枢机，调畅气机，清化痰热，兼以潜镇安神的功效，以胸满、烦惊、身重为辨证要点。故本例选用柴胡加龙骨牡蛎汤加减治疗。方中用柴胡、黄芩和解表里，调畅少阳枢机。半夏、生姜和胃降逆。茯苓安心神兼利小便。大黄泻里热，化瘀滞，且大黄配桂枝可降邪热之上逆。龙骨、牡蛎重镇安神，以治心烦失眠，又善治脐下之动悸，且龙骨、牡蛎为介类药，可平肝火之上逆。叶天士曾说："凡肝阳一证，必须介类以潜之，柔静以摄之，味取酸收，或佐咸降，务清其营络之热，则升者伏矣。"再者，龙骨、牡蛎又善治痰，清代陈修园曾言龙骨、牡蛎为治痰之神品，盖龙骨、牡蛎可宁心固肾，可引逆上之火及泛滥之水（随火上升作痰）下归其宅。人参、大枣益气养营，扶正祛邪。羌活为风类药，风能胜湿，且风类药味辛能散，亦可通络。连翘味苦微寒，色青入肝，以理肝气之郁，平肝气之盛。加忍冬藤以疏风清热，舒筋通络。诸药合用，共奏和解少阳，调畅情志，清热化痰，祛风通络之功。二诊加胆南星清热化痰，息风定惊；白附子祛风化痰。三诊时少阳枢机已开，情志调畅，痰热已去，而表现出气血虚弱，经络瘀阻之象，故改投续命煮散，以补气血，祛风邪，通经络。

本案患者是一位老年女性，平素性格内向，多愁善感。来诊时患脑梗死已经4个月，除因脑梗死留有左侧肢体功能障碍外，尚伴有一系列精神神经症状，患者心理充满对疾病的恐惧，属典型的中风后抑郁，这严重影响了病情的恢复。李景华经常对自己的跟诊学生说，中医学是基于人文的医学，要体现整体观念，不但要治疗人患的病，更要治疗患病的人。我们在临床上，要多关注患者的情志变化，既要从心理上进行疏导，又要在处方用药中给予治疗。心理疏导上，要嘱患者多和一些情投意合的人交流，听一些能愉悦心情的音乐，做一些适合自己的有氧运动等。在处方用药上，要注重舒肝理脾、调畅三焦、调畅气机，柴胡剂对此有很好的效果。可根据辨证，选用小柴胡汤、四逆散、柴胡桂枝汤、大柴胡汤、柴胡加龙骨牡蛎汤以及柴朴汤、柴平汤、八味解郁汤等方剂。

而对本例患者的治疗，李景华首诊即嘱家属或亲属多与患者交流，每天可扶其做至少1小时的户外运动，至少每天要听1～2小时患者所喜欢的音乐或观看所喜欢的电视节目，以逐渐消除因疾病所带来的心理障碍。在治疗用方上，李景华教授强调"抓主证、识病机"。因本病主要病机是"肝胆气郁、痰热内扰"，主证为"胸满、烦惊、身重"，为柴胡加龙骨牡蛎汤方证，故用本方加减治疗，以疏肝解郁、调畅情志、清热化痰，故能收到预期效果。

（整理者：于殿宏、陆文娇）

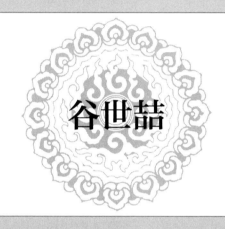

谷世喆

一、医家简介

谷世喆（1944— ），北京中医药大学针灸学院教授，主任医师，博士生导师，中医针灸专家，第四批、第七批全国老中医药专家学术经验继承工作指导老师，第六批北京市级老中医药专家学术经验继承工作指导老师，第三届首都国医名师。谷世喆自幼受父亲熏陶，继承学习了传统中医药学及北京中医药大学针灸泰斗杨甲三的学术经验，强调理论和实践并重，重视医药辨证施治，针药结合，临床疗效较好，尤其对疑难重症，特别是情志病、颈腰椎疾病，针灸和中药治疗能取得很好的疗效。他在学术上十分重视和挖掘砭石疗法的理论和研究，担任中国针灸学会砭石分会创会副会长，完成了国家第一个有关砭石的临床评估实验，对推广砭石疗法做出了突出的贡献。

二、学术观点

谷世喆认为，经典著作是中医临床的源泉，熟读经典是中医临床和学习的捷径，不读经典，就是无本之木，无源之水。谷世喆精研临床，理论功底深厚，见解独到，擅长诊治各科疾病，讲究针药并用，尤其注重经络辨证，疗效卓著。

（一）推崇经典，博采众长

1. 熟读经典，精研医理

谷世喆从事针灸临床教学四十余载，他潜心精研《黄帝内经》《难经》《针灸甲乙经》《针灸大成》《伤寒论》《金匮要略》等经典医籍，孜孜以求，寻根溯源，博览精思，深得中医学之精要。在学习经典的过程中，谷世喆主张泛读与精读相结合，并选择性地背诵一些重要的章节和条文，关键的地方做到读熟、读透，并结合临床在工作中不断体悟，加深理解。谷世喆推崇明代医家杨继洲所述："不溯其源，则无以得古人立法之意，不究其流，则何知后世变法之弊。"多年来，他强调要研究医理，必须通晓医经。其中他特别强调《黄帝内经》对中医学和针灸学的影响。他认为，《黄帝内经》是中医学理论的渊源，它不仅论述了阴阳五行、脏腑经络、诊法治则等理论，也论述了许多病症、病机和辨证思想，为后世临床各科奠定了辨证论治的基础。几十年来，谷世喆在临床医疗实践中始终遵循《黄帝内经》要旨，从中医针灸辨证到理法方药、循经取穴、针灸刺法，无不以《黄帝内经》的理论原则为指导，诊治了大量的患者，取得了良好的疗效，积累了丰富独特的临床经验。

2. 博采众长，矢志临床

除经典书籍外，谷世喆也广泛涉猎历代医家著作。他给学生所列的中医参考书有《濒湖脉学》《景岳全书》《外感温热篇》《蒲辅周医案》《赵绍琴临证验案精选》《古今医案选》《丁甘仁医案》《金针王乐亭》及田从豁的《针灸医学验集》等，他认为这些书能够反映历代医家的精髓，对临床诊疗技术的提高很有好处。另一方面，他也主张学生要深刻掌握教科书的内容，谷世喆常说教科书是集体智慧的产物，非一家一派之说，有利于学生全面掌握知识。他非常推崇徐灵胎的成才学医之路，如徐氏在《医学源流论》自序中说"余少时颇有志于穷经，而骨肉数人疾病连年，死亡略尽。于是博览方书，寝食俱废，如是数年……"《慎疾刍言》序中又云："五十年中，批阅之书约千余卷，泛览之书约万余卷，每过几时，必悔从前疏漏，盖学以年进也……"谷世喆认为，徐氏的成就与他的博览群书是分不开的，故经常教育他的学生在临床之余一定要多读书，这样在临床中才能游刃有余。

在治疗抑郁症、癔症等神志病中，谷世喆经常结合《黄帝内经》理论进行治疗，常取奇效。如《素问·奇病论》："帝曰：有病口苦，取阳陵泉，口苦者病名为何？何以得之？岐伯曰：夫肝者，中之将也，取决于胆，咽为之使。此人者，数谋虑而不决，故胆虚气上溢而口为之苦，治之以胆募俞，治在阴阳十二官相使中。"以及《素问·六节藏象论》："凡十一藏取决于胆。"他认为，很多临床上精神情志疾病的根源是心胆气虚，这种患者的特点是胆小、犹豫、心悸，在治疗上，中药宜以益心气、化痰结、安神志为主，针灸上根据"五脏藏神"取心经、胆经、胃经的原穴、背俞穴为主治疗，往往获得良效。

如在头痛的治疗中，他不但根据八纲辨证的特点，更依据经脉循行的路线，根据《灵枢·脏腑邪气病形》"诸阳之会，皆在于面……中于面，则下阳明。中于项，则下太阳。中于颊，则下少阳。其中于膺背两胁，亦中其经"以及"荥俞治外经，合治内府"的理论，对头痛按部位分经治疗，以远端的荥穴和输穴为主。头痛在两侧为少阳之野，取风池、外关、足临泣为主；头痛在前额为胃经和肝经分布的范围，往往取内庭、合谷、曲池、太冲、大敦等治疗；头痛在后项为手足太阳经分布的范围，根据上下肢有无症状的情况，分属足太阳经和手太阳经，取穴以天柱、昆仑、后溪为主；头痛在颠顶部是肝经分布的范围，取太冲、百会穴治疗。这种治疗方法较八纲辨证更直接和具体，临床中往往能够取得立竿见影的效果。例如有一头痛患者，因外感风寒，头痛剧烈1周，服西药止痛片不能止，昼夜发作。谷世喆在诊察中发现患者头痛伴有肩背疼痛，并且伴上肢疼痛畏寒。经络检查中，按压手太阳经远端腧穴后溪、腕骨穴时压痛明显，选取后溪穴行泻法，两分钟后，疼痛减轻，5分钟后痛止，患者称奇不已。

临证实践是学医的重要步骤，也是学好中医的关键。在条件允许的情况下，谷世喆认为医学生应该早临床、多临床。谷世喆幼承庭训，行医近50年，只要条件允许就尽量贴近临床，贯彻始终。不管春夏秋冬、酷暑严寒，总是在看病、查书、针灸。即使是现在，谷世喆仍坚持工作在门诊的第一线，每当在临床中遇到复杂、疑难问题，都会及时查阅相关书籍，寻找答案。他认为读书只有与临床相结合，才能不断提高自己的理论和实践水平。没有临床，一心只读"圣贤"书，则犹如空中楼阁，空有理论，是解决不了临床实际问题的。正所谓"学而不思则罔，思而不学则殆"。只有将思和学有机结合起来，才能真正领会其中的奥妙。他总结到中医的生命在于学术，学术的根源来源于临床，临床水平之高低体现在疗效，临床疗效是迄今为止一切医学的核心问题，不仅仅是中医。疗效同时也是中医在中国老百姓中有很高声誉和强大生命力之所在。

（二）法从《内经》，重点在针

谷世喆常说中医学、西医学和中西结合医学是中国医学的三驾马车。中医学、西医学各成体系。中医学具有 2000 多年的悠久历史，是世界传统医学中最具系统性，而且是应用最广泛的医学。

1. 基本思想，辨证施针

辨证施针是指运用各种诊察方法，弄清患者和疾病的阴阳、寒热、表里、虚实、气血的多少及疾病涉及的脏腑、经络等病位，并据此确定针刺治疗的穴位、针具的选择、针刺的手法及留针与否和留针时间等。依据《黄帝内经》中所涉及的一些理论如"盛则泻之，虚则补之，热则疾之，寒则留之，陷下则灸之，不盛不虚，以经取之"（《灵枢·经脉》），"五脏者……各生虚实，其病所居，随而调之。病在脉，调之血；病在血，调之络；病在气，调之卫；病在肉，调之分肉；病在筋，调之筋；病在骨，调之骨……必谨察其九候，针道备矣"（《素问·调经论》）等在临床中认真仔细加以运用，常常可以获得良效。诊察也就是侦查，了解病情一定要四诊合参，并且配合现代医学影像和临床检验报告，这在针灸推拿治疗上非常重要。

2. 临床治疗，辨经取穴

针灸临床的治疗根据就是经脉的循行和病候，根据不同病症进行辨证分经，然后针对性治疗，疗效才会更好。谷世喆特别强调《灵枢·邪气脏腑病形》的重要性，认为此篇的内容对于指导临床上经络辨证、辨病意义重大。他要求学生对各经各脏腑的病候重点记忆，以利于日后临床上的应用，重点内容有《灵枢·经脉》《灵枢·根结》等。如《灵枢·邪气脏腑病形》帝曰："愿闻六腑之病。岐伯答曰：面热者足阳明病……大肠病者，肠中切痛而鸣濯濯。冬日重感于寒即泄，当脐而痛，不能久立，与胃同候，取巨虚上廉。胃病者，腹膜胀，胃脘当心而痛，上肢两胁，膈咽不通，食饮不下，取之三里也。小肠病者，小腹痛，腰脊控睾而痛，时窘之后，当耳前热，若寒甚，若独肩上热甚，及手小指次指之间热，若脉陷者，此其候也。手太阳病也，取之巨虚下廉。三焦病者，腹气满，小腹尤坚，不得小便，窘急，溢则水留，即为胀。候在足太阳之外大络，大络在太阳少阳之间，亦见于脉，取委阳。膀胱病者，小腹偏肿而痛，以手按之，即欲小便而不得，肩上热，若脉陷，及足小趾外廉及胫踝后皆热，若脉陷，取委中央。胆病者，善太息，口苦，呕宿汁，心下淡淡，恐人将捕之，嗌中吩吩然数唾。在足少阳之本末，亦视其脉之陷下者灸之；其寒热者取阳陵泉。"另外，如根据《九针十二原》的论述，在脏腑疾病治疗中经常选取原穴配合俞、募穴治疗。根据《素问·五常政大论》"病在上者下取之""病在下者上取之"及"陷者举之""高者抑之"的治则，"虚补上""实则泻下"的辨证取穴方法以治虚实。根据《灵枢·邪气脏腑病形》"荥俞治外经，合治内腑"，临床上经常运用合穴和下合穴相配合治疗腑病。

在临床诊治中，根据疾病发病部位的经脉排列和交叉的关系，进行经络辨经治疗，疗效斐然。

（三）针刺手法补泻得气

谷世喆认为在针刺取效过程中，针刺手法起到了很重要的作用。同时他认为应依体质、病症、男女老幼选择针具。他常用火针、三棱针和大、小、粗、细长短的毫针，配合正确的针刺补泻手法，起到了事半功倍的效果。

1. 针刺过程，首重得气

《灵枢·九针十二原》："右主推之，左持而御之，气至而去之。刺之而气不至，无问其数；刺之而气至，乃去之，勿复针。"《灵枢·终始》："针刺之道，气调而止。"对于得气的判定标准，谷世喆认为主要要根据患者的征象变化和医师针下的感觉，并缘引《内经》原文，认为"针游于巷"的感觉才是正确的得气感觉，脉象上则是和缓有力的脉象为得气之脉。《灵枢·邪气脏腑病形》："黄帝曰：刺之有道乎？岐伯答曰：刺此者，必中气穴，无中肉节，中气穴则针游于巷，中肉节即皮肤痛。"《灵枢·终始》中"邪气来也紧而疾，谷气来也徐而和"应仔细体会。《黄帝内经》中把医生对针下或脉下经气的感知和体察作为对得气、气至的判定标准的方法对后世产生了巨大影响，《标幽赋》所云"气之至也，如鱼吞钩铒之沉浮；气未至也，如闲处幽堂之深邃"即是很形象的比喻。学习针法要深入体味。

2. 得气补泻，强调治神

刺法中也是遵循《黄帝内经》的原则，强调针灸针刺必中气穴。(《灵枢·邪气脏腑病形》："黄帝曰：刺之有道乎？岐伯答曰：刺此者，必中气穴，无中肉节，中气穴则针游于巷，中肉节即皮肤痛。")手法中强调守机和守神的重要性。(《灵枢·小针解》："上守神者，守人之血气有余不足可补泻也。粗守关者，守四支而不知血气正邪之往来也。上守机者，知守气也。")同时强调医生治神的重要性。(《素问·宝命全形论》曰："凡刺之真，必先治神……"就是要求针灸医生在治疗中要治神。)

总之，《黄帝内经》中有关补泻手法是一个综合过程，强调了过程的完整性。补泻刺激量要因人制宜，没有定量规定，主动权在于医生，根据疾病具体情况自己掌握。补泻的要素包括时间、空间、幅度、力度、用意等，同时必须要考虑患者的体质以及患病时的机体状态。

3. 整体原则，贯穿始终

整体观念是贯穿《黄帝内经》全书的基本观念，也是针灸治疗的基本原则。针灸治疗必须从整体出发，选取适宜的腧穴，采用适当的手法，才能术施效显。如《素问·阴阳应象大论》："善用针者，从阴引阳，从阳引阴，以右治左，以左治右，以我知彼，以表知里，以观过与不及之理，见微得过，用之不殆。"《素问·五常政大论》："病在上，取之下，病在下，取之上，病在中，傍取之。"说明针灸治疗就是通过经络联系的整体性，从而以局部的穴位对全身给以整体性影响而发挥作用。在临床中，谷世喆治疗脏腑病常用原络配合，辅以背俞穴；四肢头颈肩病变往往近端远端配合，这样充分发挥整体性的治疗特点。

4. 注重经络，强调辨证

经络理论是中医学基础理论的重要组成部分，是针灸、推拿、气功等学科的理论基础，数千年来，一直有效指导着中医各科的临床实践。古云"不明脏腑经络，开口动手便错"。谷世喆认为，脏腑理论和经络理论是中医学基础理论的两个重要方面。他在长期的医疗实践中，非常重视经络理论，经络"行血气、营阴阳、濡筋骨、利关节""决死生、处百病"。经络理论对临床辨证治疗至关重要。这是谷世喆对学生的教导，也是他几十年的临床体验。

他常告诫学生，一定要熟练掌握经络系统在人体的分布、作用及病证。谷世喆临证时总是根据经脉的分布部位和所联系的脏腑生理病理特点，细心分析各种临床症状，确定病在何经、何脏、何腑，而后予以辨证治疗。比如，头痛腰痛病证是中医针灸科常见病，谷世喆临证诊治时，采用依部分经辨证法，即按经络的分布，再根据头痛腰痛的部位及特殊的症状表现，进行分经辨证。例如腰痛连及臀内痛引项尻，为太阳经腰痛，取腰夹脊穴、大肠俞、委中、昆仑、承山。腰胀痛连及胁及股外侧，为少阳经腰痛，取环跳、阿是穴、支沟、阳陵泉。腰臀痛连及腹，不能左右回顾，为阳明经腰痛，取腰夹脊穴、梁丘、足三里。腰困重痛连及脊内为太阴经腰痛，取局部阿是穴、地机、阴陵泉、三阴交，腰酸痛连脊内及腹不能俯仰，为少阴经腰痛，取肾俞、命门、大肠俞、太溪。腰痛筋急连及阴器，为厥阴经腰痛，取太冲、蠡沟、局部阿是穴。头痛在两侧为少阳经头痛，取风池、外关、率谷、足临泣治疗。头痛在前额为阳明经头痛，取头维、合谷、足三里。头痛在后项部为太阳经头痛，取天柱、后溪、昆仑。头痛在颠顶部为厥阴经头痛，取百会、太冲治疗。实践证明这种依部分经辨证法，诊断明确，取穴准，疗效好。

临床上，有些病证表现轻重不一，虚实夹杂，谷世喆根据患者的主要病症及体征，运用依症分经证辨法，结合《灵枢·经脉》所列述每条经络的病候，进行分析辨证归经。比如，咳喘、胸满、心烦等，依据经络病候证辨归属于手太阴肺经和足少阴肾经，治疗取太渊、列缺、太溪、肺俞、肾俞、内关等穴。再如四肢抽搐、拘挛、角弓反张、腰臀强痛等，结合经络病候辨证应属督脉，治疗取督脉经穴为主。《灵枢·卫气》曰："能别阴阳十二者，知病之所生。候虚实之所在者，能得病之高下。"谷世喆的临床诊治思路及过程，正体现出这一论述。他经常说：针灸临床，一定要特别强调经络辨证。因为经络理论是针灸学的核心理论，故针灸临床必须围绕这个核心理论进行辨证施治。

（四）重视经络辨证诊断

谷世喆在临床中非常重视经络辨证与诊断，他认为经络辨证与诊断是不同于脏腑辨证以及其他如三焦辨证、气血、阴阳、伤寒六经辨证体系的独特体系。其中的核心就是包含经脉、经筋、皮部、十二正经、奇经八脉循行病候的经络理论。

1. 强调经络辨证与脏腑辨证不同

虽然从循行上讲，经络内属脏腑，但是经络并不等于脏腑，虽然脏腑功能出现障碍可以通过经络表现于外，但这不能完全代替经络自身的病证表现。经络作为相对独立的机能体系，它的功能不可以被脏腑功能完全替代。所以，经络确实和脏腑相连，但是经络与脏腑并不是一回事，因此经络证候也不能完全等同于脏腑证候。

不同于大方脉的诊断主要根据传统的望、闻、问、切的特点，《黄帝内经》对经络诊察的主要方法有问、审、切、循、按、扪等，至今仍广泛应用于临床。正如《灵枢·刺节真邪论》所云："凡用针者，必先察其经络之实虚，切而循之，按而弹之，视其应动者，乃后取之而下之。"《灵枢·终始》云："审、切、循、扪、按，视其寒温盛衰而调之，是谓因适而为之真也。"这些正是针灸经络诊断的关键，同时也是影响针灸临床疗效的主要因素，恰恰也是这些也是被广大针灸工作者所忽视的地方。

2. 明确经络辨证次第

循经辨证就是依据《灵枢·经脉》《灵枢·经筋》等篇的记载，针对疾病阴阳、表里、虚实、寒热的不同属性特点，在患病具体部位上，依据所经过的、联系的经脉、络脉、经筋等循行路线交叉与排列的关系，进行多方位比较并确定具体病变经络。

经络辨证是非常重要的一种以循行经过部位所出现的病理表现来诊断病变归属于何经，在经、在络或者在经筋，即"经络所过，病候所在"。因此必须熟记经脉的循行。

（1）胸前区经脉分布及取穴：在临床中治疗乳房疾病如乳腺增生、急性乳腺炎、月经不畅导致的乳胀、乳腺发育不良等疾病时，首先对疾病进行经络诊断然后治疗。谷世喆根据《灵枢·经脉》《灵枢·经筋》《灵枢·邪客》等篇的内容归纳出经过乳房的经脉、经筋或病候涉及乳房疾病的经脉有胃经、胆经、心经、肝经、脾经和肾经。临床上根据疾病的辨证特点以及重点穴位的穴位诊断针对性的治疗。例如乳痈，是发于乳房部的痈，统称"乳痈"，即急性乳腺炎，多见于妇女产后。其病因有因肝气郁结，胃热壅滞；或因乳汁积滞；或乳儿吸乳时损伤乳头，感染热毒；或产后血虚，感受外邪，以致湿热蕴结，气血凝滞而成。患者的病理性归经往往在胃经、肝经和胆经上。临床上往往选取肩井、膻中、曲池、合谷、太冲、内庭、丘墟等穴位，用泻法治疗。同时中药宜理气疏肝为主，佐以清热解毒。方选栝楼牛蒡子汤加减。药用蒲公英、连翘、香附、橘叶、金银花、王不留行、当归、赤芍、路路通、栝楼、牛蒡子。

（2）肩部经脉分布及取穴：根据《灵枢·经脉》《灵枢·经筋》的内容，如足太阳经"循肩膊内"，"别下贯胛"；足少阳经"至肩上"；手太阳经"出肩解，绕肩胛，交肩上"；手阳明经"上肩，出髃骨之前廉"；手少阳经"循臑外上肩"；手太阳络"络肩髃"；足太阳之筋支者"结于肩髃"；手阳明之筋"结于髃。其支者，绕肩胛"；手太阴之筋"结肩前髃"的内容总结出经过肩部的经脉主要有手足太阳经、手阳明经、手太阴经等。在肩周炎的治疗中，根据疼痛的部位不同而确定经脉。肩前廉痛是手阳明大肠经循行所过，经常选取合谷、三间穴；肩后廉痛是手太阳小肠经经脉所过，选取后溪、腕骨穴；肩内廉痛，乃手太阴肺经循行所过，在远端探查鱼际穴上下。另外，根据阳跷脉也过肩部，往往运用阳跷脉的郄穴跗阳穴进行治疗。

（3）舌部经脉分布及取穴：治疗舌病以及言语不利等疾病，针灸治疗的理论是根据《灵枢·经脉》和《灵枢·经筋》而来，如"手少阴之别，名曰通里，别而上行，循经入于心中，系舌本，属目系。其实则支膈，虚则不能言。""脾足太阴之脉，连舌本，散舌下，是动则病舌本强。""肾足少阴之脉，循喉咙，挟舌本。"他常说，如果仅仅根据藏象理论"心开窍于舌"进行治疗就局限。从经络角度看，手少阴心经、足太阴脾经、足少阴肾经与舌联系密切。这样在治疗过程中就开阔了思路。例如，临床上对于中风患者有失语症时，往往选取肾经和心经穴位治疗，如廉泉、太溪、神门、通里穴，如果伴有气血虚弱，加脾胃经穴位，如足三里、太白、中脘（根结标本理论，脾经结在中脘）穴等，舌痛取金津、玉液往往受到较好的效果。

（4）颈项部经脉分布及取穴：后项部有三条经脉经过，分别是手太阳经、足太阳经和督脉。督脉循行于正中线，手、足太阳经的循行于后颈项部，位置不同决定了主治的不同。对比经脉循行的原文发现，在经脉循行的描述中，对两者分别用了颈和项的描述。《灵枢·经脉》："小肠手太阳之脉……从缺盆循颈上颊……是主液所生病者……颈、肩、臑、肘、臂外后廉痛。"《灵枢·经筋》："手太阳之筋……循颈出足太阳之筋前……其病绕肩胛，引颈而痛。""膀胱足太阳之脉……还出别下项……"《灵枢·杂病》："项痛不可以俯仰，刺足太阳；不可以顾，刺手太阳也。"所以，在临床治疗落枕、颈椎病等疾病时，虽然部位在颈项部，但是要严格区分。如果症状主要在项部，离正中线较近，症状一般牵连后头部、项背，属于足太阳经。如果落枕的症状主要在颈项部后外侧，距离正中线比较远，牵连耳后以及肩胛部位，属于手太阳经。诊断清楚后，再针对性地治疗。

在经脉循行中，过口唇的经脉有胃经、大肠经、肝经、任脉、冲脉。经脉原文描述如下：胃足阳明之脉"入上齿中，还出挟口环唇，下交承浆""是主血所生病者，狂疟，温淫，汗出，鼽衄，口㖞唇胗"；大肠手阳明之脉"入下齿中，还出挟口，交人中，左之右，右之左，上挟鼻孔"；肝足厥阴之脉"从目系下颊里，环唇内"。临床上在诊治口腔溃疡等疾病时，往往取阳明经或肝经的穴位来清湿热、理脾胃、疏肝胆，取穴太冲、太溪、内庭、合谷、曲池等。

三、临床特色

（一）针药结合

谷世喆在长期的医疗过程中，诊治过很多疑难杂症，积累了大量的经验。其中针药并用、各取所长就是他的个人心得和独特的学术经验。他认为针药结合由来已久，《脉经》中对于疾病的治疗，多针灸取穴与选用药物并列。李东垣在其所著《脾胃论》《兰室秘藏》《内外伤辨惑论》三书中就有15处记述了针药合治，杨继洲所著《针灸大成》堪称针灸全书，其中亦颇多针药并用之论述。谷世喆十分赞赏古代先贤张仲景、孙思邈等大家针药合用的主张，尤为推崇孙思邈《千金翼方》所说："若针而不灸，非良医也，针灸而不药，药而不灸，亦非良医也，知针知药，固是良医。"该理念源于《内经》"汤药攻其内，针灸攻其外"的原则。

谷世喆临证遇疑难痼疾，经常告诫学生，要以张仲景、孙思邈为标准要求自己，做一个知针知药，各取所长的医生。临床上他经常根据患者的实际情况，将针灸的各种疗法和中药有机结合起来，当用针时用针，当用药时用药，因时因地因人而异。

针灸与中药虽有外治与内服之别，但其理相同，均是调和阴阳气血，疏通经脉，扶正祛邪治愈各种疾病。谷世喆在临床常用中药调理脏腑功能，以治疾病之本；用针灸辨证循经取穴，以治疾病之标。《标幽赋》曰："拯救之法，妙用者针。"祛病之功，莫捷于针灸。凡遇初病、急病，首先针刺，以针刺取效立竿见影，顿挫病势之猛烈。在病邪亢盛而正气不足之时，如急性胃肠炎或顽固性呃逆或神经性呕吐的患者，先针内关、中脘、足三里穴，以求得病势缓解，再予以和胃降逆中药如藿香正气散、旋覆代赭汤或丁香柿蒂汤等，进行脏腑功能的调节，针药结合，使病势得以控制。凡遇久病，慢性病反复不愈，常法不效时，谷世喆常先针刺，后再施药。如慢性泄泻的患者，病程反复迁延不愈，先温灸中脘、足三里、天枢穴，然后再施以健运脾胃的参苓白术散或温补脾肾的四神丸等。

对于急性病痛证，谷世喆教授经常先用针灸，对于慢性病消耗性疾病往往配合中药治疗。他指出：针灸一般长于疏通经脉气血，取效较快；中药一般长于调和气血阴阳，取效和缓而持久。以药辅针则十二经气血通畅后而持久，以针辅药则治疗直接而迅速。针药合用，则经络脏腑能因治法的各有所长得到更好的治疗。例如谷世喆治疗腰腿痛患者往往针对患者的疼痛先用针灸，荡其邪气，继而根据疾病的特点，继以中药调理善后，这样取效迅速又可固其根本，维持长久的疗效防止复发。中风患者，常用针灸以醒脑开窍、滋补肝肾、疏通经络，同时又根据患者辨证的具体情况，肝阳上亢者辅以天麻钩藤饮、镇肝熄风汤加减，气虚阳虚者辅以黄芪桂枝五物汤和地黄饮子加减，每收捷效。对于中风后吞咽困难，辨证属于痰瘀内阻、上遏清窍，往往运用中药温胆汤合桃红四物汤为主活血化瘀，涤痰开窍，同时配用百会、风池、哑门、四神聪、廉泉、上廉泉、天突、合谷、通里、足三里、丰隆、太冲等穴位进行针刺。对于临床上属于肝火上扰型的三叉神经痛患者，除用中药龙胆泻肝汤合升降散以清肝泻火、息风止痛，常常选用肝经、胆经、胃经、心经的荥穴、原穴、井穴，如风池、合谷、牙痛穴、阳陵泉、足三里、太冲和大陵等穴位进行治疗，往往可以缩短治疗过程，获得良好的效果。

谷世喆擅长针灸，对中医内、外、妇、儿科，以及皮肤科五官科的疾病等亦颇有研究。他主张《伤寒论》《金匮要略》等历代方药经典之书，习医者不可不学。药之理和针之理在本质上是一致的，只有参透中医基本理论、病因、病机，谙熟中医内科杂病的辨证施治大法，才能触类旁通、娴熟地应用针灸，方能成为优秀的针灸医师。

谷世喆经常讲，想要成为一名优秀的中医临床医生，要针药结合，双管齐下，充分发挥两者优势，才能最大限度地提高临床疗效。他还认为当今病患多与精神情志相关，针灸对于调神，提高疗效大有助益。

（二）颈三针和臀三针

颈三针、臀三针为谷世喆多年临床实践中总结而出的经验配穴。颈肩腰腿病症多属西医学中运动系统疾病及骨关节病。他认为此类病症外因主要是风寒湿热之邪侵袭、跌仆扭伤及劳损所致，内因主要是肝肾不足、气血痰瘀等因素所致，颈三针、臀三针对上述疾病有特殊疗效。

神经根型颈椎病多发于 40 岁以上的中年人，长期低头工作者或习惯于长时间看电视、电脑者，往往呈慢性发病。通过临床的多年观察，本病的发病率有上升之趋势，而且患病年龄也逐渐年轻化，该病日渐成为临床的常见病、多发病。常见经常头晕、落枕、颈强痛、伴上肢放射痛，颈后伸时加重，受压神经根皮肤节段分布区感觉减弱，上肢腱反射异常，伴有肌萎缩，肌力减退，颈活动受限，牵拉试验、压头试验阳性。颈椎 X 线示椎体增生、钩椎关节增生明显、椎间隙变窄、锥间孔变小。MRI/CT 可见椎体后赘生物及神经根管变窄、椎间盘突出等。

（三）多种刺法，得心应手

这里所说的多种刺法，是指包括常规的毫针刺法以外的多种针刺方法。其中既有传统刺法，即从《内经》中沿用下来的刺法，也有现代刺法，比如在传统刺法基础上发展起来的刺法。谷世喆在临床上常常根据病情需要使用多种刺法，手法娴熟，疗效显著。常用的方法有毫针、拔罐法、头针、三棱针、灸法、电针、砭石等。现将以上疗法治疗主要疾病经验介绍如下。

1. 毫针法

临床上最常用的针刺方法，主要用于各种内、外、妇、儿各科疾病。治疗以调脏腑、通气血、平阴阳、通经络为主，对于各种脏腑慢性病，颈、肩、腰、腿痛症有较好的疗效。选用毫针方法针刺时选穴位，力求穴位少而精；重刺法，力求得气获效。

2. 围刺法

围刺法又称围针法，即在病变部位周围进行包围式针刺以提高疗效的刺法。本法是古代扬刺法的发展。扬是分散之意，扬刺即指刺得较为浮泛，中间刺一针，周围浅刺四针，古人主要用本法治疗面积较大的寒痹。《灵枢·官针》云："扬刺者，正内一，旁内四，而浮之，以治寒气之博大者也。"

围刺法是以病变部位为中心，进行一层或多层包围式针刺，且针刺较为浮浅，其特点既与扬刺相似，而又不局限于仅仅四针围刺，一般认为是扬刺法的发展。谷世喆用围刺法的操作要领是取 1.5 寸毫针，在病灶边缘皮区刺入，针尖呈 15 度角向病灶中心平刺入 0.5～1 寸，针距相隔 1～2cm，病灶中心可刺入 2～3 针。对于病灶面积较大者，可采用双重围刺法，即先按上述操作要领在病灶边缘围刺一圈，再在外围与中心点之间围刺一圈。谷世喆主要用其治疗带状疱疹发疱期、网球肘、股外侧皮神经炎等疾病。

3. 阻力刺法

阻力刺法又称动刺法，是在相对活动的过程中进行的一种针刺法。本法的特点突出了 3 个"动"字，即取穴时选用动痛点，针刺手法强调动刺法，针刺体位选择动体位。

谷世喆认为本法强调医患配合，以动为主，以痛治痛，对一些病证能收到立竿见影之效。首先按经络辨证在远离病位处取穴，一边捻针一边让患者活动患处，再在局部选穴，行针得气后出针，令患者活动患部，一般疼痛大减。此针法对疼痛性疾病效果非常好。如对急性腰扭伤，每每取得针出而病愈之效。

4. 透刺法

透刺法是将毫针刺入穴位后按一定方向透达另一穴（或几个穴）或另一部位的刺法。此法首见于晋代葛洪《肘后方·救卒死尸厥方》："……又针人中，至齿立起。"明确提到透穴的为元代王国瑞，他在其所撰《扁鹊神应针灸玉龙经》指出："偏正头风痛难医，丝竹金针亦可施，沿皮向后透率谷，一针两穴世间稀。"透刺法在临床上具有不少优点，它可以精简用穴，扩大针刺作用；能增强刺激量，使针感容易扩散、传导。谷世喆提倡在临床上多用透刺法。比如外关透内关治疗腕管综合征，阳陵泉透阴陵泉治疗膝关节病变，丘墟透涌泉治疗踝关节病变，丝竹空透率谷治疗偏头痛，合谷透后溪治疗手指拘挛，地仓透颊车治疗面瘫等取得很好疗效。

5. 火针法

火针由《素问》中"燔针、淬针"发展而来。李时珍《本草纲目》曰：

"火针者，《素问》所谓燔针、淬针也，张仲景谓之烧针，川蜀人谓之煨针。其法：麻油满盏，以灯草二七茎点灯，将针频涂麻油，灯上烧令通赤用之。不赤或冷，则反损人，且不能去病也。其针须用火箸铁造之为佳。点穴墨记要明白，差则无功。"谷世喆运用火针治疗风寒筋急挛引痹痛，或瘫痪不仁等病证，收效甚好。他认为，应按照李时珍《本草纲目》所云"凡用火针，太深则伤经络，太浅则不能祛病，要在消息得中"掌握火针操作要领，其中"针后发热恶寒，此为中病。凡面上及夏月湿热在两脚时，皆不可用此"则不必拘泥。

6. 拔罐疗法

刺血（刺络）拔罐法，针对辨证属于热毒血热的患者，或寒凝气滞疼痛的急性病，如痤疮、坐骨神经痛、肩周炎、口腔溃疡、丹毒、皮肤病等，往往在全身选取相应的部位进行刺络拔罐。一般来说，热盛于上半身，大椎、至阳必选，肺热壅盛加肺俞、风门；热盛于下半身加血海、膈俞，坐骨神经痛、急性腰痛者加环跳、肾俞。皮肤病例如神经性皮炎往往采用围刺拔罐放血的方法。对于感冒、周身酸痛者往往采用走罐的方法。带状疱疹者往往采用"龙头、龙尾、龙眼"针刺方法，"龙头"即疱疹出的最密集处采用围刺和基底刺，"龙尾"即靠近脊神经根处点刺放血，"龙眼"即疱疹在龙头中最大处，选取火针点刺。再配合中药，疗效显著。

7. 头针疗法

该法主要应用中风后遗症的患者。肢体运动障碍者选用头针的下肢、上肢的运动区感觉区；共济失调者选用舞蹈震颤区。同时配合体针根据不同时期的患者，急性期以醒脑开窍为主，缓解期以疏通经络、益气活血为主。

8. 三棱针疗法

临床中经常采用三棱针点刺放血。对于咽喉疼痛患者往往采用二商放血。急性牙痛患者采用商阳或厉兑放血。头痛剧烈辨经取穴放血，少阳头痛以关冲、足窍阴放血为主，前额头痛以商阳、厉兑、阳明经放血为主，颠顶头痛以大敦、肝经放血为主，后头痛以少泽、至阴穴、太阳经为主。出血量一般不多，三到五滴。

9. 皮肤针疗法

皮肤针也称梅花针，常用来治疗神经性皮炎、带状疱疹或带状疱疹后遗痛、斑秃、股外侧皮神经炎等。

10. 砭石疗法

砭石疗法起源于新石器时代，是针灸的鼻祖，是中医外治法的肇端。《山海经》中就有砭石的记载，在《内经》中与针、灸、药、导引按跷并列为五大医术。谷世喆认为，砭石疗法具有一套以脏腑经络学说为中心的完整理论，强调整体，重视内因。该疗法采用无创性的温和刺激，扶正祛邪，以调动机体本身的防御能力，战胜疾病，调和阴阳、气血、脏腑功能，使失衡的内部稳定，从而恢复身心健康。近年谷世喆运用的砭石多为电热砭石，比如在针刺治疗腰痛、肩周炎、颈椎病的同时，将电热砭石放置于患处，起到温通经络、行气活血的作用，取得了较好疗效。

砭石疗法是中国古代应用石制工具进行医疗保健的医术。出土文物表明它产生于石器时代。据《黄帝内经》记载，中医的完整学术体系包括砭、针、灸、药和导引按跷五种医疗方法。由于制作砭具佳石的匮乏，东汉以后砭术从史籍中消失。20世纪90年代耿乃光教授应用岩石物理学技术研究砭石，认定泗滨浮石为砭具佳石。用它制作了多种新砭具并提出了适合现代人的新砭石疗法。

谷世喆临床上应用砭石疗法治疗各种颈肩腰腿痛，屡获良效。颈椎病操作方法：颈项部重点以足太阳膀胱经、手太阳小肠经、足少阳胆经、督脉为主。从风府、风池穴水平向下施以推、刮法，力量由轻渐重，以患者能耐受为度。大面积实施手法5分钟，然后沿足少阳胆经、督脉、足太阳膀胱经推、刮，以推法配合点揉颈夹脊穴、颈百劳、大杼、风门、肩中俞及肩胛骨内上角为主。肩部广泛以推、刮法10分钟，着重点揉天宗穴、肩井穴、曲垣穴、肩外俞穴，每穴2分钟。上肢部先施以由肩部到上肢末端的推、擦法10分钟，再根据经络辨证，疼痛或麻木以手背偏桡侧为主者，取手阳明经或手太阴穴位肩髃、天府、侠白、手五里、曲池、合谷、三间、鱼际穴并施以点、压、揉等手法；疼痛或麻木感位于上肢中段者，以手厥阴、手少阳经穴位肩髃、肩髎、天井、清冷渊、支沟、外关穴为主；疼痛或麻木以偏小手指为主者，取手少阴、手太阳、手少阳经穴位，如少海、青灵、支正、外关及上臂肱二头肌尺侧，力量以患者能忍受为度；手部不适者重点点揉劳宫、少府、关冲等穴，每穴点揉 2 分钟。

（四）中风后遗症

中风是以突然昏倒、意识不清、口渴、言謇、偏瘫为主症的一种疾病。它包括西医学的脑出血、脑血栓、脑栓塞、短暂脑缺血发作等病，属死亡率较高的疾病。中风后遗症是指中风发病 6 个月以后，仍遗留不同程度的偏瘫、麻木、言语謇涩不利、口舌歪斜、痴呆等。对于中风后遗症，必须抓紧时间积极治疗。谷世喆认为，不管因何种原因所致中风，中风之后，脏腑必虚损，功能失调，病邪稽留日久，正气必定耗损，其中尤其以气虚、肝肾阴虚、心脾虚突出。因此，在临床上治疗这类疾病，谷世喆常用补气活血通络之法，方用补阳还五汤加味，取穴百会、印堂、人中、风池、合谷、足三里、三阴交、太冲、太溪、丰隆，同时选取偏瘫侧肢体所在的局部穴位治疗。

1. 方药

炙黄芪、川芎、地龙、桃仁补气活血通络；桑枝、全蝎、牛膝通经活络；茯苓、清半夏健脾化痰。

2. 针灸

百会、印堂、人中均为督脉要穴，可调脑神通脑络；风池为胆经穴，都可疏通肝胆经络之气血，平肝息风、清肝泻胆；合谷、丰隆化痰息风；足三里疏通肢体经络；三阴交、太溪滋补肝肾；太冲为肝经原穴；上肢不遂则取曲池、手三里、合谷；下肢不遂则取阳陵泉、绝骨、昆仑；三阴交为足三阴经交会穴，可滋补肝肾；足下垂以解溪、昆仑、丘墟、太溪疏通局部经络。

四、验案精选

（一）补气活血通络法治疗验案

骆某，男，49岁。2011年6月3日初诊。

主诉：中风左侧偏瘫1年。

现病史：1年前突发脑梗，血压高（160/90mmHg），之前未服用西药降压，2年前曾实施心脏搭桥手术。目前左半身麻木无力、语言謇涩，心率正常，脉沉弱，舌尖红。

既往史：高血压，心脏搭桥术后。

诊断：中风后遗症（气虚血瘀）。

治法：补气活血通络。

处方：补阳还五汤加减。

中药：桑枝12g，川芎10g，熟地黄12g，当归10g，赤芍10g，白芍10g，炙黄芪40g，炒白术10g，丹参30g，桃仁10g，红花10g，全蝎10g，地龙10g，菖蒲12g，莲子心6g。7剂（水煎服，每日1剂，分2次服）。

针灸：合谷、外关、手三里、臂臑、肩髃、廉泉、天枢、气海、阳陵泉、三阴交、太冲、太溪。留针30分钟，隔日1次，共10次。

按：

此患者中风后半身偏瘫，病位在心脑，与肝肾密切相关。针灸与药物治疗并进，可以提高疗效。药物治疗根据病情可采用标本兼顾或先标或本等治法。治标宜搜风化痰，通络行瘀；肝阳偏亢者，可采用平肝潜阳法。治本宜从补益气血，滋养肝肾着手。

本方以补阳还五汤为基础，黄芪补益元气，当归、熟地黄滋阴补血，川芎、赤芍、桃仁、红花助当归活血祛瘀，地龙、全蝎通经活络，桑枝利关节，菖蒲、莲子心醒神益智。

二诊（2011年6月15日）：症状有进步，肢体麻木感较前略有减轻，本周稍有外感，血压控制可。

中药：桑枝 12g，川芎 10g，炙黄芪 40g，熟地黄 20g，当归 10g，桃仁 10g，红花 10g，丹参 30g，全蝎 10g，地龙 12g，赤芍 10g，白芍 10g，菖蒲 15g，醋柴胡 10g，豨莶草 12g。7 剂（水煎服）。

针灸：人中、风池、合谷、廉泉、太溪、曲池、手三里、阳陵泉、绝骨、三阴交、昆仑。留针 30 分钟，隔日 1 次。

按：

诸证缓解，加豨莶草强筋健骨，稍有外感加柴胡和解表里。

三诊（2011 年 6 月 26 日）：脑梗后遗症，身体左手肌力略升，语言恢复较快，近期眠差多梦。

中药：桑枝 12g，川芎 10g，炙黄芪 40g，熟地黄 12g，当归 10g，桃仁 10g，红花 10g，地龙 10g，牛膝 20g，豨莶草 15g，菖蒲 12g，生龙骨（先煎）30g，生牡蛎（先煎）30g，丹参 15g，全蝎 10g，炙甘草 10g。14 剂，水煎服。

针灸：取穴基本不变。

按：

外感好转，去柴胡，眠差多梦加生龙牡益阴潜阳。

四诊（2011 年 7 月 13 日）：左上肢肌张力Ⅲ级，血压、血糖均可，但心率 80 次 / 分，血压 143/80mmHg；自觉下肢麻木。

中药：炙黄芪 40g，丹参 30g，桑枝 12g，熟地黄 12g，赤芍 10g，白芍 10g，川芎 10g，桃仁 10g，红花 10g，地龙 10g，豨莶草 15g，郁金 10g，菖蒲 12g，全蝎 10g，牛膝 20g，茯苓 10g，珍珠母（先煎）30g。14 剂，水煎服。

针灸：印堂、风池、内关、曲池、手三里、膻中、太溪、太冲、阳陵泉、绝骨、三阴交、足三里。

按：

上肢肌力恢复，患者自觉下肢麻木，血压稍高，加牛膝补肝肾，引药下行，茯苓、珍珠母宁心安神。

五诊（2011 年 8 月 4 日）：左下肢麻木感减轻，左下肢肌力提高，痰晨多，咳嗽，二便可。

中药：炙黄芪40g，川芎10g，桑枝12g，法半夏10g，化橘红10g，龙胆草3g，茯苓10g，全蝎10g，蜈蚣1条，黄芩10g，炙草10g，菖蒲10g。14剂，水煎服。

针灸：风池、外关、合谷、曲池、手三里、中脘、阳陵泉、三阴交、足三里、丰隆。

六诊（2011年9月3日）：诸症可，可手持拐杖慢慢行走。继予守方加减，巩固疗效。

中药：桑枝6g，桂枝6g，川芎10g，当归10g，赤芍10g，白芍10g，辛夷12g，苍术10g，白术10g，地龙10g，牛膝20g，鸡血藤30g，海风藤30g，独活10g，防己10g，血竭3g（分吞）。

针灸：风池、合谷、曲池、手三里、廉泉、足三里、阳陵泉、绝骨、三阴交、丰隆、太冲。

按：

本例从病程看已1年余，由于辨证明确，针药结合，补气通络，养肝柔筋，经数次治疗取效。

谷世喆临证50多年，针药结合治疗多种疑难杂症，用药信手拈来，疗效突出，临床上擅于应用黄芪治疗多种疾病。宗《本经逢原》之旨，认为黄芪尤善补气，具有益气升阳、固表止汗、利水消肿、生肌敛疮的作用，临床上如若配伍应用得当，则效如桴鼓，疗疾于顷刻。

正如《本经逢原》中所载："黄芪同人参则益气，同当归则补血，同白术防风则运脾湿，同防己防风则祛风湿，同桂枝附子则治卫虚亡阳汗不止，为腠理开阖之总司。"谷世喆认为黄芪与不同的药物配伍，可以产生不同的功效，与当归相配有益气生血的作用，可用于治劳倦内伤、血虚发热、诸虚不足之证；与升麻相配能升阳举陷，对于治气虚下陷所致的崩漏、脱肛、子宫脱垂等症有良效；与防风相配可散中寓补、补中兼疏，用于气虚受风、表虚自汗等症有良效；与桂枝合用有益气通脉、温经和血的功效，可治疗营卫不足、肌肉痹痛、肢体麻木等症。

"中医不传之秘在剂量"，谷世喆认为黄芪的用量与其疗效有密切的关系，对于一般病症，用量10g～15g即可，若用于益气升阳、补气活血，非大量不足以疗疾，临床可用30～60g甚至更多，对于气虚血瘀之半身不遂的患者，若伴有高血压，为防大剂量黄芪有益气升阳升压之弊，可按阶梯疗法，逐渐增加剂量。用于老年性皮肤病，谷世喆常用生炙黄芪配伍大黄等外洗，对润皮生肌有益。

朱丹溪说："黄芪补元气，肥白而多汗者为宜；若面黑形实而瘦者服之，令人胸满，宜以三拗汤泻之。"谷世喆认为虽然黄芪具有益气健脾的功效，但临床亦应辨证应用，若滥用补药，反生弊端，切中病机，方能防病治病。对于阴虚有热、热实积滞、积滞痞满者应当慎用。

（二）调神通络，行气活血法治疗验案

刘某，女，48岁。2011年7月20日初诊。

主诉：中风后左下肢活动困难，足下垂，无力1年余。

现病史：11年前曾患中风，目前左下肢活动困难，左足下垂，无力。舌苔薄白，脉沉缓。

既往史：三度房室传导阻滞，已安起搏器。

诊断：中风后遗症（风痰阻络）。

治法：调神通络，行气活血。

针灸：①百会、印堂、安眠、合谷、率谷透天冲、足三里、三阴交、太冲、太溪。②百会、丰隆、解溪、丘墟、昆仑、阳陵泉。

每周3次，每次取穴1组，每次留针30分钟。

针灸10次后，患者自觉左下肢活动较前松快，沉重感减轻。针灸40余次后，左下肢较前有力，不依拐杖也能慢慢行走，走路时仍有轻微外展外旋和足下垂。患者家属颇感满意。

按：

百会、印堂均为督脉要穴，可调脑神通脑络；率谷透天冲（健侧）提插捻转120次/分，同时活动左侧下肢，意在醒脑开窍；合谷、丰隆化痰息风；

足三里疏通肢体经络；三阴交滋补肝肾；太冲镇肝潜阳；足下垂以解溪、昆仑、丘墟、太溪疏通局部经络。

（三）活血化瘀通络法治疗验案

陈某，男，2016年4月15日初诊。

主诉：右侧上、下肢活动不遂。

现病史：腹泻5天，右侧上、下肢活动不遂。腹泻后自行服用了消炎止痢，右侧半肢力量下降、半身不遂。食欲差，乏力，怕冷，前额疼痛，血糖12mmol/L。腰痛贴膏药后缓解，舌质暗，有齿痕，苔白，舌下静脉瘀滞，脉弦滑。

西医诊断：脑卒中。

中医诊断：中风（瘀阻经络）。

治法：活血化瘀通络。

方药：四君子汤合桃仁四物汤。生桃仁10g，红花10g，茯苓12g，炒白术10g，党参12g，炙黄芪20g，当归10g，川芎10g，延胡索10g，全蝎6g，川牛膝15g，盐杜仲15g，石菖蒲10g，炙甘草10g。

按：

患者腹泻后出现乏力，怕冷，舌有齿痕，苔白，属气虚，四君子补脾益气，桃仁四物汤清热利气，活血化瘀之痛，牛膝、杜仲补肝肾，菖蒲活血散风祛湿。

二诊（2016年6月17日）：诸证平稳，睡眠饮食俱可，脚麻减轻，偶尿痛，无尿频，苔白，左脉略弦。

方药：上方加炒枳壳10g，赤芍10g。

三诊（2016年6月24日）：右脉弦滑，右下肢痛、麻，卧位减轻。上方再进7剂。

按：

本方四君子汤合桃仁四物汤加黄芪益气健脾，四物汤养血补血，桃仁、红花、全蝎活血祛瘀，牛膝、杜仲补肝肾、强筋骨，菖蒲活血散风祛湿。也可看作八珍汤气血双补，加桃仁、红花活血祛瘀，延胡索散瘀止痛。

当出现中风先兆症状，或中风已基本痊愈后，可定期针刺或艾灸风市、足三里等穴，用补法，或平补平泻法，以预防中风的发生或复发。

（整理者：马涵博）

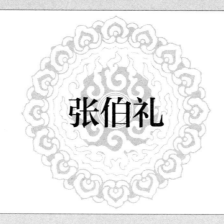

张伯礼

一、医家简介

张伯礼，男，（1948—　），籍贯河北宁晋，中共党员，中国工程院院士、医药卫生学部主任，中国医学科学院学部委员，天津中医药大学名誉校长，中国中医科学院名誉院长，"重大新药创制"科技重大专项技术副总师，国家重点学科中医内科学科带头人，第一批国家级非物质文化遗产项目中医传统制剂方法代表性传承人。2003年抗击"非典"期间，他组建中医医疗队，担任中医治疗"非典"总指挥，应用中西医结合方法救治患者。2020年2月，张伯礼为应对新型冠状病毒肺炎疫情，率领由来自天津、江苏、湖南等地中医医疗团队组成的"中医国家队"，进驻武汉市江夏方舱中医院。2020年，被授予"人民英雄"国家荣誉称号，获得第二届教学大师奖。2021年，被评为全国道德敬业奉献模范候选人。

张伯礼自20世纪80年代开展中医舌诊客观化研究，开拓了舌象色度学和舌底诊研究方向。20世纪90年代开展血管性痴呆（VD）系统研究，制定了VD证类分型标准和按平台、波动及下滑三期证治方案；明确了中风病证候和先兆症动态演变规律，建立了综合治疗方案；创立了脑脊液药理学方法，揭示中药对神经细胞保护作用机制。自1999年开展方剂关键科学问题研究，创建了以组分配伍研制现代中药的途径和关键技术。21世纪初完成了首个中医药对冠心病二级预防大规模循证研究，建立了中医药循证评价系列方法。开拓中成药二次开发研究领域，促进中药科技内涵和质量提升，推动了中药产业技术升级，培育了中药大品种群。截至2019年6月，张伯礼已发表论文400余篇，SCI收录80余篇，主编专著20余部。已承担并完成国家及省部级科研项目40余项。主持的方剂关键科学问题研究连续3次得到国家重点基础研究发展计划（973计划）支持。已获得国家科学技术进步奖一等奖在内的国家奖7项，省部级科技进步一等奖10项。

张伯礼长期从事心脑血管疾病防治和中医药现代化研究工作，临床上主张辨病和辨证相结合，熟悉西医学诊断方法，精通中医辨证论治，采两者之长，融中西医为一体，给患者尽可能好的综合治疗。重视方剂配伍，擅用对药，开拓"处方行为学"研究新领域。主持中医药对冠心病二级预防的循证研究，并建立了相关的技术规范。在国内首次制定了血管性痴呆证类分型标准和按平台、波动、下滑三期证治方案。创建脑脊液药理学方法，揭示了中药对神经细胞保护的作用机制。首次总结了中风病中医证候和先兆症动态特征及变化规律，开展了中风病急性期常用治疗方案比较研究，并建立了以辨证论治为特色的综合治疗方案。

二、学术观点

中风又名脑卒中，已经成为威胁人类健康的三大疾病之一，近年来我国中风疾病受社会老龄化和城市化进程加速、居民不健康的生活方式、心血管疾病危险因素等影响，呈暴发式增长的态势，并呈现出低收入群体快速增长、性别和地域差异明显及年轻化趋势。

张伯礼擅长治疗心脑血管方面的疾病。治疗疾病离不开辨证，而辨证离不开脉证合参。他在辨证过程中较为重视舌诊，曾对舌诊进行过较系统的研究，对中医舌诊有着深刻的认识，他常说"脉或有假脉，而舌绝无假舌"。临床所见中风患者因体质不同、病程阶段不同，其主要致病因素及症状亦各异。虽然中风病的发生病机复杂、症状多样，但归纳起来不外虚、风、火、痰、瘀几大证类，在舌脉上均能明确体现，查舌脉可起到执简驭繁的作用。

中风患者虽多年老体衰、肝肾阴虚，但脉象却多见沉、弦，或可兼数、滑、涩、细、缓，而舌象的差别能提供更清楚的信息。如舌淡胖或边有齿痕者，多为气虚，后遗症期患者亦可兼见舌色淡白者，为气血亏虚或阳虚之象，脉象多弦而兼细、缓。舌体偏瘦、色红绛而无苔甚或光剥者，多为肝肾阴虚或胃阴亏虚，此二者脉象多弦兼细、数。舌色红绛、苔或黄或干者，则多为阳热之象，其中舌体两边红者多见明显的肝阳上亢、肝风内动诸症。舌尖红伴有点刺者多为心火亢盛，此二者脉多洪弦或兼数。苔厚腻或湿滑者，多为痰湿作祟，日久可化热而呈黄腻苔或脓腐苔，脉多见弦滑之象。舌色紫暗者，多为血瘀，甚者可伴有瘀斑、瘀点，脉象常弦中或有涩。以上诸脉证常可兼杂。

张伯礼通过对大量患者舌象的观察总结，发现现今心脑血管病患者痰瘀互结证型较多，表现为舌质紫暗或暗红、舌苔厚腻，若痰胜于瘀，脉以滑、弦为主。同时，中风患者的舌态也是判断病程阶段和转归预后的重要因素，若患者舌体柔软、运动灵活，则象征患者气血充盛、脏腑健旺，预后向善；若舌謇语塞，伸舌偏向一侧，或兼舌态颤动、强硬，多证属肝风夹痰或痰瘀阻络，证多偏实，当以清热息风、化瘀通络为要；若患者舌体伸出时呈短缩、萎软，甚或舌不能伸出口外，则提示患者伤阴较重或气血俱虚，病情较重，可转归向恶，需当扶助正气。综上，病证结合，抓住主症及兼症，舌脉症合参，主次病机当可了然于心。

纵观中风病证治的学术发展，其病名、概念及病因病机的认识都曾经历了一段相当漫长、曲折的演变过程。纵观中风病机和治法学说发展的3个阶段：①从"外风立论"治以"驱散外风，温通经脉"；②从"内风立论"治以"补益气血、祛风化痰"，其中以朱丹溪基于"湿土生痰，痰生热，热生风"理论提出的顺气、养血治法较为典型，对二陈汤和四物汤的运用体现其痰瘀并重的思想；③再到"内外风并重"治以"滋阴养血，平肝息风"，以王清任"气虚血瘀"之论所制具有补气、活血、通络功效的补阳还五汤最为后世推崇。

张伯礼提出，随着社会和自然环境的变化，风、火、痰、瘀、虚等致病因素也会发生变化且相互转化，随着现代社会的发展和生活条件的改善，人们吃得好、运动得少，且饮食偏咸偏油腻、嗜烟酒、精神压力大等，患者以痰瘀互结证型较为多见，表现为面色晦黄、周身沉重、胸腹满闷、四肢肿胀、麻木不遂、便黏不爽、舌紫暗、苔厚腻的明显特征，在恢复期尤为多见。

张伯礼在治疗上师古而不泥古，结合中医中风证候要素选择方药，注重痰瘀互结的治理。他认为"痰、瘀皆为阴邪，可同源互生"，并对应张仲景"血不利则为水"提出"水不行亦可为瘀"的病机，认为水湿停聚可导致气机受阻、血脉不行,渐成瘀滞,更总结多年经验提出"痰瘀互生,胶结为患,病重之源,锲而治之"之说。

张伯礼强调,痰瘀互结之证,较为顽固,治疗当分清孰轻孰重,温清芳化,如抽茧剥丝,更须守方坚持,祛邪求尽,因痰瘀互结日久可酿生毒浊,毒损脑络则致病情纷繁缠绵、病情向恶,故"治浊当早,事半功倍"。同时,中风病病机总属"本虚标实",气虚不能行津化液则聚生痰饮,无力推动血行则终成瘀血,痰浊瘀血搏结,痹阻脑络发为中风,恢复期及后遗症期患者常表现为虚实夹杂或本虚之证,气虚、阴虚证候逐渐明显,以气虚血瘀、肝肾阴虚为多,亦见气血不足、阳气虚衰之象,适时补虚治本亦当并驾齐驱。基于以上病机,张伯礼在中风病的临床治疗中主从痰、瘀、虚论治,重视清化痰热、活血通络、益气养阴,并根据证候特点灵活配合温肾健脾、开窍益智、镇静安神等治法,相机权变。同时根据病程阶段和证候特点的轻重缓急,间者并行,甚者独行。分述如下。

(一)化痰清热,顾护阴津

临床中风患者痰证特征为口多黏涎或咳痰、鼻鼾痰鸣、表情淡漠、反应迟钝、头昏沉等,伴见身重肢倦、脘腹痞满、口干不思饮或饮而不多、口中黏腻、大便黏滞不爽或秘结等湿困表现。湿痰多由气虚而生,热痰乃由湿痰久郁,风痰则为内风旋动、夹痰横窜脉络,由此可见痰湿黏滞,常兼夹为患。

张伯礼强调痰湿为患,首当清利,痰湿去则热孤,但治湿用温药,温则助热,故应注意辨别湿与热孰轻孰重,掌握用药分寸。若痰湿较轻,见舌苔薄白腻,用藿香、佩兰对药芳香醒脾化湿,若痰浊较重,见舌苔厚腻,则用茵陈蒿、苍术对药利湿燥湿。均可酌情配以白蔻仁温通,香薷、青蒿透散,或茯苓、薏苡仁淡渗。若见腻腐苔或腐燥苔,布满舌面,加萆薢清利三焦湿热,使从小便而去。苔质致密、颗粒细腻之细腻苔可配以蚕沙和胃化湿祛浊,合并消渴病患者常辨证配伍使用。素体阳盛、热邪偏盛患者可见湿热并重或热重于湿,见舌红绛或暗红,苔黄腻,脉弦滑,加用胆南星、瓜蒌清热涤痰，同时为防治痰热伤阴，致胃脘嘈杂吞酸、大便秘结甚或形成腑实，常酌情配以黄连、半夏对药或黄连、吴茱萸、煅瓦楞对药辛开苦降、和胃降逆，配以生大黄、熟大黄通腑泄热，以护周全。

湿邪本于脾运不健而阻滞气机，张伯礼治湿之时擅调畅气机。脾虚甚者重用茯苓、白术健脾益气，气滞腹胀者加木香、砂仁、佛手、厚朴、大腹皮等理气以助祛湿。同时，治湿药多性温香燥，易耗伤津液，应适时配伍生石膏、知母、玉竹等清热养阴生津，若湿浊已化舌苔已净，且无明显气虚之象者，张伯礼常注重以沙参、麦冬、百合之属为君顾护肺胃之阴，若见舌淡红少苔、舌体干涩生硬之气阴两虚舌像，则忌用苍术、半夏等燥药，应以黄精、太子参等益气养阴。若阳被湿困不得宣运，病情绵缠，或患者兼见恶风畏寒等明显阳虚之象，佐以制附片以温肾助阳逐湿。

（二）活血通络，益气填精

《医经溯洄集·中风辨》曰："中风者，非外来风邪，乃本气病也，凡人年逾四旬气衰之际，或因忧、喜、愤怒伤其气者，多有此疾。"中风病的形成是一个长期的过程，疾虽未成，其气已虚、其精已亏，终致痰浊瘀血痹阻脑络，发为中风。张伯礼在治疗中将活血疏经通络治法贯穿始终，并在痰热渐去后，注重益气补肾填精。所谓"久病入络"，对中风患者半身不遂，常用鸡血藤、钩藤、络石藤、桑枝、威灵仙等通达经络之品，配伍蜈蚣、乌梢蛇、地龙等虫药增强通络止痛之功，痛甚者则加用莪术、土鳖虫破血逐瘀。肢体麻木者加木瓜、伸筋草，下肢瘫软无力者加续断、桑寄生、杜仲、牛膝等。

对于中风后肌张力增高患者，张伯礼认为西医使用镇静药、肌肉松弛药治疗存在两极化趋向的弊端，他提出此时病机总属虚中有滞，拘紧属风，仍应辨证采用养血疏风通络治法，在其基础上，可佐以白芍、木瓜、葛根、防风、白芷疏风解肌，肝风内动者加天麻、黄芩、钩藤、夏枯草等镇肝息风清热。合并胸痹者常加用丹参、郁金、降香、延胡索、五灵脂等活血化瘀。以上多为活血攻伐之品，唯恐进一步耗气伤阴。对于气虚络滞轻症，张伯礼常用黄芪、党参、山药等甘平益气之品，"专用补气者，气愈补而愈瘀"，配以当归补血和血、辛温通络，并用女贞子、墨旱莲等清补之品滋补肝肾，肾阴亏虚明显者加用生地、熟地黄、山茱萸、枸杞子，佐杜仲、锁阳、桑寄生阳中求阴。以上共奏活血通络、益气填精之效，通补兼施，标本兼治。

（三）调神安神，开窍益智

中风患者除肢体活动障碍外，常伴随或遗留认知功能减退、精神情志异常等相关兼证。轻者可伴头痛头晕、失眠、心烦急躁等症，重者可出现智力减退，多次发病者病情呈阶梯加重，可发展成血管性痴呆，表现为记忆、语言、计算、执行功能减退及精神、情感异常等，甚者可出现偏执、人格异常，社会及日常生活能力大大下降，严重影响生活质量。而脑神机失用则可进一步扰乱气血、耗伤脏腑，造成恶性循环。

故张伯礼在治疗本病主证之时，常兼顾调心安神、开窍益智，以获得良好的近期疗效，助益远期疗效。虚烦不眠、健忘多梦、忧思易醒者常因于心肝血虚、心神失养，加用酸枣仁、夜交藤、合欢皮等养心柔肝安神，情志抑郁者可以石菖蒲、合欢花解郁安神，心神不宁、烦躁易怒、噩梦纷纭者常由于阴不敛阳、阳气独亢，加用珍珠母、生龙骨、生牡蛎、磁石等重镇安神、平惊定志。伴言语不利者加用牛蒡子、射干、远志、石菖蒲、郁金等化痰开窍醒神，小便失禁者加用桑螵蛸、益智仁益肾固精缩尿。

（四）个体化用药，防重于治

整体观念指导下的个体化治疗是中医临床的一大特色，所谓"同病异治"，针对患者自身情况的个体化医嘱可起到事半功倍的疗效，张伯礼在临床治疗中尤为注重，主要体现在个体化用药和预防方面。他强调，老年人、敏感体质、四时季节变化、病情缓急的用药，包括补气药的选择，均应有所斟酌，一是用药的变化，二是药量的变化，切忌盲目遵循"效不更方"。因老年人多正气不足、脏腑虚弱，当攻勿过猛免伤正气、当补勿过偏谨防壅滞，用药既要果断又要平和，同时时时顾护阴津、胃气，从本缓图。

老年中风患者常见气阴两虚，补气药则不宜选择温燥的人参、党参，而应以太子参、沙参、黄精之属益气养阴。药量方面，常嘱患者一剂药三煎分为四份，每日 2 次服用，于气候温暖宜人的季节或病情平稳时可隔日一剂或隔日一服。敏感体质患者更宜药少量轻，嘱患者饭后服药。正如清代程钟龄所云："病邪未尽，元气虽虚，不任重补，则从容和缓以补之，相其机宜，循序渐进，脉证相安，渐为减药，谷肉菜果，食养尽之，以底于平康。"

对于中风恢复期的患者，张伯礼常结合患者情况嘱其配合食疗、康复训练，预防复发，对于有高血压病、心脑血管疾病家族史的高危患者，常嘱患者改变生活方式、低盐饮食、控制血压、小量服用他汀类降脂药以维持斑块的稳定、长期口服叶酸片等以预防心脑血管事件的发生，做到未病先防。综上，张伯礼辨治中风病的特点为针对本病本虚标实的基本病机，采用谨守病机、审时度势、标本兼治的治疗策略，而在实践中，重视痰、瘀、虚的对症治疗，根据不同的病程阶段相应的证候要素各有侧重，如病情早期实证为主，痰、瘀为重；其后虚实夹杂，瘀、虚为重；后期则以虚为主，补虚注重调畅气机为先，补气、滋阴（肺胃阴津、肝肾阴精）、和血善后。而对痰、瘀、虚的治疗之最终目的仍是立足于调畅气血，承平脏腑，同时配合调神、益智，以获得良好的近、远期疗效。

三、临床特色

中风发病多因正气亏虚，阴阳失调，气血逆乱，产生风、火、痰、瘀，导致脑脉痹阻或血溢脑脉之外引起脑髓神机受损而出现神昏、半身不遂、言语謇涩或不语、口舌歪斜、偏身麻木等症。中医药在中风病的防治中发挥重要作用，张伯礼对中风病的治疗比较注重补气养阴、化痰清热、活血。中风病因多责之年老体虚。《素问·阴阳应象大论》指出："年四十阴气自半，起居衰矣。"《景岳全书·非风》指出："卒倒多由昏愦，本皆内伤积损颓败而然。"并曰："中风麻木不仁等证，因其血气不至，以不知痛痒，盖气虚则麻，血虚则木，麻木不已，偏枯痿废，渐至日增。"王清任在《医林改错》指出："人过半百元气已虚，气虚无力推动血行，使之瘀血偏滞于体，乃罹患偏瘫""半身不遂，亏损元气，是其本源。"

中医学对中风病的相关论述最早可溯源到《黄帝内经》，如《灵枢·刺节真邪论》："虚邪偏客于身半，其入深，内居营卫，营卫稍衰，则真气去，邪气独留，发为偏枯。"汉代张仲景确立了本病的名称，为后世规范化探讨中风病有重要意义。元代医家朱丹溪倡导中风病从血虚、湿盛、风动论治；清代叶天士主张中风为肝肾之阴亏于下，阳亢于上，肝风内动；王清任以元气亏损，瘀滞经络立论，创制补气活血通络的补阳还五汤治疗半身不遂，今为医家所推崇应用。历代医家对中风的病因病机不断探索研究，已愈辨愈明。

中风虽症状繁多，病机复杂，但总属病位在脑，本虚标实，本虚为肝肾亏损、气血不足，临证可选用如左归丸、地黄饮子等；标实为风、火、痰、瘀，可选用镇肝熄风汤、半夏白术天麻汤等潜阳息风、化痰祛瘀。随着经济水平的提高，人们偏嗜肥甘厚味，精神压力大，活动量少，嗜好烟酒等，日常生活方式有所变化，风、火、痰、瘀等致病因素也随之变化。

张伯礼通过长期临床观察，中风病患者常出现舌暗红、苔黄腻，脉弦等痰瘀互结证的症状，提出痰瘀均为阴邪，相互转化搏结为患的"痰瘀"学说。另外，张伯礼提示中风属老年常见慢性病，其病证特点、基本证候相对稳定，初期治则对于制定长期治疗方案可资借鉴。

中医学认为，人至中老年，脏器功能逐渐衰退，或由久病耗损气血，正气亏虚，脑脉失养，气虚则运血无力，血流不畅，而致脑脉瘀滞不通；阴血亏虚则阴不制阳，虚阳浮越，引动内风，痰浊、瘀血借势扰乱清窍而发为中风。所以在中风病的治疗中，培补气阴不容忽视，特别在中风恢复期及后遗症期更应该重视益气养阴之法。

张伯礼在对中风病的治疗中，注重气血的培补，其常用的补气药有黄芪、白术，补血药有当归、白芍，补阴药有麦冬、牛膝、枸杞子、生地黄、玄参，补阳药有杜仲、狗脊、淫羊藿。痰、热、瘀是中风病理过程中的关键环节。朱丹溪有云："半身不遂，大率多痰，东南之人，多是湿土生痰，痰生热，热生风。"王清任在《医林改错》说："元气既虚，必不能达于血管，血管无气，必停留而瘀。"强调在补气的基础上配合活血化瘀药以促进气血运行，经脉通达，并以益气活血法创立补阳还五汤。

张伯礼认为，现代人与古代人的饮食结构已经大不相同，现代社会物质生活比较丰富，特别是改革开放以来，人民群众的生活条件明显改善，膏粱厚味及嗜好烟酒等饮食起居不节者较多，这些不良生活饮食习惯易于酿湿生热，湿热氤氲而致脾失健运，酿生热痰；中焦失衡，气机郁滞，久而则痰阻脉道或热灼脉络而生瘀。中风恢复期及后遗症期的众多患者中舌暗红而苔黄腻或白腻，脉象多为弦滑或弦涩，因此在治疗中风时常在补虚或祛风活血时因证酌用清热、化痰祛湿及活血化瘀之物，最常用的清热药是黄芩、知母、夏枯草，常用的活血化瘀药物为丹参、川芎、郁金，常用的化痰药物为半夏、浙贝母、瓜蒌。

总之，中风病病机复杂，病理演变变化多端。张伯礼辨治中风病的特点：针对本病本虚标实的基本病机，采用谨守病机、审时度势、标本兼治的治疗策略。在实践中，重视痰、瘀、虚的对症治疗，根据不同的病程阶段相应的证候要素各有侧重，如病情早期实证为主，痰、瘀为重；其后虚实夹杂，瘀、虚为重；后期则以虚为主，补虚注重调畅气机为先，补气、滋阴（肺胃阴津、肝肾阴精）、和血善后。而对痰、瘀、虚的治疗之最终目的仍立足于调畅气血，承平脏腑，同时配合调神、益智，以获得良好的近、远期疗效。

四、验案精选

（一）益气温阳、化瘀通络法治疗验案

患者，男，2019年12月12日初诊。2019年6月因自觉右侧肢体沉重，麻木，右侧面部发麻，舌根发麻，就诊于当地医院，查颅脑CT示双侧基底节点状略低密度影。当地医院诊断为腔隙性脑梗死。患者诉双侧肢体沉重麻

木，右侧明显，活动欠自如，自觉有跛行感，偶有右侧面部局部麻木不适，言语欠流利，稍活动后出现双手紧胀感。时有头晕，乏力，纳差，食入稍多则腹中不适，食后自觉嗳气不畅，寐差，易醒，夜尿频。舌暗红，苔薄白而滑，脉弦。西医诊断：腔隙性脑梗死。中医诊断：中风（气虚血瘀）。治法：益气温阳，化瘀通络。处方：党参 15g，云苓 15g，白术 15g，半夏 15g，黄连 15g，丹参 30g，郁金 15g，桑枝 15g，夏枯草 20g，牡丹皮 15g，杜仲 15g，狗脊 15g，桑寄生 20g，柏子仁 30g，夜交藤 30g，生龙齿 30g。14 剂（两日 1 剂，水煎服）。

二诊（2020 年 8 月 10 日）：患者症状稍好转，右侧肢体沉重麻木，活动欠自如，右侧面部局部略感发麻，言语欠流利，稍活动后出现双手紧胀感，畏寒肢冷明显（现仍着秋裤），四肢乏力明显。纳可，夜寐安，夜尿频，大便不成形。舌暗，苔薄白，脉沉细。处方：生地黄 15g，麦冬 15g，当归 15g，忍冬藤 30g，玄参 15g，黄连 15g，丹参 20g，郁金 15g，桑枝 15g，牡丹皮 15g，淡附片 10g，淫羊藿 20g，杜仲 20g，夜交藤 30g，生牡蛎 20g。14 剂（两日 1 剂，水煎服）。

三诊（2020 年 9 年 14 日）：患者自觉服药以来，诸症稍缓解。现右侧肢体沉重麻木，活动欠自如，右侧面部紧皱不适，偶有舌根发硬，语言謇涩。周身寒热不明显，偶发心悸。纳食欠佳，食欲差，易饥，食入则脘痞，无反酸。入睡困难，易醒，醒后难以入睡。舌色偏暗，苔薄黄而滑，脉沉缓有力。处方：茵陈 20g，苍术 15g，萆薢 20g，僵蚕 15g，白芷 15g，当归 15g，忍冬藤 30g，玄参 15g，黄连 15g，丹参 20g，郁金 15g，桑枝 15g，牡牡丹皮 15g，淡附片 10g，淫羊藿 20g，杜仲 20g，夜交藤 30g，牡蛎 20g。14 剂（两日 1 剂，水煎服）。

四诊（2020 年 11 月 10 日）：患者诉服上药后，诸证较前减轻。近 1 月因天气转凉后支气管哮喘发作明显，使用孟鲁司特等药物控制尚可。现自觉右下肢局部发紧，自诉活动稍欠灵活，右侧头部紧胀感，偶有头晕沉，舌根部偶有僵硬感，言语欠流利。平素畏寒。纳少，寐差，难以入睡，易醒眠浅，多梦，二便尚可。舌色偏暗，苔白滑，脉沉。处方：党参 15g，云苓

15g，苍术 12g，黄连 15g，葶苈子 15g，前胡 15g，白前 15g，川芎 15g，白芷 15g，当归 15g，忍冬藤 30g，玄参 15g，丹参 20g，郁金 15g，桑枝 20g，淫羊藿 20g，杜仲 20g，淡附片 10g，络石藤 30g，夜交藤 30g，生龙齿 30g。14 剂（两日 1 剂，水煎服）。

按：

《灵枢·经脉》曰："人始生，先成精，精成而脑髓生。"脑为髓海，肾藏精，精生髓，髓会聚而成脑。肝藏血，精血同源。精血上可充养脑窍，下可濡养筋脉。患者老年男性，年已八八，天癸竭，肝肾亏虚，精血耗损，水不涵木，肝为风脏，肝阳偏亢，内风时起。患者平昔脾胃虚弱，脾失健运，水湿内生，可凝聚生痰饮。痰饮流滞经络，阻滞气机，气血运行不畅，化生瘀血，继而痰浊瘀血胶结，而形成痰瘀互结之证。右侧肢体麻木，头晕，乏力，纳差，食入稍多则腹中不适为气血亏虚之象。《景岳全书·非风》指出："中风麻木不仁等证，因其血气不至，所以不知痛痒，盖气虚则麻，血虚则木，麻木不已，偏枯痿废，渐至日增。"因而该患者病性为本虚标实，以肝肾亏虚，气血虚损为本，瘀血、湿热为标。

一诊：党参、云苓、白术取补益名方参苓白术散之意益气健脾渗湿；药对丹参、郁金行气化瘀，配伍牡丹皮增强清热活血功效；半夏、黄连温寒并用，清消互补，辛开苦降，可功用条畅枢机，清热化湿，和胃降逆；夏枯草苦寒归肝经，善泄肝火，味辛又能散结；久病入络，配伍桑枝通达经络；杜仲、狗脊、桑寄功善温补肝肾且补而不呆，祛风除湿；生龙骨甘涩，敛肝阳以镇风，合柏子仁、夜交藤养心安神。

二诊：患者老年男性，现处于中风后遗症期，正气不足，脏腑虚弱。生地黄、麦冬、玄参甘寒柔润，清热滋阴生津，配伍淫羊藿、杜仲补肾阳，阳中求阴；忍冬藤、桑枝清热舒筋通络；丹参、郁金、牡丹皮、当归行气活血；患者炎热夏季已着秋裤，取淡附子大辛大热之性，温通散瘀，"走而不守、补火助阳，通行十二经"之功，改善畏寒肢冷。生牡蛎、夜交藤镇静安神。全方治以补阳育阴、活血通络。

三诊：时值长夏，湿浊内蕴较重，以茵陈、苍术药对为君清利湿热，燥湿运脾，除上中下之痰浊，配伍萆薢增强化湿去浊之共；白芷、僵蚕祛风通络。全方治以清利湿热、活血祛风通络。

四诊：党参、云苓、苍术燥湿健脾，中州健则痰湿无以化生；川芎功善上行走窜，活血行气祛风。《证治汇补》论述哮喘病机为"内有壅塞之气，外有非时之感，膈有胶固之痰，三者相合，闭拒气道，搏击有声，发为哮病"。患者因气候转凉，感受外感风寒，触动伏痰，引起哮喘发作。白前、前胡相须为用，合葶苈子降气消痰、泄肺平喘。全方治以祛痰利，健脾益肾。

张伯礼主以党参、白术、茯苓、生地黄、麦冬、玄参益气滋阴，淡附片、淫羊藿、杜仲、桑寄生、狗脊等温阳以治其本，且阴阳同补，是为阳中求阴，阴中求阳；《医林改错》云："有专用补气者，气愈补而血愈瘀。"配以丹参、郁金、牡丹皮、川芎、当归走而不守，活血化瘀，茵陈、苍术、黄连、半夏清利湿热以治其标。半夏、黄连为张伯礼临床常用药对，出自汉·张仲景《伤寒论》半夏泻辛汤等经方中，寒温并用，清消互补，功可和胃降逆，条畅枢机，清热化痰，散结消痞。萆薢性味苦平，长于利湿分清祛浊，亦为张伯礼常用利湿药对。湿邪较重时可加用萆薢、薏苡仁、白蔻仁、泽泻等，湿去则脾安。患者病之日久，血伤入络辅以络石藤、桑枝、忍冬藤舒筋通络；生龙齿、柏子仁、夜交藤、生牡蛎镇静养心安神。处方以益气温阳、祛瘀通络、镇静安神为治法，如此"虚、瘀、痰"同治。

（二）化痰祛瘀、息风通络法治疗验案

患者，男，2019年12月30日初诊。2019年9月因头晕，神识昏蒙，就诊于当地医院，头颅MR示脑桥偏右片状DWI高信号，考虑急性脑梗死；双侧丘脑区、双侧基底节区多发腔隙灶；缺血性脑白质脱髓鞘改变；脑室系统扩大。患者左侧肢体活动不利，僵硬，无力，时有头晕，白日嗜睡，言语欠流利。反复口腔溃疡病史，偶咳，口干，急躁易怒，纳少，寐安，二便可。舌红，苔黄厚腻，脉沉弦。西医诊断：脑梗死。中医诊断：中风（痰瘀互结）。治法：化痰祛瘀，息风通络。处方：茵陈20g，苍术15g，萆薢20g，

半夏15g，黄连15g，天麻20g，泽兰15g，灵脂15g，延胡索15g，丹参30g，葛根15g，络石藤30g，鸡血藤15g，杜仲15g，生牡蛎20g。10剂（两日1剂，水煎服）。

二诊（2020年1月17日）：患者诉服上药之后，口腔溃疡发作较前减少。现在左侧仍肢体僵硬，无力，活动不利，言语不利，白日嗜睡。口干，急躁易怒。舌红，苔薄白，脉滑数。处方：黄精20g，云苓15g，牛蒡子15g，射干12g，半夏15g，黄连15g，天麻20g，莲子心15g，桑枝30g，灵脂15g，延胡索15g，丹参30g，葛根15g，络石藤30g，鸡血藤15g，桑寄生20g，生牡蛎20g。14剂（两日1剂，水煎服）。

三诊（2020年6月3日）：患者自觉症状较前好转，现仍左侧肢体不适，左手关节屈伸不利，发僵，左下肢活动发僵，乏力，偶水肿，急躁易怒。血压近日波动明显。偶干咳，口干甚，口腔溃疡复发。舌红，苔白，脉弦数。处方：生地黄20g，麦冬15g，石斛20g，云苓15g，牛蒡子15g，射干12g，前胡15g，白前15g，芦根30g，黄连12g，知母15g，天麻20g，桑枝30g，延胡索15g，丹参30g，葛根15g，鸡血藤15g，伸筋草30g，桑寄生20g，珍珠母30g。28剂（两日1剂，水煎服）。

四诊（2020年9月10日）：患者诉口腔溃疡偶有复发，现左上肢关节屈伸不利，左下肢活动有僵硬感，乏力，偶水肿。急躁易怒，晨起口干口苦明显。舌红，苔黄腻，脉弦数。处方：茵陈20g，苍术12g，白蔻仁12g，沙参20g，云苓15g，半夏15g，黄连15g，萆薢20g，夏枯草20g，野菊花15g，知母15g，女贞子15g，墨旱莲15g，苦参15g，延胡索15g，丹参30g，寄生20g，柏子仁30g，合欢皮15g，夜交藤30g，珍珠母30g。14剂（两日1剂，水煎服）。

五诊（2020年10月8日）：患者现左手握力明显弱于右手，手指稍发麻，左上肢关节屈伸不利，左下肢乏力，行走不利。急躁易怒，晨起口干口苦，易生口腔溃疡，部位多在舌尖及两边。血压近日控制尚可。舌红，舌下脉络迂曲，苔黄腻，舌体胖大，有齿痕，脉弦数。处方：茵陈20g，苍术12g，白蔻仁12g，沙参20g，云苓15g，土鳖虫12g，半夏15g，黄连15g，革薢20g，当归15g，牛膝15g，野菊花15g，夏枯草20g，知母15g，墨旱莲15g，女贞子15g，苦参15g，丹参30g，葛根15g，桑寄生20g，珍珠母20g。14剂（两日1剂，水煎服）。

六诊（2020年11月13日）：患者诉服上药后，诸证较前缓解，NIHSS评分表：9分；mRS评分表：2。现左侧上肢关节屈伸不利，左下肢乏力。口干，易生口腔溃疡，部位多在舌尖及两边。血压近日控制尚可。舌红，苔白，舌体两边边缘不整，脉滑。处方：党参15g，云苓15g，白术15g，牛膝15g，麦冬15g，牛蒡子15g，射干12g，薏米20g，黄连12g，天麻20g，桑枝30g，延胡索15g，丹参30g，葛根15g，狗脊15g，络石藤30g，鸡血藤15g，杜仲20g，生牡蛎20g。14剂（两日1剂，水煎服）。

按：

《医经溯洄集·中风辨》曰："中风者，非外来风邪，乃本气病也。凡人年逾四旬，气衰之际，或因忧喜忿怒伤其气者，多有此疾。"患者中年男性，年近男子七八，天癸竭，肝肾亏虚。患者素日急躁易怒，肝阳上亢，木旺克土，中焦气机不利，气血津液代谢异常，酿生痰浊，痰阻脉络，化生瘀血，继而痰浊瘀血胶结，而形成痰瘀互结之证。张伯礼认为："正虚为本，气机为因。痰瘀不自生，生必有故殒。孰先或孰后，皆可互化生，成痰瘀互结之证。"

一诊：茵陈、苍术药对清利湿热，燥湿运脾，凉血散瘀泻浊；草薢升清降浊；半夏、黄连辛开苦降，和胃降逆，条畅气机；葛根疏风解肌；湿热之邪易与瘀血胶结，延胡索、泽兰、灵脂、丹参活血化瘀，助消湿热；藤类药物大多具有舒筋通络功效，选用络石藤、鸡血藤；杜仲补肝肾，强筋骨；天麻平肝潜阳，息风止痉；生牡蛎为介类，性咸微寒，镇安神、潜阳补阴、软坚散结。

二诊：患者湿热已化，易化湿药为黄精、云苓育阴益气，以复中州；牛蒡子、射干清利咽喉；桑枝利关节，枝通四肢，且入肺经，金克木，可平肝；莲子清心除烦。全方治以育阴益气，舒筋活络。

三诊：本次就诊，患者湿浊已化，舌苔已净，方用生地黄、麦冬、石斛、知母、云苓滋阴益气；牛蒡子、射干、白前、前胡、芦根、黄连清解肺热，解毒利咽；桑枝有较好的降压效果；珍珠母重镇降逆，平肝潜阳。全方治以滋阴清热，息风通络。

四诊：茵陈、苍术、白蔻仁、草薢、苦参燥湿健脾；沙参、知母养阴益气以防祛湿药燥烈之性，耗伤津液，野菊花、夏枯草清热平肝，柏子仁、夜交藤、合欢皮、珍珠母镇静养安神；女贞子、墨旱莲平补肝肾以治其本。全方治以清利湿热，补益肝肾。

五诊：土鳖虫破血逐瘀；牛膝引火下行。全方治以化痰祛瘀，补益肝肾。

六诊：党参、云苓、白术益气健脾；薏苡仁祛湿化浊；狗脊、杜仲补肝肾、强筋骨；生牡蛎为介类潜阳补阴，重镇安神，《临证指南医案》云："凡肝阳上亢，必用介类以潜之。治以健脾化湿，活血通络。"

张伯礼常用药对茵陈、苍术、草薢配伍茯苓、薏苡仁、白蔻仁清利湿热、健运脾胃；药对茵陈、苍术清热燥湿运脾，凉血散瘀泻浊；药对丹参、郁金配伍药对延胡索、泽兰、五灵脂行气活血化瘀；土鳖虫破血逐瘀；元代医家朱丹溪《丹溪心法·论中风》云："中风内者……风火直下直上，将胃中津液顷刻化为痰浊，雍塞上焦……麻痹不流也……湿土生痰，痰生热，热生风也。"本病患者痰、热、瘀胶结为患，张伯礼肯于守方，除邪务尽。此外，在临床治疗中十分注重病、症、证结合，主从实、虚两大方面论治，并根据临床证候机圆法活，配以温补先后天之本、活血化湿、息风平肝、通经活络、安神益智等治法。如党参、茯苓、白术取参苓白术散之意补中益气健脾，以复中州，正气存内，邪不枉生；杜仲、桑寄生、狗脊补而不呆，补肝肾，强筋骨；菊花、夏枯草清热平肝；天麻又名定风草，可见其息风止痉之功，且味甘质润，药性平和，可治各种原因所致肝风内动，虚风内作；桑枝、伸筋草、络石藤、鸡血藤通利关节，通达经络。中风患者除常见肢体功能障碍如肢体活动不利、麻木不仁等，也常出现认知功能障碍、睡眠障碍、情志改变等，因此张伯礼常加柏子仁、夜交藤、生牡蛎、珍珠母养心益智安神。如此化痰祛瘀、健脾益肾、通经活络、重镇安神，可使机体达到新的平衡状态。患者多次复诊后，左侧肢体僵硬无力、活动不利症状较前好转，也是多次就诊临床疗效的体现。

（三）健脾益气、活血通络法治疗验案

患者，男，59岁，2013年10月17日就诊。主诉右侧肢体不利5月余。现病史：患者2013年5月15日突发昏迷，经120救护车送至大连瓦房店医院，脑计算机断层扫描（CT）显示"左侧脑叶出血37mL"，遂予手术治疗，术后症状有所恢复。现右侧肢体乏力，右脚肿胀，记忆力减退，语声变粗，时有干咳、少痰、纳呆，食量正常，寐安。大便每日一行，不成形，夜尿频，每夜4～5次。舌红，苔黄稍腻，脉弦滑数。血压（BP）110/80mmHg。十二指肠溃疡病史30余年，否认其他心脏病史。处方：生地黄15g，麦门冬15g，玄参15g，知母15g，川芎15g，菊花20g，夏枯草20g，杜仲15g，桑枝30g，黄芩20g，天麻15g，枳壳12g，丹参30g，郁金15g，珍珠母30g，予药10剂（每剂水煎3次，分别煎煮40、30、20分钟），3次药液合并混匀、均分4份，2日服完，早晚各服用1份）。

二诊（2014年3月4日）：患者服药后病情明显好转，右脚肿胀明显减轻，咳嗽停止，夜尿明显减少。现右手关节不利，握物疼痛，心烦、疲倦，记忆力差，不爱活动，余无明显不适。拟方如下：生地黄15g，麦门冬15g，知母15g，川芎15g，菊花20g，莲子心15g，老鹳草30g，络石藤20g，葛根15g，夏枯草20g，桑枝30g，黄芩20g，天麻15g，丹参30g，郁金15g，珍珠母30g，予药10剂（每剂水煎3次，均分4份，分2日服用，早晚各服用1份）。

三诊（2014年6月26日）：主诉头晕伴走路不稳2月余。患者2个月前出现右侧肢体活动不利，头晕、头胀、头痛；自测血压高达160/110mmHg，伴呃逆不止，就诊于当地医院，查颅脑核磁示：脑干梗死，住院治疗13天，遗留双下肢抬起困难，走路不稳。现诉：头晕，走路不稳、上下楼困难，脚底麻木、双手指麻木，四肢发凉，纳可，寐安，大便调，尿急，无尿频及尿痛，舌暗苔白，脉沉。处方：生黄芪30g，当归15g，夏枯草20g，菊花15g，代赭石30g，杜仲15g，鸡血藤15g，桑枝30g，乌梢蛇15g，土鳖虫12g，络石藤30g，大黄10g，菊花15g，生牡蛎20g。予10剂（每剂水煎3次，均分4份，分2天服用，每日早晚各服1份）。服药后患者头晕症状减

轻，自觉脚下有力。继前方加减 2 个月余痛症大减，制丸药继服康复。

按：

《难经·二十二难》曰："气主呴之，血主濡之。"气和血一阴一阳，相互化生，相互依存，相互为病。若劳烦致气血耗上，或大病之后损伤气血，或失血过多，气随血亡，虚而难复，或脾胃虚弱，气血生化乏源，均可导致气血亏虚。头为诸阳之会，清阳之府，五脏六腑精华之血、六腑清阳之气皆上注于脑。气虚则清阳之气无法上承，血虚则精华之血不能上荣于脑，则清窍失充、失养则为眩。《灵枢·口问》云："上气不足，脑为之不满……目为之眩。"此型眩晕临床可见头晕、动则加重，劳则即发，面色白，周身乏力，少气懒言，发色不泽，或肢体麻木，或走路不稳，或伴肢体障碍，舌淡苔白脉沉等。中医有"气为血之帅，血为气之母"之说。因此，临证中张伯礼采用以气治血、以血治气、气血同治之法，从而使气血冲和。脾为后天之本，受纳水谷、运化水湿，通过益气健脾利水消肿这是通法。本例患者气血不足，经络瘀滞而出现肢体肿胀，因患者兼内热之象，予益气之品不妥。需转换思路治疗，《金匮要略·水气病》指出："血不利则为水。"其实水不行亦可为瘀，水湿和瘀滞可互为因果，消瘀亦有助于利湿。

患者为中老年男性，突发中风半年后来就诊。时见患者右侧肢体活动不利，右脚肿胀，记忆力减退，语声变粗，大便不成形，夜尿频，舌红、苔黄稍腻，脉弦滑而数。中风恢复期患者病机特点为本虚标实，虚实夹杂，其病位在脑，与心、肝、肾等脏密切相关。患者右侧肢体活动不利为气血不足、经络阻滞所致，气血流通不畅而瘀滞，出现右脚肿胀，精气不能上承，患者声音变粗，脾肾不足则大便不成形兼小便频数，中焦虚弱而纳呆，肾气气化不足而小便频数，水液久蕴于局部而化热则现黄腻苔，在于脉则弦滑而数。四诊合参，知患者气血不足、气化失司，当健脾益气、活血通络治之。

临床中辨证是第一要义，寒热虚实必须分清，差之毫厘，谬以千里。虽有但见一症便是之古验，更多的还是四诊合参，整体判断。本例虽有肢体肿胀、便溏，且由来已久，虽可予益气健脾之品，但干咳、舌红、脉数却是实在的热象，正如《明医杂著》谓"血病治气，则血愈虚耗"，益气必热盛，而滋阴毋伤气。初学者见此类症难以取舍时，可先投 1～2 剂试治也未尝不可，效则续用，不效更弦。但最忌假虚实并治之法，而妄寒温并用，堆药成方，结果往往轻则不好不坏，重则加重病情，医患都没了信心，更谈不上积累经验，总结规律了。

张伯礼基于多年的临床经验，发扬张仲景"血不利则为水"之旨，提出了"水不行亦可为瘀"的痰瘀学说，认为瘀可生痰（湿水饮），痰（湿水饮）亦可生瘀，两者相生相伍，常胶结为患，并提出"痰瘀互生，病重之源"的观点。痰瘀互结，此时单纯祛痰则瘀难化，单纯化瘀则痰难除，在治疗上提出：痰瘀同病，则痰瘀同治，祛痰不忘化瘀，化瘀不忘祛痰。若患者瘀滞较重，则在活血化瘀的同时，加入祛湿化痰之品，以助体内瘀滞消散，增强其活血化瘀之功。祛痰药物的选择，因其痰湿多寡而异。

脾宜升则健，胃宜降则和，脾胃功能正常方能"清阳出上窍……浊阴归六腑"。若脾胃虚弱，或饮食不节，过食肥甘厚味或情志不畅，导致脾胃运化水湿功能失调，水湿停聚中焦，中焦斡旋气机功能失调，清不升浊不降，则发为眩晕。李东垣《脾胃论·脾胃虚实传变论》曰："脾胃一伤，五乱互作……头痛目眩。"中焦气机不调所致的眩晕，临床可见头重昏蒙、胸闷恶心、呕吐痰涎、痞满不适，或两胁疼痛，或少气懒言、气短乏力，或纳少，或大便不成形或干结、舌红苔白或腻，脉滑等。

（整理者：孙照东）

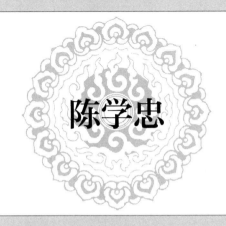

陈学忠

一、医家简介

陈学忠，男，（1953— ），四川成都人，中共党员，医学硕士，中西医结合主任医师。1985年毕业于同济医科大学（现华中科技大学同济医学院），现任国家十二五临床重点专科学科带头人，四川省重大疾病中医药老年病防治中心主任。成都中医药大学和西南医科大学硕士生、博士生导师，全国名老中医药专家传承工作室指导老师，四川省名中医工作室指导老师，四川省、市、县各级师承指导老师。曾任四川省干部保健专家组成员，先后担任第三、四、六批全国老中医药专家学术经验继承工作指导老师，全国优秀临床人才指导老师。

陈学忠曾荣获全国卫生系统先进工作者、中国中西医结合学会突出贡献奖、四川省突出贡献专家、四川省学术和技术带头人、四川省中医药发展先进个人、四川省中医药管理局及四川省中医药研究院学术和技术带头人、中医中药中国行活动先进工作者等荣誉称号，享受国务院政府特殊津贴。

陈学忠先后担任中国中西医结合学会理事、中国中西医结合学会虚证与老年医学专业委员会委员、中国中西医结合学会养生学与康复医学专委会常务理事、中国中西医结合学会科研院所工作委员会委员，曾任四川省中西医结合学会副会长、四川省老年医学学会副会长、四川省中西医结合学会学术委员会主任及虚证老年病专业委员会主任委员。

陈学忠早年师从名中医蒲辅周先生的学生胡翔林主任医师及袁怡云老先生。研究生期间，在导师钱振坤、舒沪英、叶望云、李鸣真等多位教授的悉心指导下，打开了医学视野，为今后从事中医、中西医结合临床与科研打下了坚实的基础。他在求学的道路上辛勤耕耘，有幸与四川省内中医及中西医结合知名老专家接触、共事多年，如蒋慧筠、廖孔禹、吴康衡、姚邦元、王成荣、陈绍宏、李廷谦、郭之砾等专家，他们勤恳、认真、严谨的学风和临床胆识，对中西医结合事业的热爱，对陈学忠影响至深。1992年，他参加了全国首届中西医结合高级研究班，有幸聆听吴咸中、陈可冀、陈士奎等许多知名的中西医结合专家的教诲，获得许多宝贵的教益，也更加坚定了走中西医结合之路的心。

在不断临床学习探讨中，他潜心研究衰老理论，在国内首次提出了"肾虚血瘀导致衰老"的观点，发展了中医学衰老理论，并提出"生理性血瘀""生理性肾虚血瘀""隐潜性肾虚血瘀证""老年性肾虚血瘀综合征"等新概念，推动和发展了老年病防治的建设，受到国内外同行的瞩目。并创立了以"补肾化瘀"为主要治则防治老年病，防治动脉粥样硬化，稳定斑块。其自拟方健脑通脉片、健脑软脉颗粒、软脉化斑颗粒、参芪冠心胶囊在临床应用多年，并承担国家自然科学基金、国家教育委员会和四川省局级课题十余项，获国家专利3项，四川省科技进步奖1项。公开发表论文70余篇。主要学术著作:《肾虚血瘀理论的实践与探索》《陈学忠临床医案》《实用推拿治疗》《医道传薪》《高血压病中西医防治》。

二、学术观点

老年人罹患高脂血症、老年性冠心病、脑动脉硬化、高血压病、脑血管意外、老年痴呆、肺心病、糖尿病、慢性胃炎、慢性前列腺炎、慢性肾炎、慢性肾功能不全、性功能障碍、更年期综合征等比例逐年增长，严重危害着老年人的身体健康，这也是最常见加速衰老和导致死亡的原因。这些病分别属于中医的心悸、胸痹、真心痛、厥心痛、眩晕、头痛、耳聋、痴呆、中风、四肢痿痹不仁、消渴、胃脘痛、腰痛、癃闭淋浊、肺胀喘咳、水肿、阳痿等范畴。根据中医辨证除了它特征性的原发病症以外，几乎每种病都共同存在不同程度的肾虚血瘀征。西医学分析各种病发病机理不一，然而以中医整体观念为依据，进行脏腑辨证，发现尽管其病位在各脏腑，但究其本，其根仍在肾，均与肾虚血瘀有关。"生理性肾虚血瘀"不可避免，并随着年龄的增长，"虚瘀"不断加剧，发展到一定程度，会出现化生气血减弱，无力鼓动一身阳气，导致气血失其流扬，三焦气化不利，脏腑功能失调而引起的多种老年病，即"血气不和，百病乃变化而生"。实验室检查提示不同的疾病，在神经内分泌、免疫、合成代谢、氧自由基代谢方面会发生类似的紊乱。如血液流变学异常，微循环障碍，血液浓、枯、凝、聚，血流缓慢，流态异常等"脉不通，血不流"的瘀血病理改变。因此，陈学忠认为对各种老年病出现的具有共同特征的肾虚血瘀征，可称之为"老年性肾虚血瘀综合征"。它反映了不同类型的老年病在其发生发展过程中具有共性的生理病理变化规律，表明肾虚血瘀是多种老年病的主要病理矛盾。

综上所述，老年人不但存在肾虚而且与血瘀并存，肾虚与血瘀互为因果，形成恶性循环。这是衰老的主要病理基础，也是产生多种老年病的重要原因。"生理性血瘀""生理性肾虚血瘀""隐潜性肾虚血瘀证"及"老年性肾虚血瘀综合征"新概念的提出，对于中医衰老理论的深化，并运用补肾化瘀法抗老延衰以及老年病的早期预防和治疗将具有重要的理论和实践意义。

（一）肾虚血瘀理论的内涵诠释

1. 肾为先天之本

"肾为先天之本"，首见于《医宗必读》。"肾为先天之本"是与"脾为后天之本"相对而言的。先天是指人体受胎时的胎元。《灵枢·决气》曰："两神相搏，合而成形，常先身生，是谓精。"《灵枢·经脉》亦云："人始生，先成精，精成而后脑髓生，骨为干，脉为营，筋为刚，肉为墙，皮肤坚而毛发长。"由上述可知，"先天"是指禀受于父母的"两神相搏"之精，以及由先天之精化生的先天之气，是由遗传而来，为人体生命的本源。在个体生命过程中，先身而生，是后天脏腑形成及人体生长发育的动力。肾为先天之本，是指肾的功能是决定人体先天禀赋强弱、生长发育迟速、脏腑功能盛衰的根本。

肾居下焦，为阴中之阴脏，具有封藏、贮存精气的作用。如《素问·上古天真论》曰："肾者主水，受五脏六腑之精而藏之。"《素问·六节藏象论》云："肾者，主蛰，封藏之本，精之处也。"肾所藏之精，既包括先天之精，又包括后天之精。肾所藏的先天之精是人体先天的基础，它禀受于父母，充实于后天。内容上包括两方面：一是与生俱来的、有生命的物质，是人体生命活动的基础，即所谓"人始生，先成精"（《灵枢·经脉》），以及"生之来，谓之精"（《灵枢·本神》）之"精"。二是指人类生殖繁衍的基本物质，即所谓"男女媾精，万物化生"（《周易·系辞传》），"两神相搏，合而成形，常先身生，是谓精"（《灵枢·决气》）。可见，先天之精藏之于肾，并在人体出生之后，得到后天之精的充养，成为人体生育繁殖的基本物质，故又名之曰"生殖之精"。

肾所藏的后天之精，是指五脏六腑之精。它源于后天水谷精微，具有营养脏腑组织的作用，即所谓"肾者主水，受五脏六腑之精而藏之"（《素问·上古天真论》）。肾中先天之精与后天之精密切相关：先天之精时时激发后天之精，后天之精则不断充养先天之精，二者相辅相成，互助互用，共同构成肾中精气。肾所藏之精，根据机体的需要，重新输送至其他脏腑，成为脏腑功能活动的物质基础。如此，藏中有泻，泄而又藏，循环往复，生生不息。正如《怡堂散记》所说："是精藏于肾，而非生于肾也。五脏六腑之精肾实藏而司其输泻，输泻以时，则五脏六腑之精相续不绝，所以成其次而位乎北，上交于心，满而后溢，生生之道也。"

肾藏精，精化气，肾气是生气之源，是生命力活动的原动力，具有推动人体生长发育、促进人体生殖机能、防御外邪入侵的作用，故称为先天之本。如《图书编·养肾法言》所述："肾在诸脏为最下，属水藏精。盖天一生水，乃人生身之本，立命之根也。"

肾为先天之本，是强调肾在人体生长发育及生殖功能中的重要作用。这种作用主要体现在：其一，促进人体生殖机能。肾精是人体胚胎发育的原始物质，具有决定生殖能力盛衰的作用。人出生之后，肾精渐充，各脏腑组织随之生长壮大；至青春期，肾精充盛，天癸随至，性腺随之发育成熟，而见男子遗精，女子月经按时而至，性机能成熟，生殖能力旺盛；人至老年，肾精渐亏，天癸渐少，性机能与生殖能力渐减。正如《素问·上古天真论》言："女子……二七而天癸至，任脉通，太冲脉盛，月事以时下，故有子……七七，任脉虚，太冲脉衰少，天癸竭，地道不通，故形坏而无子也。丈夫……二八，肾气盛，天癸至，精气溢泻，阴阳和，故能有子……七八，天癸竭，精少，肾脏衰，形体皆极。"

其二，促进人体的生长发育。肾中精气具有很强的活力，随着肾中精气的盛衰变化，人体生命活动呈现出生长壮老的规律性变化。如《素问·上古天真论》云："女子七岁，肾气盛，齿更发长……三七，肾气平均，故真牙生而长极；四七，筋骨坚，发长极，身体盛壮；五七，阳明脉衰，面始焦，发始堕；六七，三阳脉衰于上，面皆焦，发始白；七七，任脉虚，太冲脉衰少，天癸竭……丈夫八岁，肾气实，发长齿更；二八，肾气盛，天癸至，精气溢泻……八八，则齿发去。"可见，肾气是生长发育的原动力，肾气充盛，则生长发育正常，齿坚发泽，骨壮有力，脏腑功能正常；若肾气亏虚，则生长发育迟缓，五软五迟，或齿脱发落，过早衰老，脏腑功能减退等症。李中梓言："婴儿初生，先两肾。未有此身，先有两肾，故肾为脏腑之本，十二脉之根，呼吸之本，三焦之源，而人资之以为始者也。故曰先天之本在肾。"（《医宗必读·医论图说》）

其三，抵御外邪，防止疾病。肾中精气不仅能促进人的生长发育与生殖机能，而且具有保卫机体，防止邪侵的作用。《灵枢·刺节真邪》云："真气者，所受于天，与谷气并而充身者也。"真气，即人体真元之气。它是由先天之精气与自然界之清气和水谷之精气相结合而成，其中肾中精气起着重要作用。故肾精充足，则真气充盛，形体健壮，抗病力强；若肾精不足，则元真亏虚，形体虚衰，易于为病。《素问·金匮真言论》曰："夫精者，身之本也。故藏于精者，春不病温。"孙思邈亦云："精少则病，精尽则死。"青壮之人，肾精充盈，真气充足，故体健少病；少年或老人，肾精不足，肾气亏虚，御邪力弱，故体弱多病。

肾为先天之本，主藏先天之精及五脏六腑之精华。肾精乃人生命之基本物质，肾精化阴，可生阴血、精髓、津液以养形体与脏腑，为人身形之基，诸阴之本。肾精化阳，可生气、生阳，以行温养与气化之功，推动脏腑功能，为脏腑气化之源、诸阳之根。

肾为先天之本的理论，对于疾病的治疗具有重要指导意义。临床上，补肾精、益肾气之法，不仅可以治疗肾精亏虚所致小儿五软五迟、老人发脱齿摇，以及青壮年阳痿、早泄，或经闭、不孕等症，而且还可以通过养生保精、补肾益气之法，增强人体的抵抗力，防止疾病的发生。

2. 生理性肾虚

肾为先天之本，内寓元阴元阳，藏先天之精及五脏六腑之精华。正常情况下，肾中阴阳相配，体用结合，阴精充沛，温煦有源，促使气血的旺盛流畅、气化的升降如常。但随着人体生、长、壮、老的过程，必然耗损精气，到中年以后逐渐出现的肾虚症候，可谓之"生理性肾虚"。

《素问·阴阳应象大论》云："年四十，而阴气自半也……年六十，阴痿，气大衰。"《素问·上古天真论》曰："女子七岁，肾气盛，齿更发长……七七，任脉虚，太冲脉衰少，天癸竭，地道不通，故形坏而无子也。丈夫八岁，肾气实，发长齿更……三八，肾气平均，筋骨劲强，故真牙生而长极……五八，肾气衰，发堕齿槁。六八，阳气衰竭于上，面焦，发鬓颁白。七八，肝气衰，筋不能动，天癸竭，精少，肾脏衰，形体皆极。八八，则齿发去。肾者主水，受五脏六腑之精而藏之，故五脏盛乃能泻。今五脏皆衰，筋骨解堕，天癸尽矣。故发鬓白，身体重，行步不正，而无子耳。"说明肾精气的虚衰与衰老密切相关。后天诸因如六淫、七情、饮食劳倦，时行疫毒等也可直接损及于肾或通过它脏累及于肾，从而导致肾精的亏损。正如古人云："五脏之伤，穷必及肾。"因此老年必然存在肾精的虚损，只是程度不同而已。

3. 血瘀

血行不畅为血瘀，血瘀是指血液运行迟缓和不流畅的一种病理状态。《黄帝内经》中尚无"血瘀"之名，但有"血不得散""留血""凝血""恶血"等说法。汉代张仲景在《金匮要略》中提出"瘀血"病名，并归纳了血瘀证的临床表现和治疗方法。清代王清任在《医林改错》中阐发了血瘀证的症、因、脉、治问题，创立了著名的血府逐瘀汤、膈下逐瘀汤、少腹逐瘀汤、身痛逐瘀汤、通窍活血汤及补阳还五汤等治疗血瘀证的方剂。

血液的正常运行，有赖于阳气的温煦推动。若寒邪入血，寒凝血滞；或情志不遂，气郁血滞；或津血亏虚，血结停滞；或久病体虚，阳气不足，无力温煦推动血液的正常运行，便会形成血瘀证。

血瘀证的临床表现以局部刺痛，痛处不移，痛而拒按，夜间加剧，肌肤粗糙如鳞甲，面色晦暗，口唇色紫，舌质紫暗，或有瘀点、瘀斑，脉沉涩为主。辨证时，首先要确定血液瘀滞的部位，如瘀阻于心，可见心悸、胸闷、心痛；瘀阻于肺，可见胸痛、咳血；瘀阻胃肠，可见呕血、大便色黑如漆；瘀阻于肝，可有胁痛、痞块；瘀阻胞宫，可见少腹疼痛、月经不调、痛经、闭经、经色紫暗成块；瘀阻肢体局部，可见局部青紫、肿痛。

其次要分析形成血瘀的原因，如面色淡白，身倦乏力，少气懒言，为气虚无力推动血液运行所致的气虚血瘀证；如患者性情急躁易怒，胸胁胀闷疼痛，日久不解，发展为胸胁刺痛、拒按，甚则胁下出现痞块等症，乃由气滞导致的血瘀证；如手足局部冷痛，肤色紫暗，多与感受寒邪或阳虚生寒、寒凝血脉有关；若发热，口渴，头痛，烦躁，神昏谵语，肌肤发斑，甚或出血，少腹坚满胀痛，大便色黑，是瘀热互结下焦的表现。血瘀证的成因，常可相兼为患，如气虚，加之情志不疏，可形成气虚气滞的血瘀证。

4. 生理性血瘀

血液行濡养之功，循于脉中，流布周身，以和为贵，以通为用。血液运行与心主血，肝藏血，脾统血，肺布血的正常与否有关。《素问·上古天真论》言："五八，肾气衰，发堕齿槁。六八，阳气衰竭于上，面焦，发鬓颁白。七八，肝气衰，筋不能动，天癸竭，精少，肾脏衰，形体皆极……今五脏皆衰，筋骨解堕，天癸尽矣。"《素问·生气通天论》言："阳气者若天与日，失其所则折寿而不彰。"人步入老年以后，肝、心、脾、肺、肾等五脏功能减退，阳气不足，血液的化生、循行、输布等功能减弱，脉道涩滞出现生理性血瘀。

5. 生理性肾虚血瘀

肾阳的温煦、肾阴的化生是各脏腑经络维持生理功能、血液化生、循行、津液输布的重要保证。肾精不足可致化气无源，无力温煦、激发、推动脏气；精不化血或阴血不充可致阴亏血少，诸脏腑、四肢百骸失其濡养。从而出现三焦气化不利，气机升降出入失常，血失流畅，脉道涩滞乃至血瘀。

正如王清任在《医林改错》中指出："人行坐动转，全仗元气，若元气足则有力，元气衰则无力，元气绝则死矣。"元气者，肾气也，乃肾精所化，一旦"元气既衰，必不能达于血管，血管无气，必停留而瘀。"因此肾虚常常兼有血瘀。血瘀又进一步影响气血运行、津液输布和五脏调和，加重了各脏腑的功能失调。肾藏先天之精，需不断得到后天之精的补充。脏腑功能受损，化源不足，先天失去后天的培补滋养，致肾精日益虚损。如此肾虚导致血瘀，血瘀加重肾虚，形成恶性循环，加速脏腑组织器官衰老和老年病的发生。据上所述我们认为"健康老人"随着增龄出现的血瘀症候，可视为"生理性肾虚血瘀"。这是人生、长、壮、老过程中不可避免必然出现的生理性衰退变化。

6. 隐潜性肾虚血瘀证

"生理性肾虚血瘀"是一个渐进过程，在发生、发展的早期阶段，若按中医传统宏观辨证可能"无症可辨"或证候不太明显。而实验室微观检测却发现神经内分泌、免疫、氧自由基代谢等方面的异常改变，并同时出现血液流变学、微循环异常，对于这种情况可诊断为"隐潜性肾虚血瘀证"。

7. 老年性肾虚血瘀综合征

老年人常罹患的心悸、胸痹、真心痛、厥心痛、眩晕、头痛、耳聋、痴呆、中风、四肢痿痹不仁、消渴、胃脘痛、腰痛、癃闭淋浊、肺胀喘咳、水肿、阳痿等病，根据中医辨证除了它特征性的原发病症以外，几乎每种病都共同存在不同程度的肾虚血瘀征。因此我们认为对各种老年病出现的具有共同特征的肾虚血瘀征，可称之为"老年性肾虚血瘀综合征"。

（二）肾虚血瘀的临床证候

1. 病因病机

在衰老过程中，肾虚为本，血瘀为标，本虚标实，互为影响，互为因果。肾精亏虚可致化生阳气无源，无力温煦、激发、推动脏气；精不化血或阴血不充可致阴亏血少，脏腑、四肢百骸失其濡养，出现气机升降出入失常，血失流畅，脉道涩滞乃至血瘀。肾虚常常伴血瘀，肾虚可促进血瘀的发生发展。血瘀又加重肾虚。其病因病机可分为生理性和病理性。

生理性是指年老体衰而致肾虚，男女自幼年开始肾气逐年充盛，至壮年则达极盛，而到了老年则因肾气衰退呈现衰老。《素问·六节脏象论》指出肾为"封藏之本"，肾藏先天之精和后天之精。《素问·上古天真论》曰："肾者主水，受五脏六腑之精而藏之。"人体生、长、壮、老、已过程与肾中精气盛衰有关。肾是先天之本，肾精乃生命之基本物质。随着人生、长、壮、老必然消精气，出现人体自衰即"生理性肾虚"。关于肾虚与衰老的关系，《素问·上古天真论》中已有精辟论述："五八，肾气衰，发堕齿槁……八八天癸竭，精少，肾脏衰，形体皆极。则齿发去。"《素问·阴阳应象大论》云："年四十，而阴气自半也……年六十，阴痿，气大衰。"表明肾精气的虚衰与衰老关系密切。

病理性是指后天诸因如六淫、七情、饮食、劳倦、时行疫毒等可直接损及肾或通过它脏累及肾，从而导致肾精亏损。久病伤肾而致肾虚，久病不愈，失于调养，损耗精气而导致肾虚，即中医"久病及肾"之说。朱丹溪在《格致余论》中说："人生至六十、七十以后，精血俱耗。"近代著名中医学家岳美中在中医老年病学领域，多有新的创见，认为："人之衰老，肾脏先枯，累及诸脏。"

正常生理状态下，血液循行于脉中，通达周身，发挥其滋养荣润之职。如《血证论》说："平人之血，畅行脉络，充达肌肤，流通无滞，是谓循经，谓循其经常之道也。"《诸病源候论》说："血之在身，随气而行，常无停积。"血瘀证是多元病因所致，而血瘀证本身也是"第二病因"。血瘀为病广泛。若血瘀不行，内而脏腑，外而肌肤，上至颠顶，旁及四肢，皆可因血瘀不行而为病。

2.临床表现

肾虚血瘀患者会出现早衰、健忘、失眠、头晕、耳鸣、视力减退、听力衰减、骨骼与关节疼痛、腰膝酸软、不耐疲劳、乏力、头发脱落或须发早白、牙齿松动易落、性欲减退、夜尿多、尿余沥难尽、脉沉细无力等表现，以及明显的瘀血表现，如色素沉着、皮肤甲错、舌质瘀暗或瘀点、古下脉络粗长扭曲、脉涩、结代等。

（三）肾虚血瘀理论的应用价值

1. 肾虚血瘀是老年心脑血管疾病及衰老的病理学基础

肾藏先天之精，乃生之本，其化气生阳，推动脏腑功能；化阴生血、精髓、津液，行滋润形体。正常情况下，阴阳调和，体用结合，阴精充沛，温煦有源，气机条达，气化升降如常。《素问·阴阳应象大论》曰："年四十而阴气自半也，起居衰矣。"肾气衰，精气耗，它因及肾，致肾精亏。因此中老年人多存在肾精虚衰，可致化五脏之气无根，推动脏腑气化无力；精不化血可致阴亏血少，四肢百骸失养，三焦气化不利，气机失常，血失流畅，致血瘀。因此肾虚兼血瘀，血瘀致气血运行、津液输布受损，化源不足，失先天滋养，日益虚损，而加重肾虚，形成恶性循环。

西医学分析常见老年病，包括高脂血症、脑动脉硬化、老年痴呆、冠心病等发病机理不一。然而以中医整体观念为依据，进行脏腑辨证，发现尽管其病位在各脏腑，但究其本，其根仍在肾，均与肾虚血瘀有关。"生理性肾虚血瘀"的发生不可避免，并随着年龄的增长血瘀不断加剧，发展到一定程度，会出现化生气血功能减弱，无力鼓动一身阳气，导致气血失其流畅，三焦气化不利，脏腑功能失调而引起多种老年病，即"血气不和，百病乃变化而生"。

实验室检查提示，不同的疾病在神经内分泌、免疫、合成，氧自由基代谢方面会发生类似的紊乱。血液流变学异常，微循环障碍，血液浓、枯、凝、聚，血流缓慢，流态异常等导致"脉不通，血不流"的瘀血病理改变。"老年性肾虚血瘀综合征"反映了不同类型的老年病在其发生发展过程中具有共性的生理病理变化规律，表明肾虚血瘀是多种老年病的主要病理矛盾，是老年心脑血管疾病及衰老的病理学基础，这对防治老年病有重要的指导意义。

2. 补肾化瘀是防治老年心脑血管疾病的重要治则

以肾虚血瘀理论为指导，陈学忠自拟补肾、益气、化瘀药物为主的方剂治疗冠心病，疗效满意，同时患者的肾虚症候，如耳鸣、腰痛、夜尿等得到不同程度改善。

根据老年多肾虚，老年心脑血管病多兼血瘀这一特征，以中医整体观念为指导，补肾化瘀为主要治则进行防治，通过改善老年肾虚状态，调整脏腑功能，舒达血脉，调和气血，提高活血化瘀药物的疗效。这对进一步降低老年心脑血管疾病的发病率，减少死亡率，提高老年人健康水平有重要意义。

临床及动物实验证实：活血化瘀药可增加心脑血管血流量，解除血管痉挛，降低心肌耗氧，改善心脑功能，纠正氧自由基代谢紊乱，降低血脂，减轻脂质沉积和斑脂形成，甚至还可促进斑脂的缩小，软化和吸收。同样通过活血化瘀可加速心肌梗死患者侧支循环的形成，改善微循环，增加血流量；抑制血小板聚集，增强纤维蛋白溶解，抗血栓形成；改善心肌营养，促使梗死灶的机化、吸收、修复。

3. 补肾化瘀是延缓衰老的重要治则

自《黄帝内经》以来，抗老延衰就重视肾的作用，现代研究揭示补肾能改善老年患者的神经内分泌及免疫功能，具有延缓衰老的确切作用。但如前述，老年肾虚、血瘀并存，血瘀不除，脏腑经络精气流注不畅。仅以补为主就会出现"愈补愈滞"的现象，犯"关门辑盗"之戒。古人重视气血流畅与寿夭的关系。《素问·至真要大论》曰："气血正平，长有天命。"《素问·调经论》："血气不和，百病乃变化而生。"古人养生常用活血化瘀的大黄作为保健强身方的主药或泡饮代茶以祛病延年。在补肾同时，用调畅气血、活血化瘀之法，使周身之气通而不滞，血活而不瘀，有助延缓衰老。

研究证实活血化瘀能调节神经内分泌、免疫、合成代谢等方面，对延缓衰老起积极作用。大黄䗪虫丸、血府逐瘀汤等治疗高脂血症的同时能改善"虚实夹杂"证，纠正脂代谢紊乱，预防动脉硬化的形成和心脑血管病的发生以及延缓衰老。针对老年血瘀患者的高黏滞血症，用活血化瘀复方及单味药改善了血瘀症，降低了血液黏稠度，改善了微循环，增加了组织供氧。活血化瘀法在消除血瘀状态同时，改善了衰老指征，足以证实其延缓衰老的积极作用。

综上所述，依据衰老的本质是"肾虚血瘀"，临床上可以"补肾化瘀"

延缓衰老和防治老年心脑血管疾病。通过补肾化瘀，保证了元阴元阳化源不绝，血脉经络通畅无阻，五脏六腑、四肢百骸皆能得到精气的滋养、温煦，以维持正常生理功能，延缓了机体的衰老。在临床工作中，陈学忠研制了以补肾化瘀为主治疗冠心病、脑动脉硬化症的新药——冠心康胶囊和健脑通脉胶囊。冠心康胶囊治疗冠心病，心绞痛、心肌缺血改善率均优于单用活血化瘀法或益气化瘀法，同时耳鸣、膝酸、夜尿频或尿有余沥难尽等肾虚症得到改善。健脑通脉胶囊治疗脑动脉硬化症，能明显改善头痛、头昏、耳鸣等症，提高记忆力，增加脑供血，降低血脂等。

可见，补肾化瘀延缓衰老法则的提出，是对中医衰老理论的深入研究，是扶正祛邪法则的具体运用，在促进中老年人延缓衰老、祛病延年等方面将有广泛的前景。

三、临床特色

（一）诊疗特色

陈学忠从医数十载，学贯中西，经验丰富，既重视中医的辨证施治，也非常重视西医的检验诊断；既重视中医的病因病机，也非常重视疾病的病理生理；既重视中医的遣方用药，也非常熟悉西医的规范诊治、康复预后。更擅于学习应用西医学的新理论指导中医临床及思考，西医辨病与中医辨证论治相结合。在诊断中注重舌诊，陈学忠曾言：舌体舌质最能反映患者体质本貌，且变化慢，干扰因素小。在临证中，他擅用经方，活用古方，自创新方，辨证精准中注重灵活变通，不拘泥于古方；同病异治、异病同治、因病立法，因法选药、遣药成方、方证相对，形成专病专方；在疾病诊治中擅抓主要矛盾，根据病情分阶段治疗，用方专一，力量集中；对于疑难杂症擅用阴阳气血动态辨证，疗效显著。

除遣方用药以外，陈学忠擅用外治法治疗各种心脑血管疾病：如体针治疗缺血性中风，双太冲穴穴位埋线治疗高血压病，中药汤剂浴足治疗高血压病、糖尿病足、静脉炎，中药熏蒸治疗肩手综合征，耳穴埋豆治疗睡眠障碍等。以缺血性中风中的特色疗法为例，分述如下。

1. 体针治疗

主穴：四神聪、本神（双）、百会、风池（双）、内关。

配穴：心肝火盛取太冲、行间、少府（均双）；气滞血瘀取合谷、血海（均双）；痰浊阻窍加足三里（双）、丰隆（双）、人中；髓海不足加太溪（双）、风府、绝骨（双）、大椎；肝肾不足加肝俞、肾俞、命门（均双）；脾肾两虚加脾俞、肾俞、足三里、三阴交、太溪（均双）。同时口眼歪斜取地仓透颊车、下关、迎香均患侧、合谷（健侧）、阳白、承泣、合谷；半身不遂取肩髃、曲池、手三里、外关、合谷、环跳、阳陵泉、足三里均取患侧。平刺，得气后主穴接电针仪，余穴平补平泻。

风池属足少阳胆经腧穴，为手少阳、阳维之会，乃风邪蓄积之所，此穴处清阳之高位，行于少阳之侧，上连髓海，旁络阳维脉，善于和解疏通，可利少阳经气，行气活血，用之既可疏风解表、清头明目，又可充盈髓海、畅调厥阴，以达到气行血行之功。风池穴位于颈部椎－基底动脉附近。"经脉所过，主治所及"，大量现代研究证明针刺风池穴对脑血管有解痉、扩张和收缩的双重作用，可调节血管运动平衡，兴奋动脉壁细胞上的 β 受体，改善脑部的血液循环，使血管扩张，脑血流增加，改善大脑缺血缺氧状况。完骨亦属足少阳胆经之穴，是足太阳和足少阳之会穴，其归经具有祛风宁神之效，合风池共为主穴，疏肝利胆，调畅气机，以达气行血行之功。两者又能调整头部局部经气，有醒脑开窍之功。大量临床和动物试验的研究证明，针灸该穴位能提高脑供血不足患者的脑血流量，减轻因脑供血不足引起的神经功能损害，并能恢复已经受到损害的脑神经。天柱属膀胱经穴，太阳经在头部循行和联络区域最大，循行过前额、颠顶、侧头和后头部，是足太阳膀胱经还出于项部的唯一腧穴，具有疏风解表、驱邪散瘀、止痛之功，畅通督脉、膀胱经之气，使气血顺利上达头部以达到驱邪扶正的目的。足太阳经"……上抶脊上项。其支者，结于枕骨，上头下颜，结于鼻……"，并与足少阳、足阳明、手三阴、手三阳经筋相连。手足三阳经筋之经气不顺，必将影响头部气衔，其中颈项部诸经的抵止结聚点尤为关键，如风池、天柱、完骨等，以此三穴为主穴，畅达头部气血流通，以达到气行瘀消之功。

配穴的选择上，百会、上星同属奇经八脉中督脉，督脉是人体诸阳之总汇，为"阳脉之海"，对整个经脉系统有统帅作用，其主干起于小腹内，下出会阴，向后行于脊柱内部，上达项后风府进入脑内，督脉与脑、脊髓的关系极为密切，故历代医家有"病变在脑，首取督脉"之说。其一条分支与冲任二脉同起胞中，贯脊属肾；一条与足太阳膀胱经同起于目内眦，行至额前，交会于颠顶，入络于脑，再别出下项，循旅络肾。肾为人体先天之本，藏精纳气，为元气之始。取督脉之穴，可使督脉精气充盛，督脉气盛则元气充盛，元气充盛则身体有神。百会穴升阳固脱，益气固本，调节内脏，疏通腹气，醒脑开窍，为脑病之要穴。内关穴为手厥阴心包经的络穴，又是八脉交会穴之一，通于阴维脉。该穴始于胸中，属心包，心包代心受邪，"心主神明"，故可治心脑疾患。双侧内关和百会配伍，为"左右配穴法"的一种，可增强百会穴治疗神志病的疗效，共调理脏腑，奏醒神开窍之功。四神聪、印堂均为经外奇穴，神聪四穴居于颠顶，为阳气之位，前后二穴在督脉循行线上，左右二穴旁及足太阳经脉，而督脉"贯脊属肾""入属于脑"（《难经·二十八难》），足太阳膀胱经"上额，交巅""从巅入络脑"（《灵枢·经脉》），故针四神聪能补益元气、振奋元阳、益脑安神。印堂亦在督脉循行线上，针之可醒脑调神、宁心益志。四穴相合，补肾固本，醒脑开窍。

2. 灸法治疗

艾灸取百会、神门、神阙、足三里等穴位，每穴灸15分钟，每日1次。

3. 穴位注射

取肌肉丰厚的腰部、肢体近端穴位为主，穴位交替使用，根据辨证选用生脉注射液、参附注射液、丹红注射液、黄芪注射液等其中一种，西药可酌情选用维生素 B_{12}、维生素 B_1、维丁胶性钙、胞二磷胆碱注射液。每日注射1次，药量为每穴1.2mL。辨证选穴，选穴如下：肾虚血瘀选内关、肾俞、血海，髓海不足选内关、肾俞、足三里，脾肾两虚选脾俞、肾俞、三阴交，肝肾亏虚选肝俞、肾俞、命门，痰浊蒙窍选脾俞、行间。

4. 穴位埋线

应用活血化瘀羊肠线，每 2 ～ 3 周埋入（视患者适应情况而定）。肾虚血瘀选内关、肾俞、血海，髓海不足选内关、肾俞、足三里，脾肾两虚选脾俞、肾俞、三阴交，肝肾亏虚选肝俞、肾俞、命门，痰浊蒙窍选脾俞、行间。其初期起到刺激穴位的机械性作用，之后羊肠线液化、吸收产生化学刺激，作用持久温和，兼有穴位刺激和组织疗法的共同作用。

5. 耳穴埋豆

常用耳背沟、肝、心、交感、肾上腺、肾等穴位。常用穴每次取 3 ～ 4 穴，以 7cm×7cm 的胶布，将王不留行籽贴于所选之穴上，贴紧后并稍加压力，使患者感胀痛及耳郭发热。每 2 天换帖 1 次，每次 1 耳，两耳交替，15 次为 1 个疗程。

6. 熏洗疗法

中风病常见肩手综合征、偏瘫痉挛状态、瘫侧手部或同时见到瘫侧手、足部的肿胀，按之无凹陷，似肿非肿，实胀而非肿。可在辨证论治原则下，给予具有活血通络的中药为主加减，局部熏洗患肢，常用药物：川乌 9g，草乌 9g，当归 15g，川芎 15g，红花 15g，桑枝 30g 等。用水煎汤熏洗、中药涂擦，配合 TDP 治疗仪或灸条温灸患者肢体 20 ～ 30 分钟，每日 1 ～ 2 次或隔日 1 次。

7. 推拿治疗

对于中经络半身不遂者，根据肢体功能缺损程度和状态进行中医按摩循经治疗，采用滚法、按法、揉法、擦法、搓法、拿法、捻法、摇法、一指禅推法、抹法、扫散法等。

（三）常用验方

（1）麻黄汤：以外感风寒表实证为主。恶寒发热，头身疼痛，无汗而喘，舌苔薄白，脉浮紧。

（2）葛根汤：以肩颈部僵痛为主。伴有恶风、畏寒。

（3）小青龙汤：以外寒里饮为主。恶寒发热，头身疼痛、喘咳，痰涎清稀而量多，胸痞，痰饮喘咳，不得平卧，或身体疼重，头面四肢浮肿，舌苔白滑，脉浮。

（4）桂枝汤：以外感风寒表虚证为主。头痛发热，汗出恶风，鼻鸣干呕，白不渴，脉浮缓或浮弱者。

（5）小柴胡汤：以伤寒少阳病证为主，邪在半表半里。症见往来寒热，胸胁苦满，纳差，心烦喜呕，口苦，咽干，目眩，舌苔薄白，脉弦者。

（6）仙方活命饮：以阳证痈疡肿毒初起为主。红肿焮痛，或身热，苔薄白或黄，脉数有力。

（7）五苓散：以小便不利证为主。舌苔白，脉浮。

（8）血府逐瘀汤：以胸中血瘀证为主。胸痛，头痛，日久不愈，痛如针刺而有定处，唇暗或两目暗黑，舌质暗红，或舌有瘀斑、瘀点，脉涩或弦紧。

（9）麦门冬汤：以虚火上炎为主。咳唾涎沫，短气喘促，咽喉干燥，舌干红少苔，脉虚数。

（10）四逆汤：以四肢厥逆为主。恶寒蜷卧，呕吐不渴，肾衰欲寐，舌苔白滑，脉微。

（11）四神煎：以两膝痉挛疼痛为主。膝肿粗大，大腿细，腹痛肢冷，神疲乏力，舌淡，苔薄白，脉沉迟无力。

（12）参赭镇气汤：以肺肾亏虚、阴阳两虚之咳喘为主。喘逆气促，心累乏力，舌质暗红，苔白，脉弦。

（13）补中益气汤：以脾虚气陷证为主。饮食减少，体倦肢软，少气懒言，面色萎黄，脱肛、子宫脱垂、久泻久痢，崩漏、大便稀溏，舌淡，脉虚。

（14）潜阳封髓丹：以虚阳上浮证为主，温肾潜阳。用于肾阳虚＋虚火上炎症状。

（15）小续命汤：以中风、半身不遂为主。筋急拘挛，口眼歪邪，语言謇涩，风湿腰痛。

（16）自拟柔肝息风汤：以头目眩晕之脑络痹为主。目胀耳鸣，心中烦热，脉弦长有力。

（17）天麻钩藤饮：治肝经有热，肝阳偏亢。头痛头胀，耳鸣目眩，少寐多梦；或半身不遂，口眼歪斜，舌红苔黄，脉弦。

（18）小陷胸汤：以心前区疼痛不适为主。按之则痛，咳痰黄稠，舌苔黄腻，脉滑数。

（19）半夏泻心汤：呕而肠鸣，心下痞者，寒热错杂之痞证。心下痞，满而不痛，舌苔腻而微黄。

（20）生姜泻心汤：脾胃虚弱，水气内停。舌胖大，舌质淡暗，苔白厚腻。脉细。

（21）甘草泻心汤：胃肠虚弱，脘腹痞满。舌体略胖大，舌质暗红，苔黄腻，脉弱。

（22）柴桂各半汤：外感邪气，营卫失调。舌略胖大，舌质淡红，苔薄白，脉浮数。

（23）桂枝龙骨牡蛎汤：心阳虚。心悸胸闷，舌质淡，薄白苔，脉细数。

（24）桂枝甘麦大枣汤：围绝经期综合征，以阴阳两虚、营卫失调等症状为主。舌体略胖大、浅齿印，舌质淡，薄白苔。

（25）自拟二仙汤：以更年期阴阳失调证为主。舌淡红，舌体略胖大，薄白苔，脉沉弱。

（26）健脑软脉汤：以"项脉痹"证为主。舌淡红偏黯，舌体略胖大，薄白苔，脉沉弦。

（27）健脑通脉汤：以肾虚血瘀之头昏、脑鸣为主。舌质暗红，苔薄白，脉弦。

（28）参芪冠心汤：以心肾亏虚，血瘀阻络之胸痹心痛为主。舌质暗红，苔薄白，脉弦。

（29）软脉化斑汤：以肾心血瘀之"项脉痹"证为主。舌质暗红，苔薄白，脉弦。

（30）麻辛止嗽散：以外感风寒咳嗽为主。咳而咽痒，咯痰不爽，微有恶风发热，舌苔薄白，脉浮缓。

（31）茯苓四逆汤：以心肾亏虚之心衰为主。双下肢水肿及眼睑浮肿，小便不利，舌质瘀暗，舌苔白，脉弦。

（32）红姑娘抗感饮：以外感风热为主。咽痒，咽喉部疼痛，舌质红，苔薄白，脉浮数。

（33）慢咽汤：慢性喉痹证。咽喉部干痒不爽，咳嗽咳痰，舌质暗红，苔薄白，脉弦。

（34）开音汤：以暗哑、失声为主。分暴暗（风热、风寒）和久暗，舌质淡红，苔薄白，脉浮。

（35）失眠合剂：以心肾亏虚之失眠为主。心烦、不寐，舌质暗红，苔薄白，脉弦。

（36）抗过敏汤：治疗鼻䶎（过敏性鼻炎）、过敏性哮喘、过敏性咳嗽、慢性湿疹、荨麻疹。舌质淡红，舌质略胖大，苔薄白，脉浮。

（37）开郁和中汤：以胃有痞满、寒热错杂为主。胃脘部痞满不适，舌质暗红，苔薄白，脉弦。

（38）升降温里汤：以胃脘腹部痞满不适、气虚下陷为主。气虚下坠、腹泻及小便不利。

（39）美容化斑汤：以面部黄褐斑为主。舌质暗红，苔薄白，脉弦。

（四）缺血性中风常用症型及处方

1. 肾虚血瘀证

治法：补肾活血，化瘀通络。

方药：健脑通脉汤。

淫羊藿 30g，何首乌 30g，熟地黄 15g，菟丝子 12g，丹参 30g，山楂 30g，黄芪 30g，川芎 15g，酸枣仁 15g，桑叶 30g。

2. 气虚血瘀证

治法：益气升清，活血通络。

方药：补阳还五汤合补中益气汤加减。

黄芪 80g，升麻 15g，柴胡 12g，陈皮 15g，人参须 30g，茯苓 30g，桃仁 10g，红花 10g，当归 15g，川芎 15g，赤芍 15g，地龙 15g，鸡血藤 50g，水蛭 6g，全蝎 6g，蜈蚣 2 条。

3. 风阳（火）上扰证

治法：平肝息风，活血通络。

方药：柔肝息风汤加减。

天麻 15g，葛根 60g，生地黄 30g，龙骨 30g，牡蛎 30g，丹参 30g，川芎 15g，牛膝 30g，川牛膝 30g，水蛭 6g，白芍 15g，山楂 30g。

4. 痰瘀阻络证

治法：豁痰开窍，活血通络。

方药：小续命汤加减（重点专科经方）。

附片 30g（先煎），桂枝 15g，酒川芎 15g，麻黄 10g，红参 15g，赤芍 15g，防风 10g，苦杏仁 10g，黄芩 15g，防己 15g，炙甘草 10g。

5. 阴虚风动证

治法：滋阴息风。

方药：镇肝熄风汤加减。

生龙骨 30g，生牡蛎 30g，代赭石 30g，龟甲 30g，白芍 15g，玄参 15g，天冬 15g，川牛膝 30g，川楝子 10g，茵陈 30g，麦芽 15g，川芎 15g，炙甘草 10g。

6. 痰浊内阻

治法：化痰除湿开窍。

方药：柴陈泽泻汤加减。

柴胡 15g，陈皮 15g，法半夏 18g，炒白术 20g，天麻 15g，菊花 10g，钩藤 15g，黄芩 15g，泽泻 30g，茯苓 30g，白芍 15g，炙甘草 15g。

7. 痰热腑实

治法：化痰泄热，通腑清窍。

方药：星蒌承气汤加减。

全瓜蒌 30g，胆南星 5g，生大黄 5g，芒硝 20g，丹参 30g，炙甘草 15g。

（五）特殊药物剂量

陈学忠用药药味不多，但有时量大，如黄芪用至 120 ～ 200g，葛根用至 120 ～ 150g，山药用至 90g，附片最大用至 120g（久煎），川芎可用到 90g，半夏可用到 60g，薏苡仁可用到 80g，生白术可用到 120g。

（六）药物配伍

淫羊藿、桂枝：补肾活血，益气通阳。

土鳖虫、蒲公英：清热化浊，活血通络，软脉化斑。

桑叶、淫羊藿：滋肝补肾，填精补髓，温肾助阳。

川芎、水蛭、姜黄：活血化瘀，软脉通络。

灵芝、天麻：益精气，止头晕，补肾化瘀，软脉健脑。

淫羊藿、丹参：补肾，活血化瘀。

桂枝、黄芪、太子参、当归、赤芍：益气通阳，活血通络，补肾强心。

决明子、制首乌、山楂：滋补肝肾，活血化瘀。

淫羊藿、黄芪、桂枝：补肾，益气通阳。

首乌、丹参、赤芍、生山楂：补益肝肾，活血化瘀，降脂。

丹参、赤芍、川芎、红花、当归：活血化瘀，通瘀通脉络。

大剂量葛根、牛膝、怀牛膝：升阳补肾，活血通络。

桑叶、茯苓：美容消斑。

当归、白芷：活血止痛，消肿愈疡。

（七）特殊药对

丁香与郁金，治疗呃逆。附片与法半夏、全瓜蒌，用于心肾阳虚之胸痹心痛。

四、验案精选

（一）补肾活血、化瘀通络法治疗验案

王某，男，91岁，成都人、离休干部。2021年3月7日就诊。

主诉：反复头昏10余年，心累气紧伴走路不稳2余年，加重1周。

现病史：10余年前患者无明显诱因出现头昏、头痛，当时伴有双眼视物旋转，站立不稳，恶心欲呕，无物呕出，测得最高压180mmHg，于外院诊断为"高血压病"，予以厄贝沙坦0.15g控制血压，自诉血压控制尚可。2年前，无明显诱因出现心累气紧，走路不稳，伴口干，活动后心前区有憋闷感，休息或服用"速效救心丸"后减轻。手足麻木，有刺痛感，双下肢轻度水肿，遂于我院行相关检查后诊断：高血压病3级；高血压心脏病；冠状动脉粥样硬化性心脏病，劳累性心绞痛；2型糖尿病，糖尿病周围神经病。经降血压、降血糖及营养心肌等对症处理后好转出院，出院后长期口服苯磺酸氨氯地平片、二甲双胍控制血压及血糖情况，诉血压控制尚可，血糖未规律监测。两年来，头昏、心累气紧反复出现，多次在当地医院及我院门诊中药治疗，自诉症状控制尚可。1周前，患者自感头昏再次发作，双侧额颞部跳痛，夜间明显，疼痛持续时间不长，半分钟左右逐渐缓解。心累气紧明显，稍微活动后尤甚，走路漂浮感明显，出汗，双下肢无力，腿软。10余年前明确诊断为糖尿病，规律口服二甲双胍，未正规监测血糖。2余年前在我院确诊为"冠状动脉粥样硬化性心脏病劳累性心绞痛"，目前未予以药物控制病情，吸烟20余年，1天1包，已戒30年，饮酒20年，每次50g，已戒30年。

刻下症：患者神情，精神欠佳，步入病房。诉头昏，双侧额颞部跳痛，夜间明显，疼痛持续时间不长，约半分钟左右后逐渐缓解。心累气紧明显，稍微活动后尤甚，偶感咳嗽，走路漂浮感明显，出汗，双下肢无力，腿软，双下肢轻度水肿。饮食欠佳，睡眠欠佳，大便干，小便频数，偶感尿痛，夜

尿 3 ～ 4 次，近期体重未见明显下降。

查体：T：36.5℃，P：71 次 / 分，R：20 次 / 分，BP：153/79mmHg。双下肢小腿段皮肤散在瘀斑、瘀点，颈强，压顶试验阳性。双下肢轻度水肿。神志清楚，语言清晰，体形适中，步入病房。偶可闻及咳嗽。舌略胖，边有齿痕，舌质淡偏暗，苔白，脉弦。

辅助检查：低密度脂蛋白 3.40mmol/L，高密度脂蛋白 1.02mmol/L。胱抑素 C1.57mg/L，肌酐清除率 50.91mL/min。甲状腺功能：三碘甲状腺原氨酸 1.42nmol/L，促甲状腺激素 4.360uIU/mL，甲状腺素 81.80nmol/L。糖化血红蛋白定量 6.3%。

胸部 CT：①左侧胸廓塌陷、左肺体积缩小，左侧胸膜增厚伴钙化，左侧膈肌抬高、左侧间位结肠。②慢性支气管炎、肺气肿征象，双肺散在炎变，以慢性炎变灶为主。③纵隔稍左移，纵隔内及双侧腋窝多发小淋巴结显示、纵隔内及左肺门小淋巴结钙化。④心脏增大，主动脉、主动脉瓣钙化。

头颅 MRI+MRA+ 颈椎 MRI：①脑实质内散在腔梗、缺血灶，请结合临床。②脑萎缩，脑白质脱髓鞘改变。③双侧侧脑室轻度积水；透明隔间腔显示。④双侧大脑中动脉分支稍减少；双侧中动脉 M1 段局部狭窄。⑤颈椎退行性改变；C5 ～ 6 椎体相对缘终板炎可能。⑥ C3 ～ 4、C4 ～ 5 椎间盘中央后型突出，C5 ～ 6、C6 ～ 7 椎间盘后缘膨出，相应层面硬膜囊受压，椎管受压变窄。

中医诊断：缺血性中风（肾虚血瘀）。

治法：补肾活血、化瘀通络。

选方：（科室自拟方）健脑通脉方。淫羊藿 25g，何首乌 15g，熟地黄 15g，菟丝子 15g，黄芪 30g，丹参 30g，川芎 15g，山楂 30g，桑叶 12g，酸枣仁 20g，党参 15g，巴戟肉 15g，杜仲 15g，鸡血藤 50g，远志 15g，石菖蒲 10g。3 剂（水冲服，1 次 1 格，分 3 次服）。

二诊：患者头昏较前改善，双侧额颞部跳痛较前发作次数减少，疼痛持续时间较前较少。心累气紧缓解，稍微活动后尤甚，咳嗽，走路漂浮感明显改善，出汗缓解，双下肢无力改善，双下肢水肿消退。饮食可，睡眠尚可，大便干，小便频数，偶感尿痛，夜尿 2 次，查体：血压 139/78mmHg，治疗上原方续服。

三诊：症状同前，血压为 132/78mmHg，治疗上减远志、石菖蒲，3 剂。

四诊：患者头昏、头痛症状较前缓解，心累气紧及走路漂浮感明显改善，口渴减轻，饮食、睡眠、大小便可，原方 4 剂续服。

按：

患者为老年高龄男性，年老诸脏虚损，尤以肾虚为主。肾藏精生髓，髓通于脑，年老肾亏，精髓渐空，脑海失充，上下俱虚，是以可见头昏。肾精亏虚，精不化气，气虚无力推动，诸脏四肢百骸失其濡养，则见走路漂浮感明显，双下肢无力，腿软。肾阳亏虚则开阖不利，则见夜尿频小便频数，偶感尿痛，夜尿 3～4 次。患者素体肾虚，不能滋养髓海，肾气不足，髓海不充，阳气亏虚，推动无力而致血瘀。《素问·举痛论》曰："痛而闭不通矣。"又曰："脉泣则血虚，血虚则痛""不荣则痛、不通则痛"。

《金匮要略·中风历节病脉证治》曰："邪在于络，肌肤不仁；邪在于经，即重不胜；邪在于腑，即不识人；邪在于脏，舌即难言，口吐涎。"结合患者舌体略胖，边有齿痕，舌质淡偏暗，苔白，脉弦，皆为肾虚血瘀之征。本病辨病为缺血性中风，辨证为肾虚血瘀，病性虚实夹杂，病位在肾、脑。健脑通脉汤为陈学忠的经验方，该方药少力专，方中淫羊藿、菟丝子、熟地黄、何首乌等滋补肾精；淫羊藿味辛、甘，性温，归肝、肾经，补肾壮阳，祛风除湿。《神农本草经》谓其"主阴痿绝伤，茎中痛，利小便，益气力，强志"。川芎、丹参、山楂活血化瘀。丹参味苦，性微寒，入心、心包、肝经、活血祛瘀、养心安神。《本草纲目》中提到"丹参能破宿血，补新血，调经脉活血，通心包络"，《本草备要》记载其可"补心，生血，祛瘀、养血定志，通利血脉，实有神验"，其活血化瘀，补血养血，有"一味丹参功同四物"之说，使化瘀而不伤正。本方取其"味苦气降，祛瘀生新，调经补血"之功。黄芪益气通络，配桑叶治理气虚寒，《本草拾遗》曰桑叶能"主霍乱腹痛吐下，冬月用干者浓煮服之。细锉，大釜中煎取如赤糖，去老风及宿血"。酸枣仁宁心安神，《本草再新》指出酸枣仁能"平肝理气，润肺养阴，温中利湿，敛气止汗，益志定呵，聪耳明目"。对此方陈学忠已做相关课题多项，而且该方已获国家专利多年，多项研究证明该方能使高脂血症大鼠的血清胆固醇值、血清甘油三酯值、血清低密度脂蛋白值降低，并能升高其血清高密度脂蛋白值。而且对喂养高脂饲料所造成的家兔动脉粥样硬化有抑制作用，显著降低实验性大鼠的脑含水量，对小鼠记忆获得性障碍有所改善。

患者二诊后诸症缓解，仍以处方原方续服。是因为患者老年男性，病程长，虽服完 3 剂后症状缓解，但血瘀难通，故效不更方。三诊后，患者头昏、头痛、心累气紧及走路漂浮感明显改善，口渴减轻，饮食尚可，睡眠尚可，大小便可，故减远志、石菖蒲，再原方续服 4 剂以善后。

（二）补肾活血化瘀法治疗验案

栗某，女 66 岁，成都人，退休。2021 年 4 月 19 日就诊。

主诉：反复头晕 4 余年，复发 2 天。

现病史：4 年前患者于卧床时突然出现头晕，自感天旋地转，持续几秒钟后缓解，未予以重视。2 年前，患者头晕再次发作，无视物旋转及晕厥，无恶心呕吐，遂到成都市第一人民医院就诊，测得当时血压 180/？ mmHg，住院经降低血压等治疗后好转出院（具体用药及剂量不详）；出院后长期口服苯磺酸氨氯地平片、氯沙坦钾控制血压，自诉血压白天控制在（120～130）/（70～80）mmHg，睡前（150～160）/80mmHg，但头晕时有反复，在体位变化时明显，持续时间约几秒钟到几分钟不等，经休息后稍微能缓解。2 天前，患者自感头晕发作较前持续时间有所增加，经休息后稍微缓解。明确诊断"糖尿病"病史 2 年，空腹血糖波动在 6.4～8.0mmol/L，现长期口服盐酸二甲双胍片控制血糖，近期未规律检测血糖情况。明确诊断"颈动脉粥样硬化斑块形成伴管腔狭窄"2 年，现长期口服阿托伐他汀钙片、硫酸氢氯吡格雷片稳定斑块。

现病史：形体适中，精神欠佳，头晕发反复，体位变化时明显，伴前额胀痛感，持续时间约几分钟后缓解，经休息后稍能缓解，偶有上肢麻木感及乏力感，饮食可，睡眠尚可，入睡困难，大小便尚可，近期体重未见明显变化。

查体：T36.4℃，P63次/分，R20次/分，BP148/87mmHg。神清，高级认知功能基本正常，记忆力、计算力粗查正常。双侧瞳孔等大等圆，直径约3.0mm，对光反射灵敏。双额纹对称，双鼻唇沟对称，无歪斜，伸舌居中，咽反射存在。

中医望、闻、切诊：神志清楚，语言清晰，体形中等，自动体位，步入病房。未闻及痛苦呻吟、叹息、咳喘之音，未闻及异常及特殊气味。舌尖偏红，苔薄白，脉弦。

辅助检查：颈部血管彩超示双侧颈总动脉粥样硬化斑块形成（混合回声斑）；左侧颈内动脉粥样硬化斑块形成伴管腔狭窄（弱回声斑，狭窄率约73%）。随机血糖4.3mmol/L，载脂蛋白A 1.70g/L，高密度脂蛋白1.41mmol/L，低密度脂蛋白2.04mmol/L；葡萄糖5.51mmol/L。

胸部（平扫）CT：①右肺中叶内侧段及双肺下叶基底段少许慢性炎变灶。②左肺下叶背段小结节，建议随访复查。③主动脉壁、冠状动脉壁钙化。

颅脑（平扫，血管成像），颈部（血管成像），颈椎（平扫）MRI：①双额顶叶、半卵圆中心、侧脑室旁散在缺血、腔梗灶。②轻度脑萎缩。③C2～3、C3～4、C4～5、C5～6、C6～7椎间盘不同程度突出，相应层面硬膜囊受压，C3～4、C4～5、C5～6变窄。④颈椎退行性改变。⑤MRA示左侧大脑前动脉水平段缺如；左侧后交通支开放；左侧颈内动脉虹吸部管壁僵硬、狭窄，提示血管硬化可能。⑥颈部MRA：右侧椎动脉起始部基本狭窄。

颈部血管（双侧）彩超：双侧颈总动脉硬化性改变。右侧颈总动脉分叉处、颈内动脉低回声斑及混合回声斑形成。左侧颈总动脉主干、分叉处及颈内动脉低回声及混合回声斑形成。左侧颈内动脉入口重度狭窄。

心脏（心脏彩超，左心功能测定）：EF 66.2%，左室稍肥厚。二尖瓣轻度反流。腹部彩超：脂肪肝。TCD：①左侧大脑中动脉缺血性改变；②基底动脉血流速度，稍加快，供血障碍；③左侧大脑中动脉硬化样改变。

中医诊断：缺血性中风（肾虚血瘀）。

治法：补肾活血化瘀化浊。

中药：（科室自拟方）健脑软脉汤加减。天麻 20g，桑叶 30g，丹参 30g，酒川芎 15g，净山楂 30g，炒酸枣仁 15g，制何首乌 30g，盐菟丝子 12g，熟地黄 20g，黄芪 30g，土鳖虫 30g，蒲公英 30g，煨葛根 80g。中药 3 剂，（每日 1 剂，每日 3 次，自煎 300mL，口服）。

二诊：患者精神状态较前好转，头晕发作较前次数减少，前额胀痛感减轻，饮食、睡眠、大小便尚可，查体血压为 129/78mmHg，空腹血糖 7.2mmol/L，处理：原方续服 3 剂。

三诊：头晕及前额胀痛感明显减轻，饮食可，睡眠尚可，大小便尚可，原方减葛根为 60g。

四诊：患者头晕及前额胀痛感缓解，上肢麻木感及乏力感减轻，饮食可，睡眠尚可，大小便尚可，原方续服 6 剂。

按：

患者为老年女性，"肾为先天之本，藏先天之精。"人四十而阴气自半，年老则天癸竭绝，肾阴先亏。肾精亏虚，无以化气，气虚无力推动血行，血行不畅，滞而成瘀，瘀阻于脑，脑脉不通，失其濡养，发为"中风病"，则见头晕、体位变化时明显。瘀阻四肢，四肢筋脉失于濡养则见上肢麻木、乏力感。

健脑软脉方由健脑通脉方衍生而来，原方加土鳖虫、蒲公英，临床上初步验证了此药对大脑动脉粥样硬化症患者的疗效，相关实验表明健脑软脉方可能通过降低血脂水平，抑制炎症反应，抑制血管平滑肌细胞（VSMCs）凋亡，从而抑制斑块的不稳定性进展。

方中黄芪味甘，性微温，归脾、肺经，具补气升阳，益卫固表之功。《珍珠囊》记载："黄芪甘温纯阳，其用有五：补诸虚不足，一也；益元气，二也；壮脾胃，三也；去肌热，四也；排脓止痛，活血生血，内托痈疽，为疮家圣药，五也。"天麻息风，丹参、川芎活血，山楂化浊，酸枣仁养心安神，何首乌、熟地黄、菟丝子补肾，土鳖虫活血通络，蒲公英清热解毒化浊，葛根升阳。

（三）补气活血法治疗验案

廖某，男，67 岁，四川大学教授。于 2021 年 1 月 10 日就诊。

主诉：右侧肢体乏力 2 个月。

现病史：2 个月前，因突感头痛，伴恶心呕吐，遂至四川省人民医院行头颅 CT 提示蛛网膜下腔广泛出血；双侧额叶见多发血肿，并周围脑实质水肿，请结合临床病史；左侧额颞顶部、大脑纵裂池硬膜下血肿；颅骨未见明显异常。诊断为"蛛网膜下腔广泛出血；双侧额叶多发血肿；左侧额颞顶部、大脑纵裂池硬膜下血肿；高血压病。予以脱水降颅压、抑酸、止血、补液、营养神经、预防癫痫、控制血压等对症治疗。2021 年 1 月 4 日复查头颅 CT：蛛网膜下腔出血，较前大脑镰、小脑幕及双侧枕叶病灶密度减低；右侧侧脑室后角少许积血，较前相仿。双侧额叶见多发血肿，并周围脑实质水肿，请结合临床病史。较前血肿稍有吸收、减小，请结合临床。大脑纵裂池硬膜下血肿显示欠清。右侧额顶颞部硬膜下少量积液。较前相仿。全组副鼻窦炎。颅骨未见明显异常。经治疗后患者症状好转出院。

既往史：发现血压升高 30 余年，最高 190/？ mmHg，目前服用苯磺酸左旋氨氯地平片控制血压，自诉血压控制可。输血史及献血史 40 余年，吸烟史 40 余年，平均 1 包 / 日，现已戒，饮酒史 40 余年，平均 1 两 / 日，现已戒。

刻下症：患者神清，精神欠佳，右侧肢体乏力，平车推入病房，食纳可，夜间睡眠差，二便可，近期体重无明显下降。

查体：神清，精神欠佳，高级认知功能粗查可，双侧瞳孔等大等圆，直径约 3.0mm，直接、间接对光反射灵敏，双眼眼震（－）。双额纹、双鼻唇沟对称，无歪斜，伸舌居中，咽反射存在。左侧肢体肌力 5 级，右上肢肌力 4+级，右下肢肌力 4-级，四肢肌张力正常，四肢腱反射稍亢进，四肢深浅感觉对称存在，右下肢巴宾斯基征（＋），睁闭指鼻试验稳、准，颈软，脑膜刺激征（－）。

中医望、闻、切诊：神志清楚，语言清晰，体形偏瘦，自动体位，平车推入病房。未闻及痛苦呻吟、叹息、咳喘之音，未闻及异常及特殊气味。舌淡，苔白，有瘀斑，脉弦。

辅助检查：C 反应蛋白 11.4mg/L，肌酐清除率 58.06mL/min，尿素氮 3.10mmol/L，胱抑素 C 1.37mg/L，肌酐 37.8umol/L，总蛋白 62.4g/L，白蛋白 33.3g/L，白球比 1.1，总胆酸汁 17.2umol/L，天门冬氨酸氨基转移酶 50U/L。肌酸激酶 30.71U/L，乳酸脱氢酶 257.88U/L。高密度脂蛋白 0.77mmol/L，甘油三酯 3.95mmol/L。纤维蛋白原 5.90g/L，D–二聚体 1.31ug/mL，活化部分凝血活酶时间 42.70 秒。

头胸 CT：①双侧额叶血肿吸收期可能；脑实质内散在腔梗、缺血灶。请结合临床及 MRI 检查。②双侧额颞部少量硬膜下积液；脑萎缩，脑白质脱髓鞘改变。③双肺气肿征；双肺散在炎变伴间质性改变，双下肺为甚。④主动脉壁钙化。⑤双侧胸膜增厚。⑥扫及肝尾状叶少许钙化灶。

头颅 MRI+MRA：双侧额叶见片状混杂信号影，最大横截面约 4.5cm×3.4cm，边界不清，周围见水肿带。右侧额颞部硬膜下少许积液。大脑镰旁、左侧顶枕部似见条状稍长 T1 稍长 T2 信号影。双侧额叶、侧脑室旁少许斑点状等、长 T1 长 T2 信号影，flair 呈高信号。脑沟、回未见异常，脑室池系统未见变形及移位，未见异常信号。中线结构未见移位。扫及双侧筛窦炎，双侧中耳乳突炎。空蝶鞍。MRA 示右侧大脑前动脉水平段、左侧大脑后动脉局部变窄；双侧大脑前动脉、中动脉、后动脉分支减少、纤细、走行僵直；大脑中动脉、大脑后动脉及椎–基底动脉、颈内动脉颅内段未见确切局灶性膨大征象。

颈部血管彩超：双侧颈总动脉粥样硬化。腹部彩超：胆囊结石，胆囊壁胆固醇沉积，肝内胆管胆固醇沉积，前列腺增大伴钙化灶。TCD：①右侧大脑中动脉、双侧大脑后动脉、左椎动脉、基底动脉腔隙性改变；②左侧大脑前动脉临界血管狭窄。

中医诊断：缺血性中风（气滞血瘀）。

选方：补阳还五汤加减。黄芪 100g，地龙 15g，三七 10g，川牛膝 30g，鸡血藤 50g，丹参 30g，煨葛根 60g，蜜远志 15g，石菖蒲 15g。3 剂。

二诊：患者神清，精神较前好转，卧床状态，右侧肢体乏力自感减轻，食纳可，夜间睡眠略有改善，二便可。原方续服 3 剂。

三诊：患者自感口渴，烦躁，下午明显，右侧肢体仍感乏力，肢体活动受限，头晕，体位变化时明显，食纳可，夜间睡眠差，二便可，舌质淡而暗，薄白黄苔，脉弦，调整石菖蒲为 30g 开窍。

四诊：患者神志清楚，精神尚可，诉夜间饥饿感，口渴，情绪稳定，肢体活动受限存在，右侧肢体乏力减轻，可上下床稍微站立几分钟，食纳可，眠可，二便可。舌淡，苔白，有瘀斑，脉弦，原方加酒川芎 15g，干石斛 30g，人参须 30g 益气养阴，3 剂。

五诊：患者夜间口渴明显，头晕及肢体乏力改善，可扶床旁行走。处方：原方加麦冬、五味子养阴生津。

六诊：患者精神状态佳，夜间口渴等症状明显缓解，出院时能使用助行器辅助行走。

按：

患者老年男性，肾为先天之本，藏先天之精。"人四十而阴气自半"，年老则天癸竭绝，肾精先亏，精亏则化气不足，无以上濡清窍头面四肢百骸，脑失所养，则睡眠差，气为血之帅，气行则血行，气虚无以行血，久则成瘀，瘀血阻络，阻于四肢，则见肢体乏力，舌淡，苔白，有瘀斑，脉弦均系气滞血瘀的表现。

该患者辨病总属中医学之"缺血性中风"范畴，辨证为"气滞血瘀"，病性本虚标实，病位在肾。补阳还五汤在《医林改错》中有"此方治半身不遂，口眼㖞斜，语言謇涩，口角流涎，下肢痿废，小便频数，遗尿不禁"之述。

本方是体现王清任所创气虚血瘀理论的代表方剂。常用于中风后的治疗。以治疗半身不遂、口眼歪斜，配伍特点为大量补气药与少量活血药相配，气旺则血行，活血而又不伤正，共奏补气活血通络之功。

该病案中重用黄芪大补元气，中医认为气行则血行，气盛则血流滑疾，百脉条达。气止则血止，气虚则血流迟缓，运行涩滞，而黄芪甘温益气，气旺则血行，瘀化脉管畅通。通过补气，推进脉管中气血运行，从而降低全血瘀滞。现代药理研究发现黄芪有明显的抗血管氧化作用。丹参、三七、鸡血藤活血化瘀，其中丹参含丹参酮Ⅱ-A和丹参酚酸B盐，能扩张外周血管，增加血循环和血流量，抗血栓，提高纤溶酶活性，改善血液流变学特性，促进组织的修复与再生。地龙通经活络，葛根升阳，远志养心安神，石菖蒲开窍化浊。二诊患者自感右侧肢体乏力减轻，食纳可，夜间睡眠略有改善，说明此方对症，原方续服。三诊患者自感口渴，烦躁，下午明显；头晕，体位变化时明显，结合舌脉，调整石菖蒲为30g以增加芳香化浊至功效。四诊患者夜间饥饿感，口渴，情绪稳定，肢体活动受限存在，右侧肢体乏力减轻，可上下床稍微站立几分钟，结合舌脉，继续原方加酒川芎行气活血，干石斛养阴，人参须益气。五诊患者夜间口渴明显，余症状皆有改善，可扶床旁行走，继续原方加麦冬、五味子养阴生津。六诊患者精神状态佳，症状明显缓解，出院时能使用助行器辅助行走，原方续服，善后。

（四）补益肝肾、活血通络治疗验案

曹某，男，62岁，退休。2021年2月12日就诊。

主诉：头痛伴左侧肢体乏力1天。

现病史：入院前1天，患者无明显诱因出现头痛、头昏，同时伴左侧肢体乏力、麻木，走路不稳，休息后可缓解，伴有足踩棉感、视物模糊、左脸及左手有麻木不适感，门诊测血压175/109mmHg。

既往史：高血压病史2年余，血压最高达220/130mmHg，目前服用非洛地平缓释片、牛黄降压片，血压控制不佳，在165～175/100～105mmHg波动。2型糖尿病病史2年余，空腹血糖最高达11.0mmol/L，餐后血糖不详，目前服用达格列净片、二甲双胍缓释片，血糖控制不佳，空腹血糖在10.0mmol/L左右，餐后血糖不详。

刻下症：头痛、头昏，左侧肢体乏力，伴有语言謇涩，走路不稳，休息后可缓解，伴有足踩棉感、视物模糊、左脸及左手有麻木不适感，纳可、眠可、二便正常。近期体重无明显变化。

查体：T36.4℃，P101次／分，R20次／分，BP174/100mmHg，发育正常，营养中等，扶入病房，神志清楚，语言謇涩，反应迟钝，查体合作。听诊双肺呼吸音粗，未闻及明显干湿啰音。未触及震颤。心率101次／分，律齐，未闻及明显杂音。双下肢轻度凹陷性水肿。专科查体：神清，高级认知功能基本正常，记忆力、计算力粗查正常。双侧瞳孔等大等圆，直径约3.0mm，对光反射迟钝。双额纹对称，双鼻唇沟对称，无歪斜，伸舌居中，咽反射存在。生理反射迟钝，左侧巴宾斯基征阳性，余病理反射未引出。

中医望、闻、切诊：神志清楚，语言謇涩，体形肥胖，自动体位，轮椅推入病房，反应迟钝。未闻及痛苦呻吟、叹息、咳喘之音，未闻及异常及特殊气味。舌质暗，苔白稍厚腻，脉细涩。

辅助检查：头颅MRI+脑血管造影＋脑功能成像。①双侧大脑半球多发缺血灶，其中右侧颞枕叶及丘脑为急性期梗死灶，请结合临床治疗后复查。②扫及右侧上颌窦、双侧筛窦少许炎性病变。③头部MRA示：右侧大脑后动脉未见显示。心电图：窦性心律，率96次／分，律齐，电轴左偏，无钟转。ST–T改变（I、aVL、V_4、V_5、V_6导联ST段下移≥0.05mV，T波低平）。血常规：白细胞$9.57×10^9$/L，中性粒细胞百分率78.40%，淋巴细胞百分比13.90%，纤维蛋白原4.33g/L，钾3.48mmol/L，天门冬氨酸氨基转移酶14U/L，血糖12.73mmol/L，载脂蛋白A 0.97g/L，血脂5.15mmol/L，高密度脂蛋白0.67mmol/L。

腹部彩超：脂肪肝，胆囊胆固醇沉积，左肾囊肿，前列腺增大，甲状腺彩超：甲状腺左侧叶弱回声结节（TI–RADS3类）。颈部血管彩超未见异常。心脏彩超：左心增大，左室肥厚。主动脉增宽。主动脉瓣轻度反流。左室顺应性降低。TCD：双侧大脑中动脉、左侧大脑前动脉、双侧大脑后动脉、椎–基底动脉缺血性改变。左侧大脑中动脉、左侧大脑前动脉硬化样改变。头颅＋颈椎间盘＋胸部CT：①脑实质内多发缺血、梗死灶可能，右侧颞枕叶斑片状稍低密度影，边界欠清，建议结合MRI检查除外急性梗死灶。②脑萎缩、脑白质脱髓鞘改变。③扫及双侧上颌窦、筛窦少许炎变。④颈椎退行性变。

⑤C2～3、C3～4、C4～5、C5～6椎间盘稍突出，椎管稍变窄。⑥双肺少许纤维条索灶；右肺上叶小结节影，炎性结节？请结合临床。⑦心影稍大，主动脉钙化。⑧扫及肝右叶结节状钙化灶。

中医诊断：缺血性中风（肝肾亏虚、血络瘀阻）。

治法：补益肝肾、活血通络。

中药:（科室自拟方）柔肝息风汤加减。葛根60g，川牛膝30g，牛膝30g，龙骨30g，牡蛎30g，天麻15g，桑叶30g，丹参30g，山楂30g，白芍20g，川芎30g，白芷30g，蔓荆子30g。4剂（每日1剂，水煎，400mL，分3次服）。

二诊：患者神志清楚，精神尚可，甚是大喜，诉此次因他病就诊，困扰两年的腰痛也得到缓解。目前头痛、头昏程度较前有明显好转，左侧肢体乏力较前有所减轻，语言謇涩较前明显好转，仍走路不稳、视物模糊，但程度较前有所减轻，纳眠可，二便调，血压一般在130/80mmHg左右，治疗上原方3剂续服。

三诊：患者头痛、头昏程度较前有明显好转，左侧肢体乏力较前减轻，语言謇涩较前明显好转，走路不稳及视物模糊有所减轻，纳眠可，二便调，原方续服4剂。

四诊：患者自感症状明显缓解，原方6剂续服以调理善后。

按：

头痛是一个最常见的自觉症状，可见于许多急、慢性疾病的发作过程中。病因有外感、内伤之分，病位有局部与全身的关系，证候有寒热虚实之辨，既涉及脏腑、经络，又与五官有联系。中医学认为：头为诸阳之首，其位最高；脑为元神之府，其用最灵。五脏精华之血，六腑清阳之气，皆上注于头。内而脏腑，外而经络，统帅全身。若遇外感诸邪，上犯颠顶，经络之气失于舒展，则为头痛。又或内伤诸不足，精血无以上荣于脑，或瘀滞、痰浊，壅阻不通，或情志不遂、肝阳上扰，均可引起头痛。

头痛的治疗"须分内外虚实"（《医碥·头痛》），外感所致属实，治疗当以祛邪活络为主，视其邪气性质之不同，分别采用祛风、散寒、化湿、清热等法，外感以风为主，故强调风药的使用。内伤所致多虚，治疗以补虚为要，视其所虚，分别采用益气升清、滋阴养血、益肾填精，若因风阳上亢则治以息风潜阳，因痰瘀阻络又当化痰活血为法。虚实夹杂，扶正祛邪并举。

在《素问·阴阳应象大论》言："年四十，而阴气自半也，起居衰矣。年五十，体重，耳目不聪明矣。"患者老年男性，天癸竭绝，肾阴先亏。乙癸同源，肝肾阴虚，血脉不充，血行不畅而成瘀。瘀阻脑脉则见头昏、头痛。肾精亏虚，脑髓不足，髓海失养，加之肝肾阴虚，无以制阳，虚风上扰清窍而发为中风。肝主筋，肾主骨，故见左侧肢体乏力、麻木，有走路不稳、视物模糊、左脸及左手有麻木不适感，肝肾亏虚，虚风上扰故可见血压增高。

柔肝息风汤为陈学忠的经验方，方中组成为葛根、怀牛膝、川牛膝、白芍、丹参、生地黄、川芎、天麻、龙骨、牡蛎、生山楂。方中葛根用量重达80g，中医认为葛根具有解肌退热、透疹、生津止渴、升阳止泻的功效。西医学研究葛根具有抗氧化降血脂的作用。葛根总葛酮和葛根素能使血浆肾素活性和血管紧张素显著降低，血压下降。葛根素对微循环障碍有明显的改善作用，主要表现为增加微血管运动的振幅和提高局部微血流量；葛根总黄酮具有明显扩张脑血管的作用，可改善脑微循环和外周循环。方中怀牛膝与川牛膝同用，怀牛膝善补肝肾之阴，川牛膝善于活血通经，引血下行。二药同用，互补其不足，共奏补肝肾、活血通经之功。生地黄助牛膝滋补肝肾；肝为风木之脏，体阴而用阳，宜平宜柔宜缓，方中天麻平肝息风，白芍柔肝缓急；肝肾阴不足，肝阳易偏亢，予龙骨、牡蛎平肝潜阳；同时配伍川芎、丹参、生山楂活血化瘀。全方共奏滋补肝肾，柔肝息风之功。

该患者头痛明显，陈学忠加重川芎用量，取其祛风活血之功而止头痛，现代药理研究川芎能够降低血浆黏度、全血比黏度以及血清比黏度，又恐外风袭表，内外相应，加用白芷、蔓荆子疏外风而止痛。患者头痛、血压高，苦于不能根除病痛。陈学忠善于抓住患者病因、病机，辨证准确，西为中用，运用中西结合疗法，做到药到病除。

（五）疏风清热、养血活血治疗验案

张某，男，84 岁。于 2020 年 7 月 31 日就诊。

主诉：间断头晕 10 小时，加重伴右侧肢体无力 1.5 小时。

现病史：患者 10 小时前无明显诱因出现头晕，无肢体活动障碍，无恶心、呕吐，无晕厥、黑矇，无心慌、胸闷憋气等不适，休息后稍缓解。1.5 小时前患者自觉右侧肢体无力，伴吐字不清，无恶心、呕吐，无视物旋转，无晕厥、黑矇，无心慌、胸闷等不适。现症见乏力，双下肢无力，吐字不清，口干，纳眠可，大便干结，患者舌暗，苔黄偏腻，脉弦。

查体：血压 170/90mmHg。心率 75 次 / 分，呼吸 20 次 / 分。神清，双侧瞳孔等大等圆，直径约 3mm，对光反射灵敏。双额纹对称，双鼻唇沟对称，无歪斜，伸舌居中，咽反射存在。双上肢肌力 V 级，右下肢肌力 IV 级，左下肢 V 级。双侧巴宾斯基征（-），双侧查多克征（-），双侧奥本海姆征（-）。双侧深浅感觉对称存在，双下肢踝关节以下麻木不适。脑膜刺激征（-）。

既往史：30 年前发现血压升高，最高达 191/90mmHg，口服硝苯地平缓释片降压，血压控制尚可。5 年前于我院诊断冠心病、心绞痛，长期服用曲美他嗪、单硝酸异山梨酯，劳累后心前区疼痛偶有发作。

辅助检查：颅脑（MRI）：①脑功能成像示脑干急性 - 亚急性期脑梗死灶。②脑实质内散在腔梗、缺血灶。③脑萎缩，轻度脑白质脱髓鞘改变。请结合临床，建议随诊复查。糖化血红蛋白 9.1%。

西医诊断：①急性脑干梗死。②冠状动脉粥样硬化性心脏病慢性稳定型心绞痛。③高血压 3 级。④2 型糖尿病。

中医诊断：中风（风痰阻络夹热）。

治法：疏风清热，养血活血。

方剂：大秦艽汤加减。秦艽 15g，酒川芎 15g，酒黄芩 15g，生石膏 30g，生地黄 30g，熟地黄 15g，赤芍 15g，桂枝 15g，炙甘草 15g，全蝎 6g，蜈蚣 2 条，地龙 15g，煨葛根 60g，川牛膝 30g，麸炒苍术 15g，人参须 30g。

中药 3 剂（每日 1 剂，每日 3 次，煎药机煎药）。

二诊：患者服药后乏力稍好转，但腹泻多次。血压较前降低，为162/89mmHg。前方基础上去赤芍、炙甘草、蜈蚣、全蝎，减量生地黄至 15g，加大熟地黄量至 20g。加茯苓 15g，黄芪 80g，当归 15g。

三诊：头晕、乏力、吞咽困难、右上肢乏力均较前减轻。血压150/85mmHg。效不更方，原方 6 剂。

按：

中风病因、病机主要分外因和内因。内因是脏腑的虚损，即肝、脾、肾诸脏阴阳失调，主要为肾阴虚衰、肝气郁滞、脾失健运和血瘀阻络。外因是七情过度、气候失常、饮食失节等原因，直接影响人体脏腑功能时诱发中风，最终导致痰、火、瘀血阻滞经络，甚则上蒙清窍。

大秦艽汤源于《素问病机气宜保命集·中风论第十》，"中风外无六经之形证，内无便溺之阻格，知血弱不能养筋，故手足不能运动，舌强不能言语。宜养血而筋自荣，大秦艽汤主之"。大秦艽汤配伍中最具特色的药物有两类：风药和活血药。风药治疗头面部疾病的历史由来已久，有"高颠之上，唯风可到"之说。风药气味辛香走窜，"升者，充塞头顶，则九窍利也"。活血药的应用，则循"治风先治血，血行风自灭"之说。风药不仅具有疏散风邪的作用，还可以直接入脑，起到畅行气血的功效。药理研究证实，大秦艽汤可显著改善脑缺血的凝血酶原时间，减少纤维蛋白原，降低血小板黏附率和聚集率，显示出明确的抗凝血，抗血小板黏附、聚集作用。

陈学忠认为，本例中患者口干、大便干结、血压偏高，是选用大秦艽汤的参考依据。方中重用秦艽祛风通络，为君药。手足运动障碍，除经络痹阻外，与血虚不能养筋相关，且风药多燥，易伤阴血，故伍以熟地黄、芍药、川芎、地龙养血活血，使血足而筋自荣，络通则风易散，寓有"治风先治血，血行风自灭"之意，并能制诸风药之温燥；脾为气血生化之源，故配人参须、茯苓、甘草益气健脾，以化生气血；苍术健脾燥湿；生地黄、石膏、黄芩清热，是为风邪郁而化热者设；全蝎、蜈蚣搜风通络，以上共为方中佐药。甘草调和诸药，兼使药之用。二诊中患者诉腹泻明显，故减少了虫药的运用，加大益气活血的用量。7剂药后患者症状明显好转，故出院之时已能活动自如。

（六）辛散温通、扶正祛风法治疗案

代某，男，55岁，2021年4月7日就诊。

主诉： 头晕4天，加重伴右侧肢体乏力8小时。

刻下症： 神差，少气懒言，吐词欠清，口眼歪斜，左侧口角流涎，饮水呛咳。右侧肢体乏力，麻木，不能行走，头昏，视物模糊，视物旋转，站立不稳，言语略不清，纳少，眠可，二便正常。舌体偏向右侧，舌略胖大，有齿印，苔白，脉沉细弦。

查体： 双侧眼球左侧外展受限，左侧视野缺失。左侧鼻唇沟变浅，伸舌右偏，咽反射尚可，右侧肢体腱反射亢进（+++），左侧肢体腱反射正常，右侧上下肢肌张力增高，右侧上肢肌力Ⅳ⁺级，右侧下肢肌力Ⅴ⁻级，右侧上下肢浅感觉减弱，病理征：左侧Gordon征（+），余病理征（-）。

辅助检查： ①颅脑MRI示脑实质内散在缺血、梗死灶，其中小脑半球、左侧丘脑及脑桥后份亚急性梗死灶可能，请结合临床及相关检查。②头颅MRA示双侧颈内动脉虹吸部局部管腔狭窄、管壁毛糙，考虑动脉硬化可能；右侧大脑后动脉P2段纤细、信号减低，提示狭窄可能。

中医辨病： 中风（风痰阻络）。

治法： 辛散温通、扶正祛风。

方药： 小续命汤加味。桂枝15g，白附片30g，酒川芎15g，麻黄12g，党参30g，赤芍30g，苦杏仁12g，防风10g，酒黄芩15g，防己30g，炙甘草15g，全蝎6g，蜈蚣2g，天麻20g，生姜12g，法半夏5g。中药4剂（每天1剂，免煎，口服）。

二诊： 患者精神较好，甚是欢喜，吐词较清晰。口眼歪斜好转，左侧口角流涎明显缓解，无饮水呛咳，右侧肢体乏力，麻木，可独立行走，二便正常。舌体基本不偏，舌略胖大，有齿印，苔白，脉细弦。原方基础上加用黄芪100g，再投4剂。

三诊：患者神情愉悦，吐词清晰，可阅读古诗，但语速稍显缓慢，口眼歪斜好转，左侧口角流涎明显缓解，右侧肢体乏力及麻木明显改善，可独立行走，二便正常。舌体基本不偏，舌略胖大，有齿印，苔白，脉细弦。原方续服6剂。后电话随访，患者诸症改善，能流利阅读古诗，未再次复诊。

按：

中风，中医病名，有外风和内风之分，外风因感受外邪（风邪）所致，在《伤寒论》名曰中风（亦称桂枝汤证）；内风属内伤病证，又称脑卒中、卒中等。现代一般称中风，多指内伤病证的类中风，多因气血逆乱、脑脉痹阻或血溢于脑所致，以突然昏仆、半身不遂、肢体麻木、舌謇不语、口舌歪斜、偏身麻木等为主要表现的脑部疾病。并具有起病急、变化快，如风邪善行数变之特点的疾病。

小续命汤出自《备急千金要方》卷八。方由麻黄、防己、人参、黄芩、桂心、甘草、川芎、芍药、杏仁各一两，附子一枚，防风一两半，生姜五两组成。上十二味咀，以水一斗二升，先煮麻黄三沸去沫，纳诸药，煮取三升，分三次服；不愈更合三四剂，取汗。功能祛风扶正。主治中风卒起，筋脉拘急，半身不遂，口目不正，舌强不能语，或神志闷乱等。此方所治证属正气内虚，风邪外袭所致。

清代张秉成《成方便读》所说："此方所治之不省人事，神气愦乱者，乃邪气骤加，正气不守之象。"故小续命汤治宜祛风扶正。方中麻黄、防风、杏仁、生姜开表泄闭，疏通经络而祛风邪外出。人参、甘草、附子、桂心益气温阳以扶正，川芎、芍药调气血，有助正气恢复。并取苦寒之黄芩，一以清泄风邪外望、里气不宣所产生之郁热，一以缓方中诸药之过于温燥，共成祛风扶正、温经通络之剂。

陈学忠认为，初诊时考虑患者中年、力壮，平素过食肥甘醇酒，脾失健运，聚湿生痰，痰阻经络，经络失养，故见肢体麻木。加之外感风邪，风邪主动，夹痰上扰，闭阻脑脉，此见半身不遂，肢体软瘫，口舌歪斜，言语不利。方予以小续命汤加味，在原方基础上加全蝎、蜈蚣息风通络。天麻息风止眩定惊，生姜解表散寒，驱邪外出，并大胆运用"十八反"禁忌：白附片配法半夏。白附片补阳益火，祛寒止痛，阳旺则阴寒湿浊之邪自除，加用法半夏燥湿化浊，降逆和胃，与附子相配可助附子祛除阴寒湿浊之邪。二者相伍既温中散寒，又化浊燥湿、降逆和胃。二诊患者已愈大半，甚是欢喜，仍感右侧肢体乏力、麻木，重用黄芪 100g 补脾益气升阳。三诊患者神情愉悦，吐词清晰，可阅读古诗，但语速稍显缓慢，说明患者服药时间未到疗程，故原方续服 6 剂善后。运用小续命汤加味治疗中风，仅 4 剂药患者病情已愈大半。

（整理者：潘秋萍、李明秀、李莉、陈红霞、肖柯、杨霞）

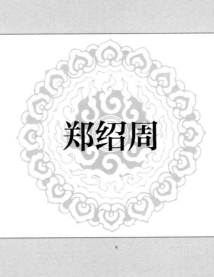

郑绍周

一、医家简介

郑绍周（1938—　），男，河南省内黄县人，中共党员。河南中医学院（现河南中医药大学）第一附属医院主任医师、教授。第三批、第四批全国名老中医，首届河南省中医事业终身成就奖获得者，全国名老中医药专家学术经验继承工作指导老师。河南中医学院第一附属医院脑病科创始人。曾任河南中医学院第一附属医院急诊科主任、中风科主任、脑病医院院长、中风研究所所长，河南省医学会急救医学会副主任委员、名誉主任，国家中医药管理局急症脑病组河南分组组长。现任河南省中医内科会诊中心中医脑病（神经内科）首席专家，河南省中医药学会络病专业委员会顾问，河南中医学院痿证研究所顾问，河南省卫生健康委员会保健局专家。

1964年，郑绍周毕业于河南中医学院，先后工作于三门峡黄河医院中医科、河南中医学院中医内科教研室和伤寒教研室，后调任河南中医学院第一附属医院急诊科主任，20世纪90年代创办该院脑病科并工作至今。郑绍周从事中医临床近60年，在中医药治疗中风、痿证、痫证、内伤发热、恶性肿瘤等方面颇有建树。20世纪90年代中期，郑绍周在中医脑病界较早提出了"补肾益气"法治疗缺血性中风，近年来提出并系统阐释了"肾虚致病"理论，提出以"补肾解毒通络法"治疗多发性硬化的独特理论。郑绍周作为科研的主要承担者，完成十几项省部级、厅局级课，发表论文60余篇，主编《中风急症》《中医内科急症临床》《慢性肺源性心脏病》等著作。郑绍周在学术上倡导"衷中参西、以中为主"，人才培养方面注重师承，迄今已培养出中医脑病硕士、博士研究生30余名，学术继承人5人。

二、学术观点

（一）遵《黄帝内经》，重阳气，分清浊，升降相因

郑绍周认为，《黄帝内经》奠定了中医学的理论基础，同样确立了中医基本理论的核心内涵，包括朴素的阴阳、五行理论，脏腑相关的天人合一思想，内外相连的病因病机等概念，是中医思维的源泉。《黄帝内经》特别重视阳气在人体生理病理过程中的主导作用，把人体的阳气比作自然界中的太阳，具有护佑生命、温煦脏腑、抵御外邪、推动气血运行、气化等作用。正如《素问·生气通天论》所述："阳气者，若天与日，失其所，则折寿而不彰。"

1. 阳气是人体生长发育的源动力

《素问·上古天真论》曰："女子七岁，肾气盛，齿更发长。二七而天癸至，任脉通，太冲脉盛，月事以时下，故有子。三七，肾气平均，故真牙生而长极。四七，筋骨坚，发长极，身体盛壮。五七，阳明脉衰，面始焦，发始堕；六七，三阳脉衰于上，面皆焦，发始白。七七，任脉虚，太冲脉衰少，天癸竭，地道不通，故形坏而无子也。丈夫八岁，肾气实，发长齿更。二八，肾气盛，天癸至，精气溢泻，阴阳和，故能有子。三八，肾气平均，筋骨劲强，故真牙生而长极。四八，筋骨隆盛，肌肉满壮。五八，肾气衰，发堕齿槁。六八，阳气衰竭于上，面焦，发鬓颁白。七八，肝气衰，筋不能动，天癸竭，精少，肾脏衰，形体皆极。八八，则齿发去。肾者主水，受五脏六腑之精而藏之，故五脏盛，乃能泻。今五脏皆衰，筋骨解堕，天癸尽矣，故发鬓白，身体重，行步不正，而无子耳。"说明人体的生长发育需要靠阳气持续地推动、温煦、温养。

2. 阳气是脏腑气化功能的源泉

阳气是人体脏腑气化功能的动力源泉，五脏六腑的功能活动、新陈代谢需要阳气的气化功能来完成。肺的宣发肃降依靠肺气及宗气的气化功能来完成，

心血的运行依靠心气和宗气的气化功能来完成，脾胃的升清降浊依靠脾气的气化功能来完成，肝胆的气机升降依靠胆气的气化功能来完成，肾的蒸腾气化是水液代谢的关键。《素问·水热穴论》曰："肾者，胃之关也。关门不利，故聚水而从其类也。上下溢于皮肤，故为胕肿。胕肿者，聚水而生病也。"

3. 阳气发病与中风

《黄帝内经》认为中风依不同症状表现和发病的不同阶段而有不同的名称，如兼有神志障碍称"暴厥""薄厥""大厥""煎厥""击仆"等，兼有肢体偏瘫称"偏枯""偏风""卒中"等，还有"喑""痱"等称谓。从病因、病机分析有以下几方面：

（1）气虚推动乏力至经络气血阻滞，筋脉不用。如《素问·生气通天论》曰："阳气者，……有伤于筋，纵，其若不容。汗出偏沮，使人偏枯。"《灵枢·刺节真邪》云："虚邪偏容于身半，其入深，内居营卫，营卫稍衰，则真气去，邪气独留，发为偏枯。"这也是后世王清任补阳还五汤的理论来源。

（2）肾之气化功能失职，机窍不利。《素问·脉解》："内夺而厥，则为喑俳，此肾虚也，少阴不至者，厥也。"

（3）阳气阻隔，升降乖戾，神机失用。《素问·生气通天论》所云："阳气者，大怒则形气绝，而血菀于上，使人薄厥。"《素问·调经论》云："血之与气，并走于上，则为大厥，厥则暴死，气复反则生，不复反则死。"《素问·脉解》："肝气当治而为得，故善怒，善怒者，名曰煎厥。"

清浊理论是《黄帝内经》认识人体生理病理的一种重要工具，它把大自然的一种朴素的自然现象取类比象地应用于对人体五脏六腑功能的认识以及疾病的剖析，是天人相应思想的具体体现，为中医学的发展奠定了重要的理论基础，直到现在仍然具有很高的理论意义和指导作用。在《黄帝内经》中清浊的含义十分广泛，《黄帝内经》中涉及"清浊"之文共有122处，与寒热、气血、阴阳一样属于基本概念，是涵义十分丰富的"元概念"。凡是清稀、明润、无形、升发、上部、温润等属于清气的属性，凡是浑浊、晦暗、有形、下降、下部、滋养等属于浊气的属性。《素问·阴阳应象大论》："故清阳为天，浊阴为地；地气上为云，天气下为雨；雨出地气，云出天气。故清阳出上窍，浊阴出下窍；清阳发腠理，浊阴走五脏；清阳实四肢，浊阴归六腑。"很好地阐释了清浊的基本概念，是清浊理论的总概括。

升清降浊、升降相因是治疗疾病的根本大法。正如《素问·六微旨大论》所述："升已而降，降者谓天；降已而升，升者谓地。天气下降，气流于地；地气上升，气腾于天。故高下相召，升降相因，而变作矣。"比如：治疗气虚下陷引起的泄泻、脏器下垂、发热等应用补中益气汤、升阳除湿汤；治疗气虚清窍失养引起的耳鸣、头晕等应用益气聪明汤；治疗阳气郁滞、宣发不利引起的水肿可用麻黄汤；治疗气虚精微不布引起的痿证、中风可用补中益气汤、补阳还五汤；治疗浊气不降引起的痞满可用半夏泻心汤、四磨汤；肝阳上亢引起的头痛、眩晕可用天麻钩藤饮；痰饮互结、肺失肃降引起的结胸、咳喘可用小陷胸汤等。

清气不升、浊阴不降往往相伴而生，在临床上升清和降浊要根据主次轻重灵活化裁应用。正如清代名医尤怡在《金匮翼·胀满门》中所说："膜胀即气胀，胸膈胀满也。经云：浊气在上，则生膜胀是也，宜升清降浊。盖清不升则浊不降也……东垣云：浊阴本归六腑而出下窍，今在上，是浊气反行清道，气乱于中，则胀作矣。"《名医类案·痞满》载："东垣治一贵妇，八月中，先因劳役饮食失节，加之忧思，病痞结，心腹胀满，且食不能暮食，两胁刺痛，诊其脉弦而细，至夜，浊阴之气当降而不降，膜胀尤甚。大抵阳主运化，饮食劳倦损伤脾胃，阳气不能运化精微，聚而不散，故为胀满。先灸中脘，乃胃之募穴，引胃中生发之气上行阳道，又以木香顺气助之，使浊阴之气自此而降矣"。

（二）法《伤寒论》，辨六经，重枢机，灵活加减

《伤寒论》是一部以论述外感病为主线的经典著作，以六经辨证为纲，充满着极其丰富的辨证论治思想，奠定了中医辨证论治的理论基础，对后世的影响巨大，其所创制的经方，直到现在仍然具有强大的生命力，应用范围广泛，临床疗效明确。

六经辨证就是将外感疾病演变过程中的各种证候群，进行综合分析，归纳其病变部位，寒热趋向，邪正盛衰，而区分为太阳、阳明、少阳、太阴、少阴、厥阴六经。它和八纲辨证、脏腑辨证、气血阴阳辨证、卫气营血辨证构成了中医认识疾病的完整的体系，既有区别，又相互联系。六经中的太阳、阳明、少阳多数属于六腑的症候，偏于表证、实证、热证；六经中的太阴、厥阴、少阴多数属于五脏的症候，多为里证、虚症、寒证。

郑绍周认为《伤寒论》是一部全面论述外感病的恢宏巨著，利用六经理论将外感病的演变过程描述的详尽备至，在不同的环节和阶段都提出了针对性的治疗措施和方药。这其中决定病情演变的关键因素在于枢机不利，在于肝胆、脾胃的气机升降不合。其中，厥阴、少阳为表里、阴阳之枢，脾胃为气机升降之枢。枢机旋转失常，则诸病生焉。

（三）肾虚痰瘀致病学说

郑绍周从医近 60 载，其学术思想的核心在于"肾虚痰瘀学说"。肾为患病之本，痰与瘀为标，是机体的病理产物，补肾化痰活血是治疗血管性痴呆、多发性硬化、中风等诸多疾病的基本治法。

肾虚则脏腑功能减退，气血精津不足，形体失养，势必产生病理产物——痰、瘀等，痰、瘀等病理产物一旦产生，则可加重脏腑功能失调。正如《灵枢·天年》中所指出的那样："其五脏皆不坚，又卑基墙薄，脉少血，其肉不石，数中风寒，血气虚，脉不通，真邪相攻，乱而相引故中寿而尽也。"《素问·逆调论》："肾者水脏，主津液。"人体的精、血和津液三者同源异流。在疾病的发生中，常肾虚为本，痰瘀为标。

《素问·六节脏象论》说："肾者主蛰，封藏之本，精之处也。"肾藏精，分为"先天之精""后天之精"。前者禀受于父母，是构成人体胚胎的原初物质，"后天之精"是出生后机体摄取的水谷精气及脏腑生理活动过程中所化生的精微物质。二者相互资生、相互转化。先天禀赋不足、劳倦内伤等原因，而致肾精亏虚，肾主水液，司气化，水液代谢正常通利，反之，气化失职，可致水湿停聚，发生痰饮、水肿等症。肾阴亏损、阴血不足，脉道涩滞可致血瘀；肾阳虚弱，阳虚则寒，寒凝血脉而成瘀血。郑绍周认为肾为先天之本，生命之根，受五脏六腑之精而藏之。肾虚则五脏六腑皆虚，从而脏腑功能低下，代谢紊乱，致痰致瘀，变生诸病。如心脑血管病、痴呆、多发性硬化、高脂血症、慢性支气管炎、糖尿病、肿瘤、抑郁症等多种疾病都与肾虚有关。

（四）析风辨治中风学术思想

郑绍周根据中医理论精髓，结合自己多年的临床经验，运用气血津精理论，取类自然界"风"形成的机制，揭示了中风发病的实质及正邪诸因素相互为患的致病机制，形成了自己独特的临床辨证用药基本思想。

1. 析风求因

人体内气的流动如环无端，气率血与津精在体内周流不息。气为阳，血液津精为阴，阴平阳秘则精神乃至。各种原因致气血津精失衡均可导致体内病理产物的产生，临床多表现为虚证、实证、寒证、热证等不同。自然界空气的流动，由于局部的"气压差"或"气温差"而使空气流动加速形成风，体内虚实寒热的寡多强弱导致"气流速度"或"方向"发生改变，从而产生"内风"。体内"气压"或"气温"的差别达到一定程度，使内风由量变到质变，善行数变，上犯脑府而发为中风。

2. 辨证析风

（1）辨气。①阳热风动：气为机体的功能，属阳；血液津精为功能活动的物质基础，属阴。二者在相生相制的生理状态下处于动态平衡。若七情过极，心肝火旺，或饮食失节，起居无常，阴虚火旺，龙火内燔，或气滞邪郁，化火生毒，均可致机体阳热亢盛形成"气温差"，达到一定程度则生风致病。因其热盛阳亢的成因、部位及程度不同，临床表现也千差万别，然有共同特征如眩晕、头目胀痛、目赤、口苦、便干、舌红、脉弦数等。临床上本着急则治其标，缓则治其本的原则，宜镇肝潜阳、滋阴息风，热泻阳平，内风自息。②气虚生风：气能够温运、推动和控制血液津精的正常运行，气虚则血液运行涩滞或失常。临床上常可导致：血瘀痰浊，水湿内生；血溢脉外成为离经之血；津液不敛而自汗形成，汗出不畅则反生湿浊。痰瘀湿浊在体内构成邪实，与正气虚同为致病因素，二者相互抗争造成体内"气压差"，达到一定程度则可导致疾病的发生。临床多见肢软、肢麻、肢肿、刺痛、乏力、气短、流涎、舌暗、苔腻等。治疗则谨守病机，活血化瘀、除湿通络与益气扶正并举。

（2）辨血。①血瘀生风：气血津精或虚或实，或寒或热均可影响到血脉的运行，最终形成瘀血的病理产物，瘀血实邪可使气之流动失常，久之则可变生内风发为中风。临床以病情急重、头部剧痛、固定不移、唇舌青紫等为特征。根据影像学检查鉴别出血性中风与缺血性中风，一为血溢脉外，一为血行涩滞，皆为瘀也。在早期疾病发展、病情不稳定阶段，二者治则有别。出血性中风以和血宁血为法，临床常用小剂量当归 6～9g，丹参 10g，白芍12g 以和之，使血液得以安宁，出血早止，对于预防再次出血和出血后瘀血阻滞都是非常有效的。缺血性中风早期以祛瘀通脉为急，西医学溶栓药物、溶栓手段以及有溶栓抗凝作用的中药制剂切中病机，已为临床广泛应用，疗效确凿。"血不利则为水"，血瘀当急化，谨防水饮生成，助痰为患。故无论是出血性中风还是缺血性中风，急性期皆宜利水化饮，后期病情稳定，则益气活血，养血润脉，药如当归、川芎、黄芪、桃仁、红花等。②血虚生风：王仲奇云："年老血亏，肝阳浮动，阳化为风，遂为厥中。"血虚为本，阳亢为标，常夹痰夹瘀致病。临床治疗中风不能一味活血化瘀、豁痰通络、潜镇肝阳，要重视其本。"治风先治血，血行风自灭"，养血柔筋是郑绍周治疗中风常用方法之一。

（3）辨津。①津停生风：生理状态下，津液在肾的气化蒸腾作用下，以三焦为通道，随着气的升降出入，布散周身，环流不息。肾精与脏腑气血功能失常，均可影响津液的生成、输布与排泄，而致水、湿、痰、饮等病理产物的生成。邪实正虚影响气的正常循环，形成相对"气压差"而生风致病。临床常以体胖、喜食厚味、痰多、口黏、流涎、鼻鼾、痰鸣、嗜睡、舌边有齿痕、苔腻、脉滑等为病症特点。治疗常用豁痰化浊、温阳化饮之法，随证选药，灵活加减。②津燥生风：阴亏津燥一方面可致风动，另一方面可致津血运行涩滞而化痰生瘀，为中风机之本。治病必求其本，治以增液行舟、化痰息风之法，常用生地黄、葛根、何首乌、西洋参、桃仁、杏仁等。

（4）辨精：肾精为机体元阴元阳之本。《景岳全书》云："五脏之阴气，非此不能滋，五脏之阳气，非此不能充。""肾精不足无以化生气血，致气机升降失调，瘀血内生，痹阻脑脉发为中风；阴虚肝阳鸱张，阳亢风动，气血上冲，心神昏冒，发为中风；肾阳亏虚，致脾阳不振，脾虚生痰，阳风夹痰上壅清空发为中风。"正如《医彻·中风》所论："中风病，究其根，则在于肾精不足所致也。"可见中风病机，痰瘀阳热为其标，气血津亏为其本，肾精亏损为其根，"内风扰动"为其共同的病理特征。①水不涵木，阳亢生风："精血有亏，则木少滋涵，内风欲沸，或因微邪乘虚入中，而成中风"。临床常以情志刺激或外感风寒为诱因，见头重脚轻、耳鸣、便干、膝软、记忆力减退、少寐多梦、舌红裂纹、脉弦细为特征。郑绍周常用益肾填精、滋水涵木之法，选用生地黄、怀牛膝、肉苁蓉、山茱萸、枸杞子、石菖蒲、远志等以治之。②肾阳虚损，元气败脱：肾阳虚损，往往导致痰瘀痼冷凝滞难化而成为久病沉疴。临床以自觉骨中生风畏寒，舌强舌冷舌颤、腰膝冷困、头晕耳鸣、脉沉弱等为肾阳虚损之特征。治疗常用益火填精、助阳化滞之法，补而不敛邪，通而不损正。肾精虚极，可致元气败脱，神明散乱而发为中风脱证，见手撒肢冷、小便失禁、足冷面赤等征象。郑绍周常用人参、炙黄芪、制附子、五味子、生甘草等浓煎频服（或鼻饲），同时静脉滴注参附注射液或生脉注射液以回阳固脱。

三、临床特色

（一）补肾化痰活血是基本治则

补肾活血化痰是郑绍周临证施治时的基本治则。补肾益髓一则可补益脑髓，一则可使精气血俱旺，促进活血化痰。活血化痰使症状迅速改善，有助于肾虚的恢复。病程短的患者，多以痰瘀为主，病程长者，多以肾虚为重，故又临证时宜根据每个患者的具体情况，补肾、化痰、活血亦各有侧重。

1. 补肾

肾中精气内寓真阴真阳，是机体诸脏阴阳之根本，维护着诸脏阴阳的相对平衡。人到老年，肾中精气逐渐衰退，肾之阴阳处于负平衡状态，偶因将息失宜或七情太过，而致气血逆乱，内风时起，引起他脏阴阳偏胜，变生痰、瘀等病理产物。因而郑绍周强调，治疗老年期疾病，无论有无明显肾虚症状，都应酌用补肾之品以治其本。补肾益髓一则可补益脑髓，一则可使精气血俱旺，促进活血化痰。但肾精宜温润，因肾之性悉恶燥，当以柔润补之，又肾为水火之宅，过于柔腻则有壅滞之弊，故每于柔润中佐以温通。常选淫羊藿、肉苁蓉、菟丝子、女贞子等，阴中求阳，阳中求阴，共起填补肾精、扶助肾气之作用。但郑绍周强调"补肾不忘理肝脾"。郑绍周认为，血管性痴呆发病根源在肾，关键在肝脾；在病理变化中，脾、肝、肾三脏关系密切。脾胃乃后天之本，水谷精微化生之源，充先天而调养它脏，脾胃衰则五脏皆虚。肝病最易致气滞血瘀。故应肝脾肾三脏同治。治脾者即治中枢，以轻灵输运为佳，可健脾醒脾同用：茯苓、白术、砂仁、佩兰、白蔻仁等酌情使用。肝体阴而用阳，性猛易动，急性期风可携痰、瘀走窜经络，故以平肝息风为主，重用潜阳之品，取羚羊角粉（冲）、珍珠母、龙骨等。

2. 化痰

痰性黏滞，常使疾病缠绵难愈。郑绍周认为，痰浊闭阻常是疾病的关键所在，且痰浊的轻重与病情的程度呈正相关，因而主张重用化痰开窍之品。痰气停滞者，以海浮石、远志、菖蒲、白僵蚕、白附子；痰滞中焦者取化橘红、半夏、炒葶苈等；痰夹热邪者，用天竺黄、胆南星、竹茹等。治痰应化痰、消痰、涤痰。痰饮当温化。郑绍周治疗痰饮则谨遵《金匮要略》"当以温药和之"的治疗大法，在应用祛痰利湿药的同时，配伍温阳药物，因温阳药能扶正助气，促进肺、脾、胃三脏气化正常，痰饮自消。"百病皆由痰作祟"，故郑绍周主张，在疾病的急性期可重用化痰祛湿之品。

3. 活血

郑绍周认为，许多疾病的发展过程中都伴有不同程度的血瘀证候，临床根据辨证可采用补气活血、温阳活血、养阴活血、清热活血、化瘀通络等方法。常用药物有赤芍、当归、川芎、葛根、黄芪、生地黄、牡丹皮、紫草、三棱、莪术、土鳖虫、蜈蚣等。

（二）治疗中风病擅用虫类药

虫类药在中风病中的应用非常广泛，无论是急性期、恢复期或后遗症期都可以应用。

1. 虫类药的作用

（1）平肝息风：全蝎、僵蚕、地龙、小白花蛇、蜈蚣、水蛭等药，切中中风肝阳暴亢，风阳上扰，冲逆犯脑之病机，具有平肝息风的作用，且其性行走攻窜，擅搜剔留滞经络间之风邪，故而成为中风病治疗的常用药物。

（2）搜风通络：水蛭、全蝎、僵蚕、地龙、白花蛇、蜈蚣等药能针对脉络之瘀滞阻塞，有较强的疏逐搜剔作用，还能缓和脉络之拘急，以令络道通畅而恢复其行气血、荣脑髓之用，从而改善肢体不遂、头痛、眩晕等症状。

（3）化痰活血：水蛭、土鳖虫等破血逐瘀药，既可祛除脉络内之瘀血，又能加速络道外血肿的消散，还能剔除经络内之痰浊胶结，从而祛瘀血生新血，通络止痛。对中风病肢体麻木疼痛具有较好的临床疗效。

2. 在应用虫类药治疗中风的注意事项

（1）注重辨证论治：中医治病的核心是辨证论治，因此，在治疗中风时仍应坚持这一基本原则。如气虚血瘀证，应在补气活血的基础上加用虫类药，比如地龙、僵蚕、全蝎、水蛭等。

（2）注意剂量疗程：虫类药一般具有一定的毒副作用，在应用时应严格掌握适应症，注意剂量疗程，如患者出现明显不适时应及时停药或做一些辅助检查（肝功、肾功、血常规等）。尤其对于需长期服用虫类药的患者更应定期监测相应指标。

（3）注重配伍：虫类药其性多为辛平或甘温，但息风搜风之药，其性多燥，宜配伍养血滋阴之品；攻坚破积之剂多为咸寒，应伍以辛温养血之品，这样才能制其偏而增强疗效。

（4）剂型多制成丸、散、片剂：虫类药属于动物药，大多属稀有珍贵药材。另外，动物蛋白经过高温水煮后往往变性，降低药效。因此，制成丸、散、片剂既节省药材，提高疗效，又可减少患者不必要的恐惧心理，而便于服用。总之，虫类药在中风病治疗中应用广泛，疗效确切，值得进一步深入研究。

（三）活血化瘀法在中风病中的应用

1. 活血化瘀法在出血性脑血管病中的应用

（1）脑出血的病理生理研究。早在 1961 年国外学者指出，临床上所见的脑出血，并不是少量持续，逐渐出血的一个过程，而是在短期内大出血形成一个血肿就停止了（这一点于 1974 年被国外学者同位素红细胞示踪法所证实）。因此多数学者认为高血压动脉硬化性脑出血是血管壁病变与血压变化所致，并非血液凝血机制障碍所致。当脑实质内变性的小动脉（或微动脉瘤）破裂后，形成血肿压迫局部，致脑内占位性病变，破裂血管已不出血而闭塞，同时由于血肿对周围组织的压迫形成水肿带，引起局部循环障碍，进一步导致脑组织缺血、坏死。20 世纪 80 年代后，大量的实验研究表明，出血性中风发生后，血液流变学多项指标呈现升高或延长，显示血液处于"浓、黏、聚"的高凝状态。李鲁扬等人的研究表明，血小板溶化增强是出血性中风的瘀血指征，血行失度与血脉不通是血瘀证产生的根本原因，更进一步从分子角度研究了出血性中风血瘀证的分子学基础。

中医认为"离经之血为瘀血"，郑绍周认为出血性中风属于离经之血，瘀于脑府，致使脑髓壅滞，元神被围，神明被蒙，五脏失统，六腑气闭，肢体失和，病机虽然复杂，但总不离瘀血之一端。出血量越大，血瘀程度也越重。

因此，郑绍周认为，在脑出血急性期，不应以止血为首要任务，而应经缓解血肿压迫，改善脑局部缺血缺氧为中心目的。活血化瘀法能够消除脑水肿，改善血液循环，保护神经细胞免受损伤，在大量实验研究的基础上，对出血性中风使用活血化瘀方法治疗，如运用复元活血汤、血府通瘀汤，或水蛭、大黄、三七、三棱、莪术等药，对小剂量脑出血取得了较好的疗效，同时也加深了对"离经之血为瘀血"的认识。

（2）活血化瘀法用于脑出血的适应证。尽管关于活血化瘀法治疗脑出血的临床报道很多，但是到目前为止，对于活血化瘀法治疗脑出血的适应证尚没有形成一个统一的认识。郑绍周为应遵循以下几条原则：①中小量出血如小脑出血＜10mL，基底节区出血＜30mL；②生命指征稳定；③早期应用。对于大量脑出血，处于昏迷状态的患者，并伴颅内压升高、生命指征不稳定，同时有内出血现象，如鼻衄、便血者应慎用。

（3）活血化瘀法在脑出血应用中的争议、存在的问题和不足。至于用药后再出血问题以及急性期应用问题，尚缺乏大样本、多中心协作研究，难以定论。郑绍周认为用药后一般不会引起再出血，活血化瘀药应在发病后尽早应用，有利于血肿的吸收，减轻对周围脑组织的压迫，改善血液循环，促进神经功能恢复。

2. 活血化瘀法在缺血性中风中的应用

活血化瘀是古今广为流传的治疗中风病的有效方法。近10年来，医学界对活血化瘀法治疗中风病进行了深入的临床及实验研究，并取得了可喜的成果。活血化瘀法治疗缺血性中风病的疗效已基本得到肯定，其临床报道也较多。结合历代医案中风用药情况，郑绍周应用活血化瘀法常用的药物有乳香、没药、延胡索、郁金、姜黄、丹参、益母草、鸡血藤、桃仁、红花、五灵脂、牛膝、穿山甲、降香、泽兰、刘寄奴、苏木、水蛭、土鳖虫、当归、三七、蒲黄、血褐、大黄、赤芍等。临床应用时，应结合缺血性脑血管病急性期和恢复期的不同病机特点结合其他治法综合治疗。

（1）活血化瘀法在急性期的应用。缺血性中风急性期突出以痰瘀互阻、毒损脑络、气机逆乱、清窍被蒙为病机特点，所以在急性期，应配合开窍、通腑、清热解毒等法进行综合治疗。

①开窍化瘀：本法主要适用于中风病急性期中脏腑重症者，临床常见突然昏倒，不省人事，半身不遂，口舌歪斜，口角流涎，失语，二便失禁，面部潮红，舌质暗红，苔黄，脉弦滑数。脑CT可见多发性大面积脑梗死伴脑

水肿。方选血府逐瘀汤加石菖蒲、郁金化痰开窍、祛瘀生新，可配合醒脑静注射液静滴和安宫牛黄丸鼻饲。该法对改善脑循环、纠正脑缺氧、减轻脑水肿、降低颅内压、兴奋中枢神经等具有显著疗效。

②通腑化瘀：本法适用于中风病急性期伴见腑气不通者，临床常见半身不遂、口舌歪斜、言语謇涩或不语，偏身麻木，腹胀便干便秘、头晕目眩、口臭口苦，舌质暗红、苔黄腻、脉滑数。方选星蒌承气汤加当归、桃仁通腑泻浊，祛瘀通络，急下存阴。现代研究表明通腑法可改善血液循环，促进新陈代谢，排除体内毒性代谢产物，也减低了腹压，降低了颅内压和脑水肿，改善脑细胞的缺血缺氧状态。

③清热化瘀：本法适用于中风病急性期兼有热象者，症见半身不遂、语言謇涩，面色潮红，心烦躁动，口苦口臭，或发热、便秘，小便失禁，舌质红、苔黄腻或黄燥，脉弦滑而数。方选黄连解毒汤加丹参、赤芍、水蛭以清热解毒，凉血化瘀。现代实验研究证明，清热解毒方药具有清除氧自由基，增加缺血半暗带脑组织血液量，改善脂质代谢、抗血小板聚集等作用。

（2）活血化瘀法在恢复期和后遗症期的应用。缺血性中风急性期过后，即进入恢复期和后遗症期，在恢复期后遗症期，病理变化以"湿、瘀、痰、络"为主，虚包括气虚、阴虚、阳虚，络指久病入络，病深难愈。

①祛痰化瘀：本法适用于中风病因风痰瘀血痹阻脉络所致者。临床表现为半身不遂，口舌歪斜，舌强语謇或不语，偏身麻木，头晕目眩，伴见口黏口干，不欲饮水，痰黏不易咯出，口角流涎，形体肥胖，舌质暗红，体胖有齿印，苔白腻，脉弦滑。实验室检查多血脂、血黏度偏高。方选化痰通络汤加减。本法对改善微循环，降低血黏度，防止并发症的发生及预防复中有很好的效果。

②通络化瘀：本法适用于中风病后遗症期，症见半身不遂，肢体麻木肿胀、舌强语謇，手不能握、足不能步，日久关节僵硬、畸形。方选通络化瘀汤加减（全蝎、蜈蚣、僵蚕、威灵仙）。上肢肿痛甚者，配桑枝、当归、姜黄，下肢肿痛甚者，配木瓜、独活、牛膝，均有良好的消肿镇痛作用；关节肿痛畸形者，配穿山甲、王不留行、皂角刺活血破瘀，配白芍养阴柔筋镇

痛，且防他药温通伤阴之弊。另据气行则血行，气滞则血瘀的生理病理特点，方中常加路路通、川芎、郁金等药，既能化瘀，又能行气，路路通还能利湿消肿。

③补气化瘀：本法适用于气虚血瘀证，尤其是老年中风或中风后遗症。症见半身不遂、身困乏力、心悸汗出、少气懒言、面色萎黄、舌淡苔薄、脉沉细无力。方以补阳还五汤为主，重用黄芪（由 30g 渐增至 90 ～ 120g）补气升阳，强卫因表，驱邪外出。现代研究表明本方能够清除氧自由基，降低脂质过氧化损伤，改善微循环。

④滋阴化瘀：本法适用于中风病恢复期或后遗症期属于肝肾阴虚、肝阳上亢型。临床表现为半身不遂、头晕耳鸣、心烦失眠、舌强语謇、口干欲饮、舌质红或暗红、少苔乏津、脉弦细数。方选镇肝熄风汤加丹参，水蛭以滋补肝肾、活血化瘀。

⑤温阳化瘀：本法常用于中风后遗症之重症者，或中风并有其他慢性疾病者。由于中风后长期卧床，活动减少，或护理不当，饮食营养失调等原因，致久卧伤气，久病及肾，致寒凝血瘀，脉络不通，肌肤失养。患者常并发褥疮，久治不愈，或腰膝酸软，畏寒肢冷，大便溏泻，小便频数；或二便失禁。舌淡苔白，脉沉细。方选地黄饮子或附子理中汤酌加辛温活血化瘀药，如桂枝、川芎、当归等。

四、验案精选

（一）补肾通络法治疗验案

韩某，男，70 岁，2021 年 11 月 30 日初诊。主因"头晕伴右侧肢体无力 3 年，加重 1 周"由来诊。患者 3 年前无明显诱因出现头晕伴右侧上下肢无力，走路拖地，上肢抬举无力，伴言语不清，急至郑州大学第二附属医院查头颅 DWI 及颅脑 MRA 示①左侧侧脑旁脑梗塞灶，提示病灶较新鲜；②双侧基底节区及丘脑多发腔隙性梗死：脑白质脱髓鞘；③左侧额叶、双侧基底节区多发软化灶；④脑动脉多发性硬化。医院以"脑梗死"为诊断入院，予抗血小板聚集、降脂稳斑、营养神经治疗，症状好转后出院，但仍有头晕，视物模糊，右下肢无力，走路拖地，言语不利，无恶心呕吐，无视物旋转等，1周来上述症状加重，为求进一步中西医诊治，遂来就诊。现病史：神志清，精神差，头晕，头懵，右侧肢体无力，走路拖地，无口苦，纳眠可，小便频，大便常。5年前曾因"胃出血"住院治疗，具体原因不详，2019年5月查出实性心动过缓、双侧颈部动脉粥样硬化并斑块形成，甲状腺双侧叶结节（TI-RADS3类）、脂肪肝、左肾囊肿、右肺上叶结节、筛窦炎、房性早搏、短阵性房性心动过速、空性早搏。查体：T36.0℃，P62次/分，R17次/分，BP129/73mmHg。内科查体：未见明显异常。神经系统查体：神清，精神可，记忆力可，意识内容无异常，计算力正常，理解力正常，定向力正常，言语欠流畅，无失认及体象障碍，右侧肌力Ⅴ⁻级，左侧肢体肌力及四肢肌力肌张力正常，生理反射存在，病理反射未引出，脑膜刺激征阴性。舌色暗红，苔白，脉细涩。辅助检查：心电图（2021年11月30日）：窦性心动过缓。头颅MRA（2021年12月1日）示①颅内动脉硬化性改变；②左侧椎动脉纤细，考虑发育变异；③左侧大脑前动脉交通前段略细，考虑发育变异；④左侧大脑前动脉纵裂段官腔信号局限性减低，考虑局限性狭窄；⑤双侧大脑后动脉起自颈内动脉，考虑发育变异。头颅MRI（2021年12月1日）：①双侧基底节区、侧脑室旁、左侧半卵圆中心、胼胝体腔隙性梗塞；②右侧小脑半球、双侧基底节区含铁血黄素沉积可能，建议SWI进一步检查；③脑桥异常信号影，考虑变形？缺血？④双侧侧脑室旁、放射冠区脑白质脱髓鞘；⑤脑萎缩；⑥右侧上颌窦、双侧蝶窦、筛窦、额窦炎症。彩超（2021年12月01日）：①左肾囊肿；②前列腺钙化灶；③甲状腺双侧叶结节（TI-RADS3类）；④双侧颈部动脉内中膜增厚并斑块形成；⑤左房大；⑥主动脉瓣少量返流；⑦左室舒张功能减低。中医诊断：中风（气虚络瘀）。西医诊断：①脑血管病后遗症期；②甲状腺结节；③脂肪肝。治法：益气养血，活血通脉。处方：黄芪30g，人参10g，葛根30g，赤芍24g，川芎24g，山茱萸20g，沙苑子30g，覆盆子25g，丹参30g，水蛭10g，三七粉3g，全蝎10g，僵蚕

20g，蜈蚣 3 条，九节菖蒲 25g，砂仁 10g。7 剂（每日 1 剂，水煎，早晚分服）。配合针灸治疗。医嘱：忌食肉类，戒烟酒；低盐饮食；轻缓活动，保持情绪稳定。

二诊（2021 年 12 月 7 日）：服上药后头晕、头懵症状减轻，右侧肢体无力稍有改善，纳眠可，小便频，大便常。舌色暗红，苔白，脉细涩，症状提示仍气虚络瘀。方药同上，14 剂（每日 1 剂，水煎，分早晚服用）。

三诊（2021 年 12 月 21 日）：患者能够将患腿抬起，右侧肢体无力明显改善。舌质暗淡，苔薄白，脉细弦。方药：上方去蜈蚣，加白术 10g，14 剂（每日 1 剂，水煎，分早晚服用）。

按：

患者目前头晕、头懵，右侧肢体无力，走路拖地，无口苦，纳眠可，小便频，大便正常。此患者为老年男性，病程较长，属于中风病恢复期，舌色暗红，苔白，脉细涩。辨证为气虚络瘀证，以补肾益气、活血通络为主，佐以化痰。中风病好发于中老年人，其发病率、患病率和死亡率随年龄增长而增加，郑绍周认为此与李东垣"年逾四旬气衰"说相符，其谓："凡人年逾四旬，气衰之际，多有此疾。"说明年老气衰是中风发生的内在原因。清代王清任亦认为"亏损元气，是其本源"，在《医林改错》中指出"元气既亏之后，未得半身不遂以前，有虚证可查乎……偶尔一阵头晕者，有头无故一阵发沉者，有耳内无故一阵风响者……皆是元气渐亏之症。"并谓"元气既虚，必不能达于血管，血管无气，必停留而瘀"，进一步强调元气虚损在中风发病中的作用，并强调了瘀血的存在。

方中沙苑子、山茱萸补益肝肾，黄芪、人参大补元气，赤芍、川芎、丹参、三七粉活血，水蛭、全蝎、僵蚕、蜈蚣通络，葛根通经活络，佐以九节菖蒲开窍豁痰，覆盆子、山茱萸固精缩尿。二诊时，患者症状稍有改善，无其他不适，继续守原方。三诊，患者症状较前明显改善，守上方去蜈蚣，加白术 10g，加大补脾益气之力。

中风发病超过 2 周或 1 个月即进入恢复期，郑绍周认为本案患者右侧肢体无力 3 年，年龄老迈，以元气亏损，血瘀脑脉日久，久病入络，肢体失用为其突出病机。因此，在此期应以补肾益气为主，同时以活血通络以促进神经功能的恢复，预防复中，只有元气充足，推动温煦作用正常，脏腑气血流畅，四肢经络之顽痰死血才能逐步消解，肢体才能有望恢复功能。

郑绍周临床重视经典，重视中医大家的经验，常常以《内经》理论、先贤经验指导临床。博采众长，归纳总结，在行医五十余载后，逐渐形成了自己的学术思想，并提出了"肾虚痰瘀学说"。《素问·上古天真论》曰："肾者主水，受五脏六腑之精而藏之。"张景岳提出"肾为水火之脏，寓真阴真阳，为五脏六腑阴阳之根本""五脏之阴气非此不能滋，五脏之阳气非此不能发"，有"阴阳之本"之称。《内经》认为"天癸竭，精少，肾脏衰"。著名老中医岳美中认为"人之衰老，肾脏先枯，累及诸脏"。古往今来的医家认为，肾虚证是人患病、衰老的主要原因之一。

郑绍周临诊灵活变通，不拘于古，每每临证，常常秉中参西，与时俱进。在言传身教的同时，不忘将西医的理论思路考量在内。他指出：现代研究显示，肾虚常致以神经内分泌紊乱为主的机体内环境综合调控机能的障碍、免疫低下、自由基代谢及其清除系统的平衡失调等。因此，肾虚是许多疾病最为基本的病理生理特征，也是许多疾病发生发展的病理基础。肾为先天之本，生命之根，受五脏六腑之精而藏。肾虚则五脏六腑皆虚，脏腑功能从而低下，代谢紊乱，致痰致瘀，变生诸病。如心脑血管病、痴呆、多发性硬化、高脂血症、慢性支气管炎、糖尿病、肿瘤、抑郁症等多种疾病都与肾虚有关。

（二）益气开窍法治疗验案

郑某，女，66岁，2020年10月19日初诊。主因"突发头晕、视物模糊1小时"由来诊。现病史：1小时前无明显诱因突发头晕、视物模糊，伴走路不稳，无视物旋转、头痛、黑矇，无肢体不利，无恶心、呕吐、心慌、胸闷，休息后未见缓解，急至我院急诊，查颅脑CT见左侧基底节区软化灶，患者入院后症状明显缓解，今为求中西医诊治遂来我院门诊。现症见：神志清，精神差，头晕，昏蒙不适感，视物不清，行走正常，无视物旋转、头痛、黑蒙，无肢体活动不利，无恶心、呕吐，纳可，眠一般，二便正常，近期体重无明显变化。既往史：17年前行"白内障"手术，具体不详。查体：T36.2℃，P76次/分，R18次/分，BP114/71mmHg。内科查体：未见明显异常。神经系统查体：神清，精神可，记忆力可，意识内容无异常，计算力正常，理解力正常，定向力正常，语言功能无异常，眼球运动充分，未引出眼震，双侧视力视野及四肢肌力肌张力正常，无失认及体象障碍，闭目难立征阳性，ABCD2评分3分。舌色红，苔白腻，脉弦。辅助检查：头颅轴位扫描（2020年10月19日）示：左侧基底节区腔梗灶（软化灶）。活化部分凝血活酶时间18.3秒，总蛋白64.7g/L，肌红蛋白89.4ng/mL；白细胞$11.4×10^9$/L，中性粒细胞百分比86.1%，淋巴细胞百分比9.8%，嗜酸性粒细胞百分比0.2%。中医诊断：中风（风痰入络）。西医诊断：短暂性脑缺血发作。治法：祛风化痰通络。处方：黄芪30g，人参10g，白术25g，清半夏10g，山茱萸20g，巴戟天20g，北柴胡12g，升麻12g，丹参30g，水蛭10g，三七粉6g，女贞子30g，三棱20g，莪术20g，砂仁10g，九节菖蒲20g。7剂（每日1剂，水煎，早晚分服）。配合针灸治疗。医嘱：忌食肉类，戒烟酒；低盐饮食；轻缓活动，保持情绪稳定。

二诊（2021年10月26日）：服上药后头晕，昏矇不适感、视物不清，较前稍改善。舌色红，苔白腻，脉弦，症状提示仍风痰入络，方药同上，加苍术25g，14剂（每日1剂，水煎，分早晚服用）。

三诊（2021年11月2日）：患者精神好转，头晕、昏矇不适感明显缓解，视物不清也较前明显改善，患者诉近日不思饮食。舌质暗红，苔白，脉涩。症状提示有痰瘀互结，方药同上，加山楂炭30g消食和胃。7剂（每日1剂，水煎，分早晚服用）。

按：

该患者以头晕、昏矇不适感、视物不清为主诉，血压较低，平素乏力明显，考虑患者中气不足，清阳不升，痰浊瘀血闭阻脑窍，清窍失养，以益气升阳为先，佐以活血化痰开窍。处方中黄芪、人参、白术补气以培补正气；

柴胡苦辛微寒，疏肝解郁，升举阳气；升麻以引阳明清气上行为主，柴胡以升少阳清气上行为要。升麻行气于右，柴胡行气于左。二药参合，一左一右，升提之力倍增。丹参、水蛭、三七粉、三棱、莪术活血化瘀，佐以山茱萸、巴戟天补肾，女贞子益精明目，清半夏、九节菖蒲化痰。二诊时，守上方加苍术 25g 加大燥湿健脾明目之功。三诊时，患者症状明显好转，患者诉不思饮食，守上方加山楂炭 30g，消食和胃，行气散瘀。

益气升阳法是郑绍周在治疗短暂性脑缺血发作（TIA）发作中常用的一种治法，补肾益气法是郑绍周治疗中风的基本治疗大法。《素问·阴阳应象大论》云："治病必求于本。"肾虚气弱，清阳不升是 TIA 发病的一种常见病机。有鉴于此，本着"损有余而益不足"的原则，拟定益气升阳为基本治疗大法，旨在通过益气升阳来纠正患者气虚阳衰的状态，促进患者功能康复。同时补肾方药可使脑髓得充，气旺血生，则可扶正温阳，振奋阳气，促进肺、脾、肾三脏功能恢复，气化复常。痰饮自消，一则可促进血液流通，瘀去新生，血络通畅，使脑部的局部循环得到改善；再则可促进气血的生成，血盛则畅，脑健得养，神机渐复，以达病愈体健之目的。

阴阳升降是自然界的普遍规律。郑绍周认为卒中之治有主风者、主火者、主痰者、主癣者、主气虚者、主阴虚者。现代多以本虚标实立论，尽管已涉及阴阳升降，但均失之偏、失之简。升降平衡亦是脑卒中的关键所在，决非专事潜降，更不能独主化瘀。郑绍周提到清代蒋星墀称升降出入为辨治"百病之纲领"。脑之气化正常，升降出入有序，则运神机统五脏。阴阳气机的升降失衡是脑卒中的病机之一。升降理论是中医理论体系的重要组成部分，贯穿于中医学各个方面。脏腑气机升降理论源于《黄帝内经》，正如《素问·六微旨大论》所云"升降出入无器不有""出入废则神机化灭，升降息则气立孤危"，经过历代医家研究和实践，该理论得到逐渐完善和发展。气机升降相因，出入协调，气血调达，阴平阳秘，则脏腑安和，气血流畅，人体自安。因此，郑绍周认为对气机升降失衡的调整是治疗脑卒中必由之路。

（三）化痰通络法治疗验案

周某，男，50岁，2020年10月14日初诊。因"左侧肢体无力伴反应迟钝1天"由来诊。现病史：患者1天前无明显诱因出现左侧肢体无力，伴反应迟钝，对答不切题，言语不利，嗜睡，健忘，无吞咽困难及饮水呛咳，无恶心呕吐，无口角歪斜，急来就诊。急查头颅CT示①右侧颞顶叶大片低密度影，考虑软化灶形成；②双侧基底节区、侧脑室旁、半卵圆中心、左侧丘脑腔隙性脑梗塞；③脑萎缩；④脑白质脱髓鞘。考虑"急性脑梗死"。现患者嗜睡，精神差，左侧肢体无力，反应迟钝，对答不切题，言语不利，健忘，纳可，眠多，大便正常，小便失禁。既往患脑梗死5年，无明显后遗症，1年前再发脑梗死，遗留左侧肢体偏瘫，左侧视野偏盲，记忆力减退，平素口服阿司匹林肠溶片100mg每日1次，硫酸氢氯吡格雷片75mg每日1次，瑞舒伐他汀钙片10mg每日1次。糖尿病5年，平素口服阿卡波糖片50mg每日3次，盐酸二甲双胍片0.85g每日1次，格列美脲片2mg每日1次。

查体：T36.1℃，P76次/分，R18次/分，BP136/98mmHg。内科查体：未见明显异常。神经系统查体：嗜睡，意识内容无异常，计算力减退，记忆力减退，理解力减退，定向力减退，言语不清，部分失语，无失认及体象障碍。左侧粗测视野缺损，右侧眼裂变小，右侧面部皮肤偏干，余颅神经检查未见明显异常。左上肢肌力Ⅲ⁺级，右上肢肌力Ⅴ⁻级，双下肢肌力Ⅳ级，左侧肢体肌张力增高；左侧指鼻试验欠稳准，深浅感觉无异常；左侧肱二头肌反射、跟腱反射活跃；左侧霍夫曼征、巴宾斯基征、查多克征、戈登征、罗索利莫征阳性；脑膜刺激征阴性；自主神经功能未见明显异常。葡萄糖3.13mmol/L，游离脂肪酸0.70mmol/L。辅助检查：头颅CT（2020年10月13日）示①右侧颞顶叶大片低密度影，考虑软化灶形成；②双侧基底节区、侧脑室旁、半卵圆中心、左侧丘脑腔隙性脑梗塞；③脑萎缩；④脑白质脱髓鞘。颅脑平扫（2020年10月14日）示①双侧额叶、左侧颞叶异常信号影，结合DWI序列，考虑为新鲜脑梗塞；②右侧额顶、颞枕叶、基底节区、侧脑室旁软化灶伴右侧颞顶枕叶病变边缘顺磁性物质沉积；③桥脑右份、右侧中脑大脑脚体积减小，内信号异常，考虑为 Wallerian's 变性；④左侧枕叶软化灶；⑤右侧小脑半球含铁血黄素沉积；⑥左侧基底节区、双侧丘脑、侧脑室旁、胼胝体压部腔隙性梗塞；⑦双侧侧脑室旁、放射冠区脑白质脱髓鞘；⑧脑萎缩。头颅动脉血管（2020 年 10 月 14 日）示：①颅内动脉硬化性改变；②左侧大脑前动脉交通前段局限性狭窄；③右侧大脑中动脉侧裂段局限性狭窄，侧裂段分支减少；④右侧胚胎型大脑后动脉，右侧大脑后动脉局限性狭窄；⑤考虑左侧大脑后动脉狭窄。颅脑弥散加权成像（2020 年 10 月 14 日）示：①双侧额叶、左侧颞叶新鲜脑梗塞；②右侧额顶、颞枕叶、基底节区、侧脑室旁软化灶，右侧颞顶枕叶病变边缘顺磁性物质沉积。NIHSS 评分：8 分；洼田饮水试验：1 级；mRS 评分：1 分；ADL 评分：80 分；GCS 评分：13 分。中医诊断：中风。西医诊断：①脑梗死急性期（TOAST 分型：不明原因型）；② 2 型糖尿病；③脑动脉狭窄。

处方：黄芪 30g，人参 10g，白术 20g，清半夏 10g，九节菖蒲 20g，炒葶苈子 10g，炒白芥子 10g，山茱萸 20g，盐沙苑子 30g，葛根 30g，赤芍 25g，丹参 30g，烫水蛭 10g，全蝎 10g，炒僵蚕 20g，蜈蚣 3 条。5 剂（每日 1 剂，水煎，早晚分服）。医嘱：忌食肉类，戒烟酒。

二诊（2020 年 10 月 18 日）：患者神志清，精神差，左侧肢体无力，反应迟钝，对答不切题，言语不利，健忘，纳可，眠稍多，二便正常。继续上方。5 剂（每日 1 剂，水煎，早晚分服）。

三诊（2020 年 10 月 23 日）：患者神志清，精神好转，左侧肢体无力减轻，反应迟钝，对答不切题，言语不利，健忘，纳差，眠可，二便正常。处方：黄芪 30g，人参 10g，白术 20g，清半夏 15g，九节菖蒲 20g，炒葶苈子 10g，炒白芥子 20g，盐沙苑子 30g，赤芍 25g，丹参 15g，烫水蛭 10g，全蝎 10g，炒僵蚕 20g，首乌藤 15g，远志 15g。7 剂（每日 1 剂，水煎，早晚分服）。

按：

患者 1 天前出现左侧肢体无力，嗜睡，反应迟钝，对答不切题，言语不利，健忘，眠多，小便失禁。既往多次脑梗死病史，糖尿病病史5年。血管多处狭窄、闭塞或有血栓形成，说明患者痰瘀较重，损伤脑髓，脑髓神机失用，发生本病。治疗以化痰开窍为主，佐以祛瘀补肾。方中清半夏、九节菖蒲、炒葶苈子、炒白芥子多种化痰利水药同用共奏化痰开窍之功，赤芍、丹参活血，水蛭、全蝎、僵蚕、蜈蚣通络，葛根通经活络，黄芪、人参、白术补气健脾，少量山茱萸补益肝肾。二诊时，患者仍处于急性期，继续守原方。三诊，清半夏加量至15g，白芥子加量至20g，丹参减量至15g，去山茱萸、葛根、蜈蚣，加首乌藤15g，远志15g。加量清半夏、白芥子增加化痰之力。加首乌藤、远志安神。

郑绍周在临床辨证施治时，认为痰浊、瘀血是许多疾病发生发展的病理基础。同时，痰浊作为人体内的病理产物，又是人体的致病因素，滞留体内，可导致人体气机运行失常而致血瘀，即痰阻血瘀；反之亦然，血瘀亦可导致痰浊内生，即血瘀痰阻。痰瘀互结，痹阻脑脉，脑髓神机失用是缺血性中风急性期的病机核心。

郑绍周认为，津血同源，痰瘀相伴。正如《灵枢·百病始生》曰："若内伤于忧怒，则气上逆，气上逆则六输不通，湿气不行，凝血蕴里不散，津液涩渗，着而不去，而积皆成矣。"

同样，巢元方《诸病源候论·诸痰候》明确指出："诸痰者，此由血脉壅塞，饮水积聚而不消散，故成痰也。"郑绍周深以为然，认为脑脉痹阻以后，气机郁滞不畅，阻碍津液敷布，聚而为饮，凝而为痰，痰饮聚集脑窍，反过来更加重脑局部气血瘀滞，进而使病情加重。此期应以化痰祛饮为急，辅以活血补肾。若痰化饮去，脑脉痹阻才能缓解，神机才能渐渐恢复。

（四）补益肝肾法治疗验案

张某，男，72岁，2020年10月30日初诊。主因"右下肢无力4年，加重1周"由来诊。现病史：患者4年前无明显诱因出现头晕，四肢无力，大汗淋漓，急服用速效救心丸，症状有所缓解，后症状反复发作，遂至郑州市中心医院，诊断为"脑梗死"，治疗后留有右下肢走路拖地这个后遗症，其余症状缓解（具体药物不详），3 年前由于受凉后，出现左下肢麻木发凉，活动后尤甚，1 周前双下肢症状加重，现患者神志清，精神差，右下肢无力伴左下肢麻木发凉，右手拇指偶有麻木感，胸前区间断疼痛，放射至肩部，平素自觉乏力，口干口苦，纳眠可，二便调。既往冠心病 40 余年；2016 年患脑梗死。查体：T36.5℃，P72 次 / 分，R18 次 / 分，BP129/72mmHg。内科查体：未见明显异常。神经系统查体：神志清楚，意识内容无异常，计算力正常，记忆力正常，理解力正常，定向力正常，语言功能无异常，无失认及体象障碍、构音障碍、吞咽发呛，余颅神经检查未见明显异常，左下肢肌力Ⅳ级，右下肢肌力Ⅳ级，四肢肌张力正常，右下肢轻瘫实验阳性，腱反射存在，右侧巴氏征、查多克征弱阳性，余病理反射未引出，右侧跟膝胫试验欠稳准，深浅感觉未见明显异常，脑膜刺激征阴性，自主神经功能无异常。舌质暗红，苔薄，脉弦涩。血常规（2020 年 11 月 12 日）：红细胞 4.07×10^{12}/L，红细胞平均体积 106.0fL。生化（2020 年 11 月 12 日）：肌酐 53.8μmol/L，尿酸 184.2μmol/L，载脂蛋白 B0.52g/L，同型半胱氨酸 30.6μmol/L；糖化血红蛋白（2020 年 11 月 12 日）：6.6%；尿葡萄糖 1+。辅助检查：（2020 年 11 月 11 日河南中医药大学第一附属医院）弥散回示未见新鲜梗死灶；MRI 平扫回示①双侧侧脑室旁、放射冠区脑白质脱髓鞘；②空炮蝶鞍；③脑萎缩；④双侧上颌窦、筛窦炎；MRA 回示①颅内动脉硬化性改变；②椎 – 基底动脉迂曲；③右侧椎动脉纤细，远端延续为小脑后下动脉，考虑发育变异；④右侧大脑前动脉交通前段纤细，考虑发育变异；⑤右侧胚胎型大脑后动脉；⑥右侧大脑后动脉局部狭窄。中医诊断：中风（气虚血瘀）。西医诊断：①脑梗死②冠心病不稳定性心绞痛。处方：黄芪 30g，人参 10g，白术 25g，清半夏 10g，丹参 30g，烫水蛭 10g，续断 25g，烫狗脊 30g，三七粉 3g，沙苑子 30g，酒山茱萸 20g，五加皮 20g，豨莶草 30g，全蝎 10g，炒僵蚕 20g，蜈蚣 3 条，炒九香虫 10g。7 剂（每日 1 剂，水煎，早晚分服）。医嘱：忌食肉类，戒烟酒，保持情绪稳定。

二诊（2020 年 11 月 9 日）：患者神志清，精神较前改善，右下肢无力较前缓解，右手拇指未再有麻木，乏力稍改善，仍有左下肢麻木发凉，胸前区疼痛次数减少，诉耳鸣，口干口苦，纳眠可，大便稍干，小便正常。处方：黄芪30g，葛根30g，赤芍25g，黄精30g，沙苑子30g，山茱萸20g，蝉蜕12g，五加皮20g，豨莶草30g，全蝎10g，炒僵蚕20g，砂仁10g，厚朴12g，蜈蚣3条，酒乌梢蛇30g，煅磁石30g。14剂（每日1剂，水煎，早晚分服）。

三诊（2020年11月16日）：患者双下肢症状较前改善，乏力明显缓解，耳鸣消失，偶有胸前区疼痛，口干口苦减轻，纳眠可，大小便正常。处方：黄芪30g，人参10g，白术25g，清半夏10g，九节菖蒲20g，酒山茱萸20g，巴戟天20g，沙苑子30g，丹参30g，烫水蛭10g，三七粉6g，皂角刺20g，醋三棱30g，醋莪术30g，全蝎10g，炒僵蚕20g。7剂（每日1剂，水煎，早晚分服）。

按：

随着年龄的增长，脏腑功能的衰退，肾中精气亏损，阴阳失衡，人体就会出现腰膝酸软，头晕耳鸣，精神萎靡，畏寒肢冷，夜尿频多，盗汗，失眠早衰等症状，前列腺病、女子宫寒不孕多发，这就是肾虚。由于肾虚，精气不足，身体能源缺乏，会使血管中血流不畅，造成血瘀，甚至血压升高，心脏负担加重，变得收缩无力，出现心律失常、胸闷、胸痛、心肌梗塞、冠心病、心绞痛等病症，严重者甚至出现脑中风及偏瘫。即西医学统称的心脑血管疾病。

此患者老年男性，冠心病病史40年，1周前双下肢症状加重，右下肢无力伴左下肢麻木发凉，右手拇指偶有麻木感，胸前区间断疼痛，放射至肩部，平素自觉乏力，口干口苦，纳眠可，二便调。随着年龄增长，肾气渐亏，肾气不足，阴阳失衡，痰瘀痹阻脑脉，导致中风发生。患者辨病属于中风病，辨证为肝肾亏虚证，患者处于后遗症期，以滋补肝肾为主，佐以祛湿化痰通络，兼以活血化瘀。方中续断、狗脊、酒山茱萸、沙苑子、巴戟天、黄精补益肝肾，黄芪、人参、白术补气健脾，清半夏、九节菖蒲、僵蚕化痰，水蛭、全蝎、蜈蚣活血通络，丹参、三七活血化瘀，患者冠心病40余年，辅以皂角刺、醋三棱、醋莪术增强化瘀之功。二诊时，患者出现耳鸣，

"精脱者耳聋"，补精血而能滋耳窍，平肝阳而能息内风，使精血调和而耳疾自平。《张氏医通·耳鸣》载："凡治高年肾气逆上而耳鸣，当以磁石为主，以其重能达下，性主下吸，不能制肝木之上吸，更以地黄、龟胶群阴之药辅之，五味、山萸之酸以收之，令阴气自旺于本官，不上触于阳窍。"此二诊配伍磁石之用意。三诊患者症状明显改善，病情平稳，治以补肾益气为主，佐以活血化痰，此为郑绍周治疗中风恢复期的常用治则。

郑绍周提倡心、脑、肾同治。动脉粥样硬化是心脑血管病的发病基础，而动脉粥样硬化与肾虚有着密不可分的联系。对动脉粥样硬化发生、发展的现代病理研究表明，动脉粥样硬化是以动脉壁内皮细胞损伤和炎症反应为始动因素，血小板黏附聚集、充满脂质的单核源性泡沫细胞和内膜平滑肌细胞表型转变形成肌源性泡沫细胞的沉积，是形成动脉粥样硬化斑块的关键，最终导致动脉管腔狭窄的病理结局。这种病理生理发展过程和中医学的"痰瘀互阻"的发病理论有许多相似之处。肾精不足则阴阳失调，阴虚阳亢，肝风内动，易夹痰浊、瘀血痹阻经络血脉。《素问·脏气法时论》云："肾虚者，虚则胸中痛。"《素问·脉解》指出："内夺而厥，则为痱，此肾虚也。"即明确指出肾虚与胸痹、中风的关系。

补肾是治疗许多心脑血管病的基础。胸痹属本虚标实之证，本虚指心、肝、脾、肾等脏腑功能失调，气血阴阳亏虚。然脏腑亏虚，根本在于肾虚。肾为先天之本，水火之宅，内藏真阴，"五脏之阴非此不能滋"，心血依赖于肾精化生而补充；又内寄元阳，为一身阳气之源，"五脏之阳，非此不能发"。若年老肾亏，肾阳不足，则推动乏力，可致心阳虚，行血无力，久而血行瘀阻；肾阳虚则脾土失温，气血化源不足，营血亏少，脉道失充，血行不畅，心失所养，发为胸痹心痛。《素问·阴阳应象大论》曰："年四十而阴气自半也，起居衰矣。"胸痹心痛的好发年龄为40岁以上，说明本病的发生与衰老有密切的关系，而人之衰老决定于肾气的盛衰。中年以后，人体肾气逐渐衰退，胸痹心痛发病率明显增多。从临床表现看，多数胸痹心痛病患者都兼有肾虚的表现，如腰膝酸软、听力减退、小便频数、女性绝经等。因此，在胸痹心痛缓解期的治疗中应重视补肾固本。常以何首乌、枸杞子、女贞子、墨旱莲、生地、当归、白芍滋补肾阴，用黄精、菟丝子、山茱萸、杜仲、桑寄生等补肾气；桂枝、淫羊藿温肾阳。现代药理研究认为，补肾之品多有降血脂、预防动脉粥样硬化形成的作用。

中风是在多种因素的影响下，导致痰浊、瘀血痹阻脑脉或血溢脑脉之外，脑髓神机失用所形成的，但是，肾虚往往是先导，肾气不足，脏腑失和，气化无权，失其温煦推动之职，一则血流滞缓而为瘀，一则津液凝聚而成痰。赵献可《医贯》云："要之痰从何来？痰者水也，其源发于肾。"张景岳亦说："凡经络之痰，唯是元阳亏损，神机耗败，则水中无气，而津凝血败，皆化为痰耳。"尤可对补肾法在中风恢复期应用的理论及方法进行了探讨，指出肾精亏虚、元气不足既是中风发病的基础，又是中风恢复期的主要病机。补肾法应是此期的基本治疗方法，郑绍周提出了以补肾法为主线的五种常用方法：补元气、益精血，激发脏腑功能；补肾气、化瘀血，调理脏腑气机；益肾气、促气化，以利消除痰浊；滋肾水、缓筋挛，促进肢体康复；填肾精、充髓海，维护脑窍功能。为完善中风恢复期的治疗提供了新思路。

（五）补气通络法治疗验案

毛某，男，49 岁，2021 年 7 月 2 日初诊。主因"左侧肢体活动不利 1 月余"由来诊。

患者 1 月前无明显诱因出现左侧肢体麻木无力，急诊至河南省人民医院诊断为"脑梗死"，在神经内科给予改善循环、抗血小板、营养神经等治疗（具体不详）后病情好转出院。后至河南省人民医院康复科行康复治疗病情较前稍有好转。患者目前神志清，精神差，左侧肢体麻木无力，活动受限，左侧肢体及左侧面部麻木感明显，左足轻度内翻，左膝关节过伸位，咽喉部发紧，言语流利，左足蹈趾跖趾关节轻度红肿疼痛，烦躁、乏力，纳差，眠可，大便干、每日 1 次，小便正常。患者既往高血压病史 20 余年，口服施慧达、倍他乐克血压控制在 139/90mmHg 左右；痛风病史 11 个月。查体：T36.6℃，P88 次 / 分，R20 次 / 分，BP132/89mmHg。内科查体：未见明显异常。神经系统查体：神志清，精神可，生理反射存在，病理反射未引出，左上肢远端肌力Ⅲ级，左下肢远端肌力Ⅳ⁺级，左足内翻，肌张力正常，肌腱反射正常。舌色暗，苔白腻，脉滑。血常规未见异常。生化（2021年6月9日）：总蛋白59.3g/L，白蛋白38.2g/L，甘油三酯1.8mmol/L，高密度脂蛋白0.88mmol/L。凝血酶凝结时间8.7秒，凝血酶时间17.5秒。颅脑平扫（2021年6月10日）：①延髓右侧份软化灶；②双侧侧脑室旁、放射冠区脑白质脱髓鞘。颅脑弥散加权成像（2021年6月10日）：脑内未见新鲜梗死灶。中医诊断：中风。西医诊断：①脑梗死；②焦虑抑郁状态。处方：黄芪30g，人参12g，葛根30g，赤芍25g，清半夏10g，皂角刺20g，丹参30g，烫水蛭10g，三七粉5g，全蝎10g，炒僵蚕20g，蜈蚣3条，乌梢蛇30g，茯苓25g，砂仁12g，鸡内金10g。7剂（每日1剂，水煎，早晚分服）。另予舒眠胶囊（4粒，每日3次）。医嘱：忌食肉类，戒烟酒，保持情绪稳定。

二诊（2021年9月10日）：患者神志清，精神好转，乏力减轻，左侧肢体活动无力减轻，活动受限，左侧肢体及左侧面部稍有麻木感，左足轻度内翻，左膝关节过伸位，咽喉部发紧，言语流利，纳一般，眠可，大便干、每日1次，小便正常。血压：126/92mmHg。脉沉细，舌苔薄白，舌质红。继续予以上方加减：黄芪30g，人参10g，葛根30g，赤芍25g，丹参30g，烫水蛭10g，三七粉5g，醋三棱20g，醋莪术30g，全蝎10g，炒僵蚕20g，蜈蚣3条，清半夏9g，九节菖蒲20g，炒葶苈子10g，砂仁12g。7剂（每日1剂，水煎，早晚分服）。另予中风回春片（5粒，每日3次）。

三诊（2021年9月27日）：患者乏力明显减轻，左侧肢体活动无力明显好转，活动受限，左侧肢体及左侧面部稍有麻木感，左足轻度内翻，左膝关节过伸位，咽喉部发紧，言语流利，纳一般，反酸，眠可，大便稀溏不成形，每日1次，小便正常。血压：125/82mmHg。脉沉细，舌苔薄白。继续予以上方加减：黄芪30g，人参12g，苍术25g，白术25g，清半夏10g，丹参30g，烫水蛭10g，绞股蓝30g，三七粉5g，醋三棱25g，醋莪术25g，全蝎10g，僵蚕20g，川木瓜25g，鸡血藤30g，砂仁12g。14剂（每日1剂，水煎，早晚分服）。另予以中风回春片（5粒，每日3次）、脉血康胶囊（4粒，每日3次）。

按:

该患者辨病属于中风病,辨证为气滞血瘀证。患者处于恢复期,以补气活血为主,佐以化瘀通络,予以补阳还五汤合通络益元煎加减,处方中黄芪、人参补气以培补正气,赤芍入肝经血分,清解瘀热,配伍三七增强活血作用。水蛭、全蝎、僵蚕、蜈蚣、乌梢蛇等虫蚁有情之品,飞者升,走者降,灵动迅速搜剔络中深潜之风邪。诸药配伍补中寓通,共奏益气化痰活血祛瘀之功。中风日久,风邪亦留于经络之中,虫类药物具有搜风剔骨之效,能祛除藏在深处之风邪,以除病根,预防复发。二诊时,去皂角刺、乌梢蛇、茯苓、鸡内金,加破血通经药物三棱、莪术,以达痰消则血行、血行则风自灭之效,再加以九节菖蒲、炒葶苈子加强化痰作用。三诊时,去九节菖蒲、炒葶苈子,加绞股蓝益气健脾、化痰止咳,同时达到降血糖、血脂的作用;加木瓜舒筋活络,鸡血藤活血补血、舒筋活络;苍术、白术同用增强燥湿健脾的功效。

中风是老年死亡、致残的主要原因之一。中药在中风的预防、治疗及预后方面都有很好的疗效,在先兆期能明显降低中风的发病率;在急性期能极大地缓解患者的症状;在恢复期能够促进患者肢体、语言功能的恢复。郑绍周在临床上总结出自己的一套治疗中风的方法,取得了很好的疗效。在中风病治疗中,若忽视康复治疗,即使生命得到保全,常会遗留严重后遗症,给家人、社会带来沉重负担。患者需要顺应自然,适应社会,整体调整,达到人体的形神统一,以常人之心来对待自己的病情,才更有利于机体的康复。郑绍周在诊治中风病时,特别注重调治患者的精神状态。他指出:一个良好的精神状态能促进气血的调畅和脏腑功能的恢复,进而加快机体的康复速度。在中风康复中的灵活运用,通过功能训练,运动形体,促进精气流通,不仅使脏腑组织的生理功能得以协调正常,而且尽可能地保存和恢复患者身体运动、感觉功能及语言交流、生活技能。

郑绍周指出:功能的康复不仅取决于各种治疗,更取决于患者如何度过治疗之外的时间,如果患者的运动方式不正确,生活方式不健康,那么治疗所取得的进展大部分就会丧失。

（六）通腑开窍法治疗验案

贾某，女，53 岁。因"半身不遂，口舌歪斜 2 天"于 1987 年 11 月 25 日收入院。患者前天下午在家中因琐事大怒，突然出现口眼歪斜、左半身不遂，随即由家人送入当地医院治疗，被诊断为脑出血。现患者血压：160/110mmHg，左侧肢体活动不遂，口眼歪斜，神志欠清，面红目赤，喉中有痰鸣，已 5 日未大便，小便短赤。舌红，苔黄腻，脉滑数。CT 示右侧内囊出血 40mL 左右，纵隔向左移位。既往高血压 12 年，高血脂 10 年。西医诊断：脑出血急性期。中医诊断：中风（痰热腑实）。治法：通腑泄热，息风化痰。方药：化痰通腑开窍方加减。天麻 12g，钩藤 20g，葛根 20g，赤芍 15g，半夏 10g，胆南星 12g，白芥子 20g，天竺黄 10g，大黄 10g，厚朴 10g，九节菖蒲 15g，白附子 5g，石决明 30g，全蝎 10g，僵蚕 15g。3 剂（水煎服，鼻饲给药，2 日分服）。医嘱：急煎大承气汤 2 剂（大黄 20g，厚朴 30g，枳实 30g，芒硝 20g），中药灌肠，以通腑泄热。

二诊（1987 年 11 月 25 日）：患者于当日 15 点灌肠，16 点 30 分测量血压：130/90mmHg，神志逐渐清楚，17 点鼻饲中药，20 点患者意识清楚，血压进一步恢复至正常：130/80mmHg。

三诊（1987 年 11 月 27 日）：患者意识清楚，情况良好，血压稳定，可自行服用中药，现半身不遂，口眼歪斜，但自觉轻松许多。给予化痰开窍、息风通络中药治疗。方药：天麻 12g，钩藤 20g，葛根 20g，赤芍 15g，半夏 10g，胆南星 12g，泽泻 30g，白芥子 20g，天竺黄 10g，大黄 10g，厚朴 10g，枳实 25g，九节菖蒲 15g，白附子 5g，石决明 30g，僵蚕 15g，全蝎 5g。3 剂（水煎服）。

四诊（1987 年 11 月 30 日）：患者自觉左下肢稍有力，可下床走路（未予准许），左上肢恢复部分知觉，仍无法运动。方药：黄芪 30g，葛根 20g，赤芍 15g，水蛭 10g，莪术 15g，生蒲黄 15g，半夏 10g，胆南星 12g，泽泻 30g，白芥子 20g，天竺黄 10g，九节菖蒲 15g，白附子 5g，全蝎 10g，僵蚕 15g，牛膝 25g。3 剂（水煎服）。

五诊（1987年12月3日）：患者鼻唇沟开始恢复，可以走路，左下肢运动后自觉乏力，左上肢可以平举，手指运动不遂。患者要求出院治疗。以益气补肾，化痰通络为主，拟补肾化痰通络方：黄芪30g，党参20g，白术20g，淫羊藿30g，山茱萸20g，菟丝子30g，牛膝25g，葛根20g，赤芍15g，水蛭10g，半夏10g，胆南星12g，泽泻30g，白芥子20g，天竺黄10g，九节菖蒲15g，白附子5g，僵蚕15g，全蝎5g，乌梢蛇15g。7剂（水煎服）。

六诊（1987年12月10日）：服上药后觉体壮有力，可行走200米，面瘫大为改善，血压稳定，精神矍铄，舌红苔白，脉弦。再拟上方加减：黄芪30g，党参20g，山茱萸20g，菟丝子30g，牛膝25g，葛根20g，赤芍15g，水蛭10g，半夏10g，胆南星12g，泽泻30g，白芥子20g，九节菖蒲15g，僵蚕15g，全蝎10g，乌蛇15g。10剂（水煎服）。

七诊（1987年12月20日）：患者家属代述，近期走路不易疲惫，精神好，下肢有力，上肢也有明显改善，近期天冷，觉患肢有冷痛等不适感。面部基本恢复如常，仅患侧口角稍低，再拟上方加减：黄芪30g，党参20g，山茱萸20g，菟丝子30g，牛膝25g，葛根20g，赤芍15g，水蛭10g，半夏10g，胆南星12g，泽泻30g，白芥子20g，九节菖蒲15g，僵蚕15g，乌梢蛇15g，威灵仙10g，川乌3g。20剂（水煎服）。

患者复诊述，肢体冷痛已消失，现走路如常人，仅左侧口角稍低，左手指时有憋闷感，且运动不如常，舌质淡苔白，脉沉。守方加鸡血藤30g，10剂（水煎服）。半年后随访，生活自理，无明显功能障碍。

按：

本案患者右侧内囊出血40mL左右，纵隔向左移位，既往高血压12年，高血脂10年。正所谓"病来如山倒，病去如抽丝"。该患者数十年高血压、高血脂，因情绪激动诱发脑出血，这是一个累加的过程，机体正邪交争，最终积损成伤，积伤成害，积害成疾，积疾成病。患者首诊结合症状、舌脉和二便，辨病辨证为中风痰热腑实证，急以通腑泄热息风化痰。患者血压160/110mmHg，属2级高血压。方中以天麻、钩藤、石决明平肝潜阳，息风止痉；葛根解表退热，滋润筋脉；赤芍清热活血；半夏、胆南星、天竺黄共奏清热化痰之功。患者大便多日未解，大黄、厚朴行气宽中、泄热通便，白附子、炒白芥子祛风痰，通经络；全蝎息风止痉通络；九节菖蒲、僵蚕化痰通络。3剂鼻饲给药，恐大便仍不能解下，配合大承气汤灌肠通便。二诊患者意识已经基本恢复清楚，血压趋于正常，3剂效不更方。三诊患者已可自行服药，加泽泻利水消肿，促进血肿吸收，加枳实消积通便除胀满。四诊患者自觉左下肢稍有力，可下床走路（未予准许），左上肢恢复部分知觉，仍无法运动。患者血压已经稳定，去天麻、钩藤，加黄芪益气通脉，加水蛭活血化瘀不伤正，加莪术破血行气，进一步促进瘀血的吸收，加牛膝补肝肾、强筋骨，活血通经。五诊时患者已然可以走路，左下肢运动后自觉乏力，左上肢可以平举，手指运动不遂。患者要求出院治疗。此时以益气补肾，化痰通络为主，加黄芪、党参、白术、仙灵脾、山茱萸、菟丝子、牛膝、乌梢蛇益气补肾通络，7剂水煎服。六诊时，患者可行走200米，面瘫大为改善，血压稳定，精神矍铄，原方基本不变，继服7剂。七诊时，家属代诉近期天冷，觉患肢有冷痛等不适感。面部基本恢复如常，仅患侧口角稍低。上方加川乌祛风除湿、温经止痛。连服20剂。八诊患者复诊，肢体冷痛已消失，走路如常人，遗留左侧口角稍低，左手指时有憋闷感，且运动不如常，守方加鸡血藤30g，10剂水煎服。半年后随访，生活自理，已无明显功能障碍。

脑出血又称脑溢血，是指非外伤性脑实质内的自发性出血，病因繁多，绝大多数由高血压小动脉硬化的血管破裂引起，故有人也称之为高血压性脑出血。脑出血是中老年人常见的急性脑血管病，病死率和致残率都很高，是我国脑血管病中死亡率最高的临床类型。脑出血中医属于中风范畴，血瘀脑府或血溢脑脉之外为其主要病机。脑出血虽瘀在脑，但可影响肺、胃、肠等脏腑，致热瘀交结，表现为瘀热内闭之证。

痰热腑实证是中风病急性期常见证型，郑绍周自拟化痰通腑开窍方以通腑泄热，化痰开窍，通腑化痰开窍方：大黄10g，胆南星12g，天竺黄10g，九节菖蒲15g，全蝎10g，僵蚕15g。方中大黄通腑泄热，引痰热下行，胆南星、天竺黄、九节菖蒲化痰定惊开窍，全蝎、僵蚕祛风定惊，化痰散结。本案中郑绍周以大承气汤急煎灌肠，增加通腑泄热之力。患者在病情相对稳定以后，逐渐表现出脾肾气虚、痰瘀互阻的临床特点，因此，郑绍周及时进行了方药调整，以补肾化痰通络方加减，最后取得了较好的疗效，充分体现出中医辨证论治的精神实质。

郑绍周以通腑泄热法治疗中风的立意有三：一是通腑泻下，通降阳明，直折肝阳暴逆；二是上病下取，引导血热下行，缓解"血菀"；三是泻下祛瘀，推陈致新，使暴涨之风火痰瘀有其出路。泻下瘀热，增强胃肠蠕动，釜底抽薪，促邪外出，以此达到"上病下取""脑病治肠"的目的。郑绍周认为通腑泄热法泻下攻积、清热泻火，药物进入胃肠道从而影响肠道微生物，可能改变肠道菌群的组成和结构，改善肠道内环境，促进微生态平衡，而肠道微生物则可以影响宿主大脑功能和行为。基于此，通腑泄热法改善肠道菌群可能是其治疗中风的又一重要机制。现代临床研究证实，急性脑出血患者90%以上有热结便秘，当急则治其标，即实者泻之，热者清之，符合六腑以通为顺之理，故以通腑泄热为最宜。通腑活血药治疗脑出血有上病取下，去菀除陈，引血下行，泻瘀热，开上窍、急下存阴的作用。运用本法治疗急性脑出血能够促进脑组织的新陈代谢，降低颅内压，从而使气血逆乱得以改善，风火痰瘀诸症得以缓解。

如何能积极地治疗"脑出血"？郑绍周认为要根据"瘀血"的性质针对性地选用三七、川芎等中药来"化瘀"，以促进脑内血肿的吸收、消散，并保护周边脑细胞，选用人参、党参等中药维持受损脑细胞的基本功能并帮助消散瘀血。同时根据患者情况，平肝潜阳、滋阴息风、祛痰通络、通腑泄热，应阶段性地调整和侧重，调整机体五脏六腑之功能，以求达到整体平衡和谐的目的。如果同时加上针灸疗法，选择特定穴位如"内关、人中、三阴交"等，选择特定手法如"醒脑开窍"针法以直接刺激经络激发经气，就会事半功倍，更好地促进患者肢体功能、语言功能和认知功能的康复。

（整理者：李强隆）

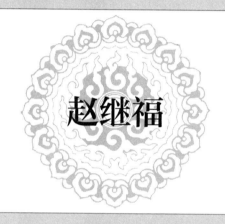

赵继福

一、医家简介

赵继福，全国老中医药专家学术经验继承工作指导教师，全国基层优秀中医，全国医药卫生系统先进个人，吉林省名中医。赵继福出身中医世家，自幼跟随先辈学习中医诊病技巧，心怀中医梦想，于1974年进入吉林医科大学进行中医学专业学习，毕业后在最基层的农村乡镇卫生院工作10年，进行全科疾病的诊治，积累了丰富的临床经验。此后，分别在长白县医院、珲春市中医院、长春市中医院以及长春中医药大学附属医院从事临床一线工作。于2019年被评为北京中医药大学特聘专家，并在北京中医药大学国医堂、东直门医院国际部出诊。赵继福教授从医40余年，凭脉辨证，总结提炼疑难病症的特点，弥补了某些疾病在现有辨治法以及病机认识上的不足，常常"以寻常药治不寻常病"，灵活辨证，不断创新，特别在心脑血管疾病、脾胃病、妇科等疑难病治疗方面成果斐然。

二、学术观点

（一）中风病发病的三大病因

赵继福通过近50年的临床经验及观察得出，中风病的发病主要与以下三个因素有关：一是遗传因素，父母患过中风的，其子女患有中风的概率明显增多，应注意预防。二是饮食习惯（嗜酒、嗜食腌制品、咸菜等），患者嗜酒，同样会导致体内湿热过重，湿热日久，气机不畅，瘀血内生，痰瘀互结，阻闭清窍而发病。《黄帝内经》云："多食咸则脉凝泣而变色。"过食咸使血脉凝聚，气血运行不畅而成瘀，脑脉失养而发病。三是情绪因素，性格急躁，易怒、焦虑的患者，肝阳上亢，夹痰浊、瘀血上蒙清窍而发病，或焦虑而致气机不疏，气滞血瘀而发病。随着生活水平的提高、生活节奏的加快，该病的发病逐渐年轻化。赵继福认为瘀象贯穿本病始终，本着"未病先防，既病防变"的原则，根据患者舌脉表现，在活血通络的基础上，及时通腑、化痰、益气、补虚，以防止疾病进展，改善患者症状，疗效显著。

（二）祛外风，息内风，祛痰活血

中医学对中风病因的认识，大体可以分为两个阶段。唐宋以前，立论多以"外因"为主，主张"内虚邪中"论，但也有"内风"说；金元以后，立论则以"内因"为主，在风、火、痰、虚、气、瘀病因之中，更加突出"内风"在发病中的地位；民国、清代时期，对于中风治则治法的阐述得到了空前的发展。赵继福临床实践多年，不仅诊治了许多"白领"一族，也就是脑力劳动为主的患者，并且曾于乡镇卫生院工作多年，诊治了许多农民一类长期在外冒雨涉水的患者。而从他临床多年的经验来看，根据不同人的体质差异，赵继福教授认为风、痰、瘀是导致中风病发病的最主要病因，也可以说是中风发病的病理基础，在这种观点的前提下，赵继福以"祛外风，息内风，祛痰活血"为主要治疗原则治疗中风病。

1. 祛除外风救治中风

在唐宋之前，中风的病因多以外风立论，唐宋之后则以内风立论，而且"内风"逐渐为大家所认可并重视，但是，对于一些特定的人群，如农民等以户外工作为主的患者，我们依然要重视外风侵袭导致气血逆乱而发生中风的情况。正如《金匮要略·脏腑经络先后病脉证并治》提出，病邪侵袭人体的途径有三个方面，"千般疢难不越三条：一者经络受邪，入脏腑，为内所因也；二者四肢九窍血脉相传，壅塞不通，为外皮肤所中也；三者房室金刃虫兽所伤，以此详之，病由都尽"。其中的第二条正是说外邪中人的情况。"风为百病之长"，易夹杂其他邪气而侵袭人体。长期暴露于外在环境之中的人群，风邪常常隐匿侵袭于人体肌肤、经络，导致肌肤营卫失和，人体内部气津与外在环境失去了有效的交换，如果夹杂寒邪，那么风寒就会闭塞肌肤腠理，一者容易导致寒邪入里，气血凝滞，脑之脉络亦随之而阻滞不通，久而导致脑脉闭阻，发生中风；二者容易导致内在之气郁而不能散于外，导致"寒包火"的发生，也就是外有风寒之邪束表，内有气郁而生热化火，火热炎上而导致气血亦随之上充，脑脉为上逆之气血充斥，闭塞不通，或脑脉为火热所迫，导致血溢脑脉之外，进而导致缺血性中风和出血性中风的发生。如果夹杂热邪，风热充斥于外，遇阳热之体，则同气相求而发病更易。如夹杂湿邪，则外有风湿相合阻滞皮肤腠理，邪气随经络而向内渗入，同样导致内在气血运行瘀滞，湿聚为痰、血滞为瘀，脑脉也为痰瘀堵塞不通，从而发生中风。其余六淫邪气同理，都是外中人体，内侵脏腑日久，阻滞脑之脉络，从而中风。

综上论述，赵继福在诊治中风病患者之时，常常十分重视患者的生活环境及所处的地域问题，这也是因地、因人制宜的具体体现。在具体方剂的选用上，他常常提到《备急千金要方》《外台秘要》之中治疗中风的方剂，而其中的方子则是治疗外风者多，治疗内风者少。因此，在治疗上常常参考这两部著作，重点汲取其治疗外风的经验，并重点提出了"祛外风"的治疗原则，当然，在其治疗该病的过程中，也非单纯的重视外风致病，同时也提出要平息内风。

2. 平息内风防治中风

自古以来，中医就重视情志对人体气血的影响，尤其是不良的情绪，过度或长期的刺激均可发生许多疾病。不良情志作为一种病因，常常是引起情志病症发生的条件，情志刺激是引发情志病症的主要因素，而在诸多情志因素中，尤以肝郁最为常见，故言情志所伤，病始于肝。人体脏腑经络的功能活动依赖于气机的升降出入，与肝密切相关，且赵继福认为现今之人所生存发展的社会背景不同于前，社会变迁所致生活节奏的变更使得大多数人处在高压力的生活状态之下，而长期的情志不遂更易使得肝失疏泄，肝气郁结，气郁生热化火，气血随火热而逆乱于上，脑脉闭塞后血溢脑脉之外，从而导致中风的发生。

3. 重视病理产物"痰"的祛除

赵继福在继承家学的基础上，私淑于金元四大家之一的脾胃学派代表人物李东垣。对于中风病，他认为脾胃在其发病中占有重要的地位，其发生常常是由于饮食因素导致脾胃运化功能失常，脾胃失司，脾胃失去运化水湿的能力，则湿气停聚，久而为痰。脾胃不能运化水谷，则水谷精微聚而为痰。痰随气升，随气血而游走于内在血脉之间，痰阻则气滞，气滞则为瘀，痰瘀阻滞于脑脉之中，滞塞不通则脑脉闭阻而发为中风。尤其是中风之时，常常存在肝风内动之情形，肝脾作为密切相关的一对脏腑，常常是相互影响，相互为病，在中风病之中更是如此。

4.重视病理产物"血瘀"的祛除

无论是风、火、痰、气、虚中的任何一者，如果不形成脑脉闭塞，则不会发生缺血性中风，因此，当中风已经发生，血瘀是必然存在的病理产物，如果不能祛除或减轻瘀血的存在，不能够使血脉畅通或闭塞情况得到改善，那么脑仍是失去了其对五脏六腑、四肢百骸的统摄支配作用，依然会遗留"昏瘫歪謇麻之症"。即使是出血性中风，瘀血依然在其发病及预后中起着重要的作用，如唐荣川所说的"离经之血，虽清血鲜血，亦为瘀血"，所以祛瘀法贯穿于中风病治疗的始终，尤其是久病入络之后，赵继福更是常常选用地龙、土鳖虫等虫类药进行治疗，收到较好的疗效。

综上，可以看出赵继福认为中风病病因归纳起来多为"风、火、痰、气、虚、瘀"，六者之间又常相互影响，相互作用，或合而为病。中风之虚主要责之于气虚，中风之实主要归咎于血瘀，气虚则推动无力，血行迟缓，甚则可形成血瘀，故在治疗时，赵继福以"活血通络"为其治疗的基本原则，并配以补气、行气药。补气则能推动脉络中血液的运行，活血则能使脉络中的瘀血化、脉络通，两者相辅相成，旧血去新血生，从而缓解中风的临床表现。

（三）中风的辨治分型

赵继福根据中风病的发生发展规律，总结了六类证型及四个阶段（先兆期——未发病或无症状的腔梗患者，急性期——发病后2周内，恢复期——发病后6个月内，后遗症期——发病6个月后）。临床工作中，赵继福常常将中风分为以下证候类型。

1. 血瘀肝火型

症状：半身不遂，肢体麻木，口舌歪斜，言语不利，眩晕明显，视物模糊，头胀痛，口苦，咽干，大便干燥。舌象：舌红，苔黄。脉象：脉弦数或洪大。

2. 瘀热腑实型

症状：神识昏蒙，半身不遂，肢体麻木，言语謇涩，躁动不安，大便干燥。舌象：舌暗或暗红，舌有瘀点或瘀斑，苔黄干或黄腻。脉象：脉洪大。

3. 痰瘀互结型

症状：半身不遂，肢体麻木，言语不利，身体沉重，时有双手肿胀，大便黏腻。舌象：舌质暗，甚则舌有瘀点或瘀斑，舌苔厚腻。脉象：脉缓或弦滑。

4. 血瘀阴虚型

症状：半身不遂，肢体麻木，言语不利，口干口渴，口舌生疮，胸中烦热，手足心热，厌食。舌象：舌淡或暗，舌有瘀点或瘀斑，少苔、无苔或剥苔。脉象：脉沉弦细。

5. 气虚血瘀型

症状：半身不遂，肢体麻木，言语不利，胸闷气短，乏力，时有心慌心悸。舌象：舌质暗或暗淡，苔薄白而润。脉象：脉沉弦，或弦而无力。

6. 气阴两虚型

症状：半身不遂，肢体麻木，言语不利，形体肥胖，头晕眼干，口干，心悸，手足心热，颈部僵硬。舌象：舌质红，苔薄白。脉象：脉沉细无力。

（四）辨治中风六法

赵继福根据多年临床经验，对于脑梗死的治疗提出了治中风六法。

1. 活血化瘀，清肝泻火法

代表方：化瘀清散汤合当归龙荟汤加减。

药物组成：当归 15g，丹参 15g，赤芍 15g，牡丹皮 15g，葛根 15g，红花 15g，柴胡 10g，桑枝 15g，菊花 15g，薄荷 10g，地龙 15g，龙胆草 15g，

芦荟 3g，栀子 15g，生大黄 15g，黄芩 10g，黄连 10g，黄柏 10g，木香 10g，青黛 3g。

《素问·四气调神大论》曰："是故圣人不治已病治未病，不治已乱治未乱，此之谓也。夫病已成而后药之，乱已成而后治之，譬犹渴而穿井，斗而铸锥，不亦晚乎！"未病就是尚未成形的病，在未成形的时候你拿掉它，不是轻而易举的事吗！等成形了，甚至等它牢不可破了，你再想拿掉它，那就不容易了，那就会吃力不讨好。为医者不但要善于治病更要善于识病。疾病在未病的阶段，在未成形的阶段，你能否发现它，截获它，使它消于无形，此方正能体现这一中医特色。适用于肝肾阴虚、肝阳上亢，外加患者平素性情急躁易怒，化火灼津，津少血涩，而形成血瘀肝火之候，为中风先兆期——未发病或无症状的腔梗患者的一种表现。当归龙荟汤为"攻下派"创始人张从正所创，力宏效猛，临床以大便通为度，若腹泻过度，可适当减量，直至脉象洪大消失、视物模糊好转为止，该方为赵继福泻肝火常用组方之一。服药后患者恢复正常，脑梗死不再进展，体现了未病先防、已病防变的思想。

2. 化瘀通腑，釜底抽薪

代表方：化瘀清散汤合脑出血后遗症方加减。

药物组成：丹参 15g，赤芍 15g，牡丹皮 15g，葛根 15g，红花 15g，柴胡 10g，桑枝 15g，菊花 15g，薄荷 10g，地龙 15g，桃仁 15g，牛膝 20g，菖蒲 15g，枳实 10g，大黄 15g，胆南星 15g，天竺黄 15g，芒硝 10g，三七粉 10g。

该治法多适用于中风病急性期，以出血性中风为多见。因精亏血瘀，胃肠液乏，传导失司而致腑气不通、下闭上实之证。常用大黄、牛膝活血通络、通腑泄热，引血热下行；菖蒲、胆南星开窍化痰，上下通利，使神苏津复。

3. 活血祛瘀，化痰通络

代表方：化瘀清散汤合豨莶草方。

药物组成：丹参 15g，赤芍 15g，牡丹皮 15g，葛根 15g，红花 15g，柴胡 10g，桑枝 15g，菊花 15g，薄荷 10g，地龙 15g，豨莶草 20g，天麻 20g，

胆南星 15g，半夏 10g，当归 20g，川芎 15g。

该治法多用于治疗中风病缓解期、后遗症期及先兆期，病情缓慢。多因患者形体肥胖，平素嗜食肥甘厚味，聚湿生痰，痰阻脉络，血行不畅，痰瘀互结而成。赵继福在临床据脉辨证为先兆期的患者，或经头部 CT 或 MRI 检查 70% 可明确缺血改变或腔隙性脑梗死改变，部分为尚未发病，对于此类患者给予对症治疗预防，据临床多个病例观察，均有很好的预防效果。

4. 活血化瘀，益胃生津

代表方：化瘀清散汤合叶氏养胃汤。

常用药：丹参 15g，赤芍 15g，牡丹皮 15g，葛根 15g，红花 15g，柴胡 10g，桑枝 15g，菊花 15g，薄荷 10g，地龙 15g，沙参 15g，玉竹 15g，麦冬 15g，石斛 15g，桑叶 15g，扁豆 10g，甘草 10g。

该治法多适于血涩致瘀、津液亏虚的一种证候，以老年人为多见。血涩致瘀，瘀滞易化热，故选用化瘀清散汤；年老体衰，津液亏虚，血涩致瘀，郁而化热，更易伤津，故合用叶氏养胃汤，以活血化瘀、益气生津。

5. 益气活血

代表方：补阳还五汤加减。

常用药：赤芍 15g，川芎 15g，当归 20g，地龙 15g，桃仁 15g，红花 15g，黄芪 50g。

该治法多用于中风病急性期、恢复期及后遗症期。气虚血瘀型是气虚无力行血而致血行缓慢而致瘀的一种证候，多见于中风后遗症期，以及老年人中风急性期、恢复期。其代表方补阳还五汤，为清代王清任治疗中风偏瘫的名方，全方益气活血而通络，且重用黄芪，补气以助血行。

6. 益气滋阴

代表方：虚性高血压方。

常用药：鹿角胶 15g，龟甲 20g，人参 15g，枸杞子 25g，熟地 25g，山茱萸 20g，牛膝 25g，桑寄生 25g，炒杜仲 20g，当归 20g，菟丝子 25g。

年老体衰，或形体肥胖之人，肝肾不足，气阴两虚，脉络空虚，筋脉失养，气血上逆，上蒙神窍，突发本病。治疗当以益气滋阴，多用熟地黄滋肾填精，大补真阴，人参大补元气，生津止渴，山茱萸养肝滋肾，枸杞补肾益精，养肝明目，龟、鹿二胶，为血肉有情之品，峻补精髓，龟甲偏于补阴，鹿角胶偏于补阳，取"阳中求阴"之义。

三、临床特色

（一）注重脾胃在中风病中发病的地位

1. 肝脾失调

赵继福认为长期的情志不遂常使得肝失疏泄，木气郁结，横逆犯脾，脾气不升，胃气不降，进而导致脾胃病变日益增多。"食气入胃，全赖肝木之气以疏泄之，而水谷乃化"。故脾胃与肝关系密切。赵继福立于当下，不受前人论治思想的桎梏，除秉持肝气宜疏理，脾胃宜健运，气机宜畅达的理念，尚重视肝、脾、胃功能失调时病机、病理产物的变化。以胃脘痛为例，治疗上以"理气和胃、消食导滞"为原则，兼顾"清热祛湿"，自拟气滞伤食方进行治疗。

本方由青皮、陈皮、香附、草豆蔻、黄连、黄芩、白术、苍术、赤茯苓、猪苓、泽泻、瓜蒌仁、砂仁、槟榔、莱菔子、神曲、麦芽、枳实、厚朴、炙甘草组成。方中用青皮破气结、畅达气机，为肝脾胃复运创造前提；枳实、厚朴、陈皮、香附理气和胃；白术、苍术健脾燥湿；黄芩、黄连、猪苓、赤茯苓、泽泻、砂仁清热祛湿；神曲、麦芽、莱菔子、草豆蔻、槟榔片、瓜蒌仁消食导滞；炙甘草健脾并调和诸药。临证时以胃脘痛，嗳气，脉弦为主，同时具有情绪波动后症状加重，或者饥饿时胃痛，或食后痛甚等特点。另外，气滞伤食方在治疗胃溃疡、反流性食管炎、慢性萎缩性胃炎（气滞食积型）方面亦取得了较好的效果。

2. 脾胃自病

饮食所伤，病起于胃。中医学认为，脾主运化，胃主受纳，因此大多数的脾胃病都与饮食有着密切的关系。饮食不节或不洁，饮食偏嗜，寒热失宜，饥饱失调等都会损伤胃气，进而引发脾胃疾病，故曰："凡有因食而积者，久加脾胃受伤，医药难治。"赵继福总结当今时代疾病发生发展的特点，认为大多数患者所表现的临床症状并不单纯是由脾胃功能异常引起的，气滞、痰湿等因素也是引起食积进而导致脾胃病的重要因素，单用经方保和汤疗效有限，故谨审病机，以保和汤加减治疗食积型脾胃疾病。保和汤本是朱丹溪所创健脾消食的平和之剂，赵继福在临床运用的过程中发现其平和之性不太适用于现代食积的患者，故在保和汤的基础上加厚朴、香附、苏子、浙贝母、大黄等药物。方中酸甘性温之山楂、甘辛性温之神曲、辛甘而平之莱菔子三药同用，以消各类食物积滞。食积易于阻气、生湿、化热，故以半夏、陈皮理气化湿，和胃止呕；以香附、贝母合用取软坚散结；以厚朴导滞理气；予苏子以降气；予大黄以通腑。诸药合用，腹气通，胃气自降，脾胃气机恢复正常，同时消痰食浊邪，不使其停聚为患。临床上若有热盛者可加黄连，肺火者加黄芩，眩晕、头痛者可加葛根。除此之外，以保和汤加减方治疗胃神经官能症及神经性呃逆均有较好的疗效。临床证明，赵继福自拟保和汤加减方相比于朱丹溪的保和汤而言，在治疗胃胀、嗳气、呃逆、大便干燥、脉滑实等方面效果明显，常可治疗难治性胃肠疾患，实为难得的临床经验方剂。

自拟保和汤加减方和自拟气滞伤食方均可治疗脾胃疾病，但二者在临床运用时侧重点有所不同。保和汤加减方主要功效为消食导滞，恢复脾胃气机，临床用于治疗食积、气逆等，症见胃脘痛、腹胀、嗳气酸腐，食欲欠佳、呃逆甚至呃逆不止等，脉象滑实；而气滞伤食方治疗的脾胃疾病，脉象一般为弦脉。所以，二者的鉴别使用关键在于脉象的识别。这也体现了赵继福以脉测病，以脉辨证，病证结合的治疗特色。

（二）重视通腑泄热法在治疗中的作用

赵继福教授治疗中尤其重视健胃，宜通腹，因此在遣方用药时常常会加用大黄，且对胃气上逆难治之症常重用大黄。大黄，味苦寒，主下瘀血，血闭，寒热，破癥瘕积聚、留饮、宿食，荡涤肠胃，推陈致新，通利水谷，调中化食，安和五脏。大黄色黄入土，纹赤入血，故既能入脾胃消食化滞、推陈致新，又能入血分凉血通经。赵继福认为泻下作用为大黄及其炮制品所共有的功效，亦是大黄苦寒之性最为显著的功用体现，但大黄对脾胃病治疗的主要作用不仅为泻下攻积，尚具恢复脾胃气机、畅通经络的功效。因此，赵继福对许多脾胃病症均善用大黄，且根据病机的不同，用量也有所差异。赵继福运用大黄治疗脾胃病，并不受大便性状的局限，特别治疗嗳气、呃逆之时，即使便溏，也可小剂量使用，只取其味苦泻下通腑之功，而和寒性并无必然关系。临床研究表明，大黄及其活性成分群以及单体成分调节胃肠的治疗作用及机制主要包括促进胃肠蠕动、改善胃肠黏膜血流灌注、保护胃肠黏膜、抑制细菌易位，以及对胃肠道损伤的修复和胃肠功能的恢复等，这和赵继福治疗的中医理念有相似之处。

（三）常用验方

1. 脑梗死后遗症 1 方（五虫汤加减）

全蝎 5g，地龙 25g，乌梢蛇 10g，土鳖虫 10g，蜈蚣 2 条，丹参 30g，黄芪 90g，鸡血藤 30g，钩藤 15g。神志不清者，加菖蒲、远志各 15g；偏头痛者，加茺蔚子 15g；腿无力者，加桑寄生 15g，狗脊 20g；血压高者，加珍珠母、磁石各 50g，牛膝 15g；肢体麻木者，加桑枝 50g，僵蚕 10g；言语不利者，加菖蒲 15g，蒲黄 10g；痰盛者，加天竺黄、天南星各 10g；大便干燥者，加枳实、大黄；小便不利者，车前子 15g，墨旱莲 25g；肝火盛者，加龙胆草、栀子；失眠者，加女贞子、朱砂。

2. 脑梗死后遗症 2 方（补阳还五汤加减）

赤芍 15g，川芎 15g，当归 20g，地龙 10g，黄芪 50g，桃仁 15g，红花 10g，茯苓 50g，鸡血藤 50g，熟地 30g，桂枝 10g，甘草 15g。

3. 脑梗死方（化瘀清散加减）

牡丹皮 15g，丹参 15g，菊花 15g，红花 15g，地龙 15g，赤芍 15g，柴胡 10g，葛根 15g，薄荷 10g，桑枝 15g，豨莶草 20g，天麻 15g，半夏 10g，胆南星 10g，桂枝 10g，黄芪 30g，桃仁 15g，川芎 10g，石菖蒲 15g，远志 15g。

4. **脑出血后遗症 1 方（补阳还五汤加减）**

赤芍 15g，川芎 15g，当归 15g，地龙 20g，黄芪 100g，桃仁 15g，红花 10g，鸡血藤 30g，天竺黄 10g，大黄 5g，胆南星 10g，三七粉 10g，牛膝 25g，石菖蒲 15g，化橘红 15g。

5. **脑出血后遗症 2 方**

桃仁 15g，牛膝 25g，赤芍 15g，菖蒲 15g，枳实 10g，大黄 5g，胆南星 10g，天竺黄 10g，芒硝 15g，三七粉 10g。抽搐者，加全蝎 10g，僵蚕 10g，蜈蚣 3 条；头晕者，加石决明、夏枯草、钩藤。

6. **化瘀清散汤合脑出血后遗症方加减**

丹参 15g，赤芍 15g，牡丹皮 15g，葛根 15g，红花 15g，柴胡 10g，桑枝 15g，菊花 15g，薄荷 10g，地龙 15g，桃仁 15g，牛膝 20g，菖蒲 15g，枳实 10g，大黄 15g，胆南星 15g，天竺黄 15g，芒硝 10g，三七粉 10g。

7. **化瘀清散汤合豨莶草方**

丹参 15g，赤芍 15g，牡丹皮 15g，葛根 15g，红花 15g，柴胡 10g，桑枝 15g，菊花 15g，薄荷 10g，地龙 15g，豨莶草 20g，天麻 20g，胆南星 15g，半夏 10g，当归 20g，川芎 15g。

四、验案精选

（一）益气养阴通脉法治疗验案

张某，男，50 岁，2020 年 11 月 9 日初诊。主因"右侧肢体活动不利、言语不利 2 月余"来诊。患者 2 个月前无明显诱因突然出现右侧肢体活动不利、言语不利，伴有吞咽困难，遂到当地医院就诊，查头部 CT 示脑梗死，给予对症治疗后上述症状未见明显加重，随即患者出现心肌梗死，住院治疗后，现心肌梗死病情平稳，为求中医系统治疗，遂来赵老处就诊。目前患者精神不振，右侧肢体活动不利，言语不利，吞咽困难，鼻饲饮食，夜眠可，二便正常。既往高血压病史 20 余年，血压最高达 220/110mmHg，现口服苯磺酸左氨氯地平1片、酒石酸美托洛尔半片、坎地沙坦半片，血压控制不理想。抑郁焦虑状态病史2月余，现口服双环醇1片，坦度螺酮胶囊1片，盐酸舍曲林1片，急性心肌梗死病史20天，现口服硝酸异山梨酯5mg。肺炎病史2月余，现口服头孢克肟。多发脑血管狭窄病史2月余。有青霉素过敏。查体：T36.2℃，P72次/分，R18次/分，BP180/130mmHg，内科查体未见明显异常。神经系统：意识清楚，不完全运动性失语，右侧软腭上举无力，悬雍垂右偏，咽反射减弱，吞咽困难。伸舌右偏，四肢肌张力正常。右侧上肢肌力0级，右下肢肌力3级。指鼻试验右侧欠稳准；快速轮替试验右侧欠灵活；跟膝胫试验右侧欠稳准。四肢深浅感觉、位置觉正常，复合感觉正常。右侧Babinski征（＋），舌质红，苔白腻，脉弦滑。实验室检查：血红蛋白165.00g/L，红细胞分布宽度变异系数14.60%，淋巴细胞百分比12.42%，中性粒细胞百分比77.81%，淋巴细胞0.75×10^9/L。C反应蛋白10.85mg/L。高密度脂蛋白0.89mmol/L，载脂蛋白A10.94g/L。肌酸激酶23.00U/L，乳酸脱氢酶121.00U/L。头部磁共振示：左侧脑桥梗死。心电图回报：T波异常。肺部CT：双肺下叶胸膜下区少许炎变及炎性索条；胃－食管置管术后。颈部血管彩超：双侧颈动脉硬化伴斑块形成，右侧颈内动脉轻度狭窄，右侧椎动脉血流信号弱（考虑右侧椎动脉远心段狭窄或闭塞）。心脏彩超回报：左室舒张功能减低，二尖瓣轻度返流。右上肢动静脉彩超：右侧锁骨下动脉斑块形成。中医诊断：中风（中经络，气虚血瘀）。西医诊断：①脑梗死恢复期；②高血压病2级（极高危险组）；③多发脑血管狭窄；④冠状动脉粥样硬化性心脏病，心功能Ⅱ级；⑤肺炎。治法：益气养阴，活血通脉。处方：黄芪30g，太子参15g，麦冬15g，丹参15g，川芎15g，葛根15g，白芍15g，炒酸枣仁30g，地龙15g，牡蛎50g，合欢花15g，淫羊藿15g，山茱萸15g，生地黄30g，柏子仁20g，土鳖虫10g，水蛭10g，当归20g。7剂（每日1剂，水煎，早、中、晚分服）。配合针刺、康复治疗。医嘱：按时口服降血压、抗血小板聚集、扩冠、抗焦虑药，低盐饮食；加强锻炼，保持情绪稳定，加强护理，勤翻身、拍背、多饮水。

二诊（2020年11月16日）：患者吞咽功能有所恢复，饮食从口喂，但饮水、吃药仍从鼻饲管,右侧偏瘫有所恢复,时有胸闷痛。右上肢肌力Ⅰ级,右下肢肌力Ⅳ级。舌质红,苔白,脉弦略细。症状提示气虚血瘀。方药:上方加桂枝15g,苦参15g。7剂(水煎服)。

三诊(2020年11月23日):患者吞咽功能正常,偶有饮水返呛,鼻饲管已拔除,可自行站立,右上肢手指稍有活动,右上肢肌力Ⅰ级,右下肢肌力Ⅳ级。舌质暗,苔白,脉弦,继以上方治疗,14剂。

四诊(2020年12月7日):患者胸闷气短偶有发作,吞咽功能正常,无饮水返呛,在家人陪护下可稍稍行走,并逐渐改善,右上肢肌力Ⅲ级,右下肢肌力Ⅳ$^+$级。舌质暗,苔薄白,脉弦,继以上方治疗。继续服用二诊方21剂(每日1剂水煎,分早晚服用)。

按:

该患者病情较复杂,疾病较重,患有急性脑梗死的同时,又患有急性心肌梗死,二者虽都较重,但以危及生命的心肌梗死为主,故丧失了治疗脑血管病的黄金时期。发病2个月后,患者心脏疾病稳定后,来行脑梗死系统康复治疗。患者脑梗死部位为脑桥梗死,表现为右侧肢体活动不利,右上肢瘫软,肌张力增高,右下肢可活动,但肌力差,伴有言语不利,吞咽困难、饮水返呛,故一直给予鼻饲饮食。由于患者为中年男性,突然发生此次病变后,患者不能接受目前状态,情绪低落、焦虑,外加脑干病变对情志影响,导致患者对情绪不能自控,时有强哭强笑,不爱说话。患者心梗初愈,时有胸闷痛,不能过劳。患者卧床2月余,肺内出现坠积性炎变,若不慎外感,随时可能出现内外合邪,而导致肺炎加重。综上,患者此次发病症状较重,疾病复杂。

该患者为中年男性,为何发生心梗、脑梗这么严重的疾病呢?经系统追问及结合理化检查,发现患者无论是心梗、还是脑梗,均为血管病变,导致该患者血管病变如此之重的病因不外乎以下几种。①年龄因素。患者虽然为中年,但已年过五旬,《黄帝内经》云:"男子五八肾气衰,发堕齿槁;六八阳气衰竭于上,面焦,发鬓斑白……"故身体已走下坡路,到发病的年龄。②家族史。该患者的发病与家族史亦有一定关系,经追问患者父亲、哥哥、弟弟均患有脑血管病变，有的表现为畸形，有的表现为狭窄，根据患者颈部血管彩超情况，该患者遗传了血管狭窄，所以导致心、脑血管病变。③既往史。患者既往高血压病史20余年，血压最高200/110mmHg，平素血压控制不理想。这就加重了心、脑血管的病变。综上，导致了患者心、脑血管病的发生。

西医治疗，主要包括以下两个方面。①根本治疗：可以行支架、搭桥等动脉治疗为主，由于患者发病即病情危重，且病变部位为最为危重的脑干，加之动脉治疗风险较高，成功率不大，致残率、致死率亦较高，所以选择保守即对症治疗为主。对于心血管病变，由于脑血管病变已成瘫痪，行心脏动脉治疗，不仅不能提高患者生活治疗，而且加重家庭负担，所以未予进一步治疗。②对症治疗：综合该患者病情，最终选择的治疗手段，为维持生命、提高生活治疗、避免再次发作而设定的治疗。中医方面，根据患者症、舌、脉，抓住最主要的病因而给予的辨证治疗。

患者久病入络，发病2月余方来就诊，此时应给与活血通络之品，以疏通在络之邪，而搜刮在络之邪以虫类药为最，如土鳖虫、地龙、水蛭等。其中土鳖虫咸寒，有小毒，归肝经，有破血逐瘀、续筋接骨的功用。地龙咸寒，归肝、胃、肺、膀胱经，具有通经活络、清热息风、清肺平喘、清热利尿的作用。水蛭咸平，有小毒，归肝经，具有活血化瘀、消肿止痛的功效。三者搜络作用较强，三者同用，效果较好。再者，该患者发病日久，久病多虚。对于中风病，虚者多表现为肢体僵硬、痉挛。赵继福认为，对于此类患者，属于气血不足，一般给予补气养血、补肾填精之品，用后患者肢体会逐渐恢复正常状态，但时间会偏长，医者应注意守方。对于本病例，该患者气血亏虚、瘀血阻络，治疗2个月来，应用此方效果满意。治疗复杂的疾病，重点在于抓住主要病机，辨证准确，精准用药，即可逐个攻破，亦可兼而治之，该病例，赵继福即抓住主要病症——脑梗死，又兼顾心脏病，达到病情平稳，逐渐向愈的过程。二诊时患者胸闷痛仍发作，为防止心脏疾病加重，影响患者病情平稳向愈的方向，加用桂枝15g，苦参15g，其中桂枝温通心阳、活血通络最强，可防止心脉痹阻的发生；苦参味苦寒，主心腹结气、癥痕积聚、黄疸等。赵继福通常将二者视为对药，应用于心脏病、心律失常的患者。三诊、四诊时患者病情改善，药中病所，可守前方。

本案患者是一位中年男性，处于家庭重要地位，上有老，下有小，均需要照顾，此次突然发病，无论是在心理、还是在身体上都给患者造成了重大的打击，由一名正常人，变成了残疾人，需要他人照顾；对于家庭来说也承受着重大的打击，无论是爱人、还是子女均受到牵连，全家均陷入困难境地。所以患者平素应积极做好该病的三级预防，具体表现在以下几个方面：首先，要顺应自然，不要做违反自然的事情，如熬夜、过劳、过饱、肥胖等。其次，要有良好的生活习惯，远离心脑血管危险因素，如戒烟、限酒，适当运动，勿过胖。再次，超过 40 岁后，应每年体检，注意血压、血糖、血脂的监控。按时口服药物。最后，患病后应积极进行一级预防，得病后应做好二级预防，防止加重及再次发作。

（二）活血通脉法治疗验案

李某，男，59 岁。2021 年 6 月 2 日初诊。主因"右侧肢体麻木 1 天"来诊。现病史：患者于 1 天前无明显诱因突然出现右侧肢体麻木，走路踩棉花感，右上肢活动欠灵活，遂到附近医院就诊，查头部 CT 示多发腔隙性脑梗死，给予口服药物后上述症状未见明显加重，为求中西医结合系统治疗，遂来赵老处就诊。目前患者精神不振，右侧肢体麻木，头晕，走路踩棉花感，右上肢活动欠灵活，右足跟痛，饮食可，夜眠可，二便正常。既往右足跟外伤骨折术后 3 年，遗留右足跟痛。饮酒史 20 余年，每天 2 次。查体：T36.2℃，P72 次 / 分，R18 次 / 分，BP200/100mmHg，内科查体未见明显异常，神经系统：意识清楚，言语流利，嗅觉无缺失，测视力正常，视野正常，双侧睑裂 5mm，双眼睑无下垂，双眼球各向活动不受限。无眼震。右上肢肌力 V⁻级，指鼻试验、快速轮替试验、跟膝胫试验双侧稳准。右侧肢体痛觉敏感，右侧肢体深感觉减退，四肢位置觉正常，复合感觉正常。掌颏反射未引出，腹壁反射正常，跖反射存在。双侧肱二头肌腱反射、肱三头肌腱反射、桡骨膜反射无增强及减弱；双侧膝腱反射、跟腱反射无增强及减弱。膑、踝阵挛未引出。双侧霍夫曼征（－），双侧巴宾斯基征（－），双侧查多克征（－），双侧奥本海姆征（－）。颈无项强，克氏征（－），布氏征（－）。舌质暗，苔白，脉弦。辅助检查：红细胞 5.57×10^{12}/L，血红蛋白 182.10g/L，红细胞比容 51.21%，B 型钠尿肽 308.3pg/mL，甘油三酯 5.17mmol/L，高密度脂蛋白 0.79mmol/L，同型半胱氨酸 73.8umol/L，葡萄糖 7.52mmol/L，糖化血红蛋白 7.00%，球蛋白 24.00g/L，谷氨酰转肽酶 113.00u/L，5' 核苷酸酶 17.59u/L，肺部 CT 考虑慢性支气管炎，左肺上叶胸膜下小结节。头部磁共振：脑桥新发腔隙性脑梗死，脑内多发腔隙性脑梗死、缺血灶，部分形成软化灶，脑白质脱髓鞘，脑萎缩，考虑左侧上颌窦黏膜下囊肿。中医诊断：中风（中经络，气滞血瘀）。西医诊断：①脑梗死；②高血压病 3 级（极高危险组），高血压性肾病；③高同型半胱氨酸血症；④慢性肺炎；⑤2 型糖尿病。治法：活血通脉。处方：丹参 50g，红花 15g，赤芍 15g，葛根 15g，地龙 15，川芎 15g，牡丹皮 15g，桃仁 15g，薄荷 10g，菊花 15，柴胡 10g，桑枝 50g，黄芪 100g，鸡血藤 50g，忍冬藤 50g，当归 20g，桂枝 20g，茯苓 50g，丝瓜络 15g，三七粉 10g（冲），7 剂（每日 1 剂，水煎，早、中、晚分服）。配合针刺治疗。医嘱：给予活血通络药：丁苯酞氯化钠 100mL，每日 2 次静脉滴注。给予营养神经药物：乙酰谷酰胺 0.2g，加入 0.9% 氯化钠 250mL 中，每日 1 次静脉滴注。给予抗血小板聚集药物：阿司匹林肠溶片 100mg，每日 1 次口服。给予改善血管狭窄药：阿托伐他汀钙片 40mg，每日 1 次口服。给予醒脑开窍针刺治疗每日 1 次。低盐、低糖饮食；加强锻炼，限酒。

二诊（2021 年 6 月 9 日）：患者右侧肢体麻木、踩棉花感明显减轻，头晕加重，舌质暗，苔白，脉弦有力。症状提示气滞血瘀。将上方黄芪改为 30g。7 剂（水煎服）。

三诊（2021 年 6 月 16 日）：患者右侧肢体麻木、踩棉花感同前，头晕缓解，舌质暗，苔白，脉弦有力。继以上方治疗，7 剂。

按：

该患者处于退休年龄，起病急，症状轻，仅有右下肢麻木、踩棉花感，右下肢痛觉敏感，深感觉减退，右下肢肌力 Ⅴ⁻级。但查头部磁共振后，发现病变部位较关键，位于脑桥。对于此类患者，西医治疗以寻找病因，祛除危险因素，积极治疗此次病变，防止疾病进一步加重，症状逐渐改善为主。给予改善循环、营养神经、抗血小板聚集、降脂、降压、降糖及对症治疗为主。并建议低盐、低糖因素，戒酒，按时口服药物，加强肢体功能锻炼，保持心情舒畅。中医治疗，应做到四诊合参，患者中年男性，以右侧肢体麻木1天为主诉，故辨病为中风。患者神清，故辨证为中经络。患者年过六旬，平素性格急躁易怒，肝郁气滞，日久气滞血瘀，瘀血阻窍，故辨证为气滞血瘀。治疗上予以活血通络之法。选用赵继福自拟的动脉硬化闭塞证方治疗，该方为补阳还五汤合桂枝茯苓汤加减而成，方中重用黄芪，用量为100g，目的是益气以促行血、络通。赵继福一般对于下肢动脉闭塞、无脉症、大动脉炎、雷诺氏证等这类患者应用该方，而该患者脑梗死，病情较轻，赵继福教授为何应用该方呢？他认为："该患者虽然症状较轻，但根据患者脉象，为弦脉，这种弦脉，我在临床上把它看为重度动脉硬化的患者才有的脉象，这类患者一般患有严重的动脉疾病，或即将患有动脉疾病，不应用重药，疾病不会向愈，可能还会有其他疾病发生，这就是临床的重要，脉象的重要，大家应多临床，多实践，学会总结、归纳，如某种脉象一般见于什么疾病，某种舌象多见于什么证型等等。我把这种弦脉叫做动脉硬化脉，对于这种脉象我在临床上也总结出了治疗方药，是以活血为主，可配伍理气药，也可以不配伍理气药，根据患者症状及弦象程度而定，这个患者我就未应用理气药物，而单纯给予了活血通络的药物，选用我自拟的方剂动脉硬化闭塞证方加减。"动脉硬化闭塞证方的组成以补阳还五汤为主方，加薄荷、菊花、柴胡辛香开窍药物，为佐使药，引领药物入清窍，合用桂枝茯苓汤以增强温阳通脉的作用，二者合用，赵继福把该方视为活血力量最强之猛药。方中加用鸡血藤，苦温，色红入血，以活血舒筋；忍冬藤，甘寒，归肺、胃经，以清热解毒、疏散风热、通络止痛；丝瓜络，甘平，归肺、胃、肝经，有祛风、通络、活血的作用。三者同用，加强活血通络之功。

本案患者是一位中年男性，由于平素工作劳烦，未有时间关注自己健康问题，加上工作原因，不可避免的有饮酒、熬夜等不良嗜好，此次发病较轻，但身体已多病加身，此次发病后，患者情绪上比较焦虑，担心自己的疾病留有后遗症，遂邀请赵继福会诊，赵继福郑重告知患者：您的疾病看似较轻，实则重矣、久矣，一定要多吃一段时间中药调理，日后戒腌制、过咸、膨化食品，戒烟、戒酒。您的病现在不重，不会留有什么后遗症，但一定要谨记戒掉不良嗜好。赵继福教授语重心长地劝导，让患者如释重负。随着社会的进步，生活节奏的增快，人民的生活压力逐渐增加，逐渐出现了不顺应自然的现象，如熬夜、嗜酒、缺少运动、肥胖等等，增加了高血压、糖尿病、高脂血症等的发病率，导致目前脑梗死患者逐年增加，该病发病率高、致残率高，社会危害大，应积极宣传，做好三级预防。

（三）滋补肝肾、活血通脉法治疗验案

刘某，男，47岁。2021年7月31日初诊。主因"言语笨拙、右侧肢体活动不利进行性加重1天"来诊。患者于昨日无明显诱因突然出现言语笨拙，无意识障碍、肢体活动不利、肢体麻木等症状，遂前往某医院就诊，查头部CT：左侧腔隙性脑梗死。考虑症状较轻，建议保守治疗，为求中西医结合系统治疗，遂来就诊，目前患者精神不振，言语笨拙，右侧肢体活动不利，表现为右上肢抬举费力，右手不能持物，时有胸闷，饮食可，夜眠可，二便正常。发现血压增高病史7个月，未系统口服药物。否认肝炎、结核等传染病病史，否认食物及药物过敏史，否认外伤及手术史。查体：T36.2℃，P84次/分，R18次/分，BP190/110mmHg，内科查体：未见明显异常，神经系统：意识清楚，言语笨拙，嗅觉无缺失，测视力正常，视野正常，双侧睑裂5mm，双眼睑无下垂，双眼球各向活动不受限。无眼震。双侧瞳孔等圆同大，直径3mm，直、间接对光反射存在，调节反射存在；角膜反射正常。咬肌有力，下颌不偏，双侧额纹对称，双眼闭合有力，右侧鼻唇沟变浅，示齿口角无歪斜，鼓腮无漏气。声音无嘶哑，饮水无呛咳，软腭上举有力，悬雍垂居中，咽反射存在，吞咽正常。转头耸肩有力，胸锁乳突肌无萎缩。伸舌右偏，舌肌无萎缩及纤颤。无肌萎缩及肌纤维束震颤。四肢肌张力正常。右侧肢体肌力Ⅲ级。指鼻试验右侧欠稳准；快速轮替试验右侧欠灵活；跟膝

胫试验右侧欠稳准。四肢深浅感觉、位置觉正常，复合感觉正常。掌颏反射未引出，腹壁反射正常，跖反射存在。双侧肱二头肌腱反射、肱三头肌腱反射、桡骨膜反射无增强及减弱；双侧膝腱反射、跟腱反射无增强及减弱。髌、踝阵挛未引出。双侧霍夫曼征（-），右侧巴宾斯基征（+），双侧查克多征（-），双侧奥本海姆征（-）。颈无项强，克氏征（-），布氏征（-）。舌质红，苔白腻，脉沉弦。辅助检查：血红蛋白170.00g/L，平均红细胞血红蛋白密度357.00g/L，红细胞分布宽度38.90fL、PDW18.81fL。超敏C反应蛋白1.16mg/L。肺部CT：右肺上叶、左肺下叶少许炎变，气管憩室。头部磁共振：左侧基底节、放射冠急性期腔隙性脑梗死；脑内多发腔隙性脑梗死，部分脑软化灶形成并周围胶质细胞增生。双侧上颌窦、筛窦、右侧额窦炎症。头部MRA：头部MRA未见明显异常。颈部血管彩超：右侧颈动脉内中膜局限性稍厚；右侧锁骨下动脉斑块形成。心脏彩超：左室舒张功能减退；肺动脉瓣轻度返流。中医诊断：中风（中经络，肝肾阴虚、风痰瘀痹）。西医诊断：①急性脑梗死；②高血压病3级（极高危险组）；③慢性肺炎。治法：滋补肝肾，活血通脉。处方：人参15g，鹿角胶15g（冲），龟甲20g，熟地黄25g，枸杞子25g，菟丝子25g，牛膝25g，寄生25g，炒杜仲20g，山茱萸20g，当归20g，地龙20g，葛根50g，鸡血藤30g，黄芪50g，川芎15g。7剂（每日1剂，水煎，早、中、晚分服）。配合针刺、康复治疗。医嘱：给予活血通络药：丁苯酞氯化钠100mL，每日2次静脉滴注。给予营养神经药物：依达拉奉右坎醇15mL，加入0.9%氯化钠100mL中，每日2次静脉滴注。给予改善循环药物：尤瑞克林0.15Pn，加入0.9%氯化钠100mL中，每日1次静脉滴注。给予抗血小板聚集药物：阿司匹林肠溶片100mg，每日1次口服。给予改善血管狭窄药：阿托伐他汀钙片40mg，每日1次口服。嘱低盐饮食；加强锻炼，保持情绪稳定，加强护理，勤翻身、拍背，多饮水。

二诊（2021年8月7日）：患者言语笨拙有所加重，右侧肢体活动不利加重，上肢不能活动，下肢可稍抬起，右上肢肌力0级，右下肢肌力Ⅲ级。舌质红，苔白腻，脉沉弦。症状提示肝肾阴虚，风痰瘀痹。药用上方7剂（水煎服）。

三诊（2021 年 8 月 13 日）：患者言语笨拙未加重，右侧肢体活动未加重，上肢不能活动，下肢可稍抬起，右上肢肌力 0 级，右下肢肌力Ⅲ级。舌质红，苔白，脉沉弦。继以上方治疗，14 剂。

四诊（2021 年 8 月 27 日）：患者言语笨拙缓解，右侧肢体活动不利缓解，右上肢可抬起，右手可少许活动，下肢可行走，乏力缓解，右上肢肌力Ⅲ级，右下肢肌力Ⅳ级。舌质红，苔白，脉沉弦。继以上方治疗。服用 14 剂（每日 1 剂水煎，分早晚服用）。

按：

该患者中年男性，既往发现血压增高病史，未予重视。此次发病后查头部磁共振发现基底节区脑梗死，头部 MRA 未见异常，颈动脉彩超示右侧锁骨下动脉斑块形成，综上，可明确诊断为急性脑梗死。属于轻型，未有危及生命危险，但患者症状较重，为进展性卒中，严重影响患者生活质量。治疗上，若发病时同意静脉溶栓治疗，在排除出血的可能性外，无论后期恢复，或是疾病预后均较保守治疗为好。但由于患者为进展性卒中，发病症状较轻，拒绝了静脉溶栓治疗。入院后给予常规抗血小板聚集、改善循环、营养神经、降脂、针刺及康复治疗。

中医辨证论治方面，患者以言语笨拙、右侧肢体活动不利进行性加重 1 天为主症入院，故辨病为中风，患者神清，故辨证为中经络。患者年过四旬，《内经》云："年四十而阴气自半矣。"故患者肝肾阴虚，肝阳上亢，肝风内动，夹痰夹火，走窜经络，蒙蔽清窍发为中风。治疗上以滋补肝肾，活血通络为法，选用赵继福自拟方：虚性高血压方加减。该方由左归丸化裁而来，方中加性味辛平的杜仲以治疗腰脊痛，补中益精气，坚筋骨、强志，桑寄生，苦平，主治腰背痛，坚发齿，长须眉。两药增加滋补肝肾之功。加入人参，味甘寒，主补五脏，安精神，定魂魄，止惊悸，祛邪气，明目，开心益智。赵继福对于补心、肾，尤喜用人参，非人参不能补人体元气。除此之外，该患者加用活血通络药物，如地龙、鸡血藤、川芎以活血通络，加用黄芪以益气。全方以滋补肝肾阴为主，配合活血药物、补气药，寓静中有动，不至于过于滋腻，疗效确切。

赵继福说："对于中风病辨证论治，各家观点不同，个别以外风立论，疗效显著。而大多则以内风立论，经临床观察，疗效亦十分满意。辨证分中脏腑、中经络，中脏腑以痰热腑实、蒙蔽清窍为主，此期应用麝香、牛黄安宫丸效果尤显；中经络，则分若干病型，根据患者疾病进展过程，可分为痰热腑实型、痰瘀阻络型、气滞血瘀型、气虚血瘀型、气阴两虚型、肝肾阴虚型、气血亏虚型等，治疗以不同方法。无论是脑梗死急性期、恢复期、后遗症期，只要辨证准确，对症用药，疗效即可显现。例如此例患者，处于脑梗死急性期，对于此期患者，我大多数都应用脑出血后遗症方治疗，即辨证为痰热腑实型，效果显著，个别患者，例如我治疗过蛛网膜下腔出血的患者，服用该方 1 次后患者症状明显缓解，所以急性期我一般都用这个方子。但此例患者，我选用滋补肝肾的虚性高血压方，而且一直应用，疗效依旧这样好，最根本原因是辨证，该患者以肝肾阴虚兼气虚、血瘀，所以我选用该方，有是证，用是方，疗效确切，所以，这也是我反复告诫大家，在临床上一定要辨证准确，对症用药，就一定有效果。"

本案患者是一位中年男性，赵继福在第一次诊治时，患者情绪低落，诉说道："老专家，你说我咋能得这病呢，我爸妈也没有得这病的，我平素不抽烟、不喝酒，也不熬夜的，就是干活，咋能得这病呢？"赵继福诊治完，语重心长地与患者说："你是个好孩子啊，你得这病主要就是你太过于劳累了，年龄大了，有啥不舒服的，即使没有不舒服的，年龄超过 45 岁也得定期来医院看看，可以体检，也可以找中医诊脉，看是否有潜在的问题，发现疾病要及时治疗，不要拖，一拖就不好说会拖出什么疾病，这次好好治疗，有这次教训，以后你就不会再得大病了！"听了这些分析后，患者情绪明显好了许多，在治疗上也更加的积极主动了，逐渐就能独立行走了。赵继福非常注重患者思想上的开导，如诊治更年期综合征、焦虑症等。随着时代的进步，生活压力越来越大，心理疾病将是城市人最主要的疾病，所以治病要抓住患者心理，就会事倍功半。

（四）活血祛瘀、化痰通络法治疗验案

李某，男，62岁。2019年4月15日初诊。主因"左侧肢体无力1天伴抽搐半天"来诊。患者于入院当日清晨在小区内与人下棋娱乐，突然出现左侧肢体无力，伴言语不清，无头晕、头痛，无恶心、呕吐，继而出现四肢抽搐和意识障碍，无口吐白沫，无大小便失禁，持续约1分钟后抽搐停止，神志转清，仍有左侧肢体活动障碍，120救护车送至我院急诊，测血压140/90mmHg，行头颅CT检查后诊断为"脑梗死，高血压病"，给予血栓通静脉滴注治疗。患者目前左侧肢体无力，视物不清，乏力，时有头晕不适，神疲倦怠，少气懒言，形体肥胖，饮食一般，眠差，二便如常。舌质紫暗，苔厚腻，脉弦滑。既往高血压病史30余年，最高血压220/100mmHg，规律使用施慧达2.5mg每日1次口服控制血压，平素血压波动在140/90mmHg左右。吸烟史30余年，每天1包，否认饮酒史。余无特殊。否认家族遗传疾病史。西医诊断：脑梗死（急性期）。中医诊断：中风（中经络，痰瘀互结）。治法：活血祛瘀、化痰通络。具体用药：丹参15g，赤芍15g，牡丹皮15g，葛根15g，红花15g，柴胡10g，桑枝15g，菊花15g，薄荷10g，地龙15g，豨莶草20g，天麻20g，胆南星15g，半夏10g，当归20g，川芎15g，黄连10g，青皮10g，焦山楂15g，炒麦芽15g，神曲15g，莱菔子15g。煎服方法：7剂（水煎取汁300mL，每次150mL，每日2次口服）。

二诊（2019年4月22日）：服药后患者头晕明显好转，乏力、少气懒言、神疲倦怠均较前减轻，但仍左侧肢体无力、视物不清，眠差，食可，舌质暗红，苔厚腻，脉弦滑。血压：140/90mmHg。处方：继续前方7剂（煎服法同前）。

三诊（2019年4月29日）：患者左侧肢体无力感减轻，但持物易落，不可久抬，视物不清好转，几乎已无头晕、乏力、少气懒言、神疲倦怠，食可，睡眠好转，二便正常，舌质暗红，苔薄黄，脉沉弦。血压：140/90mmHg。复查头部CT：梗死病灶边界较清晰，较前片对比，病灶明显变小。处方：前方去黄连、青皮、莱菔子加牛膝10g，7剂（煎服法同前）。

四诊（2019年5月06日）：患者左侧肢体无力感症状持续好转，未见其他异常。14剂，治疗同前。

六诊（2019年5月20日）：患者左侧肢体无力感明显减轻，但较正常时仍有区别，无视物不清，无头晕、乏力、少气懒言、神疲倦怠，食可，眠可，二便正常，舌质红，苔薄黄，脉沉弦。血压：140/90mmHg。病程中再无抽搐症状出现。处方1：继服前方，改为早、晚分服。处方2：叶氏养胃汤。麦冬15g，扁豆20g，玉竹20g，甘草10g，桑叶15g，沙参20g，石斛25g（中药颗粒制剂，每日中午水冲服）。嘱患者注意防寒保暖，尤其是患侧肢体加强防护；避免情绪激动，宜调畅情志；监测血压，防止血压不稳，过高或过低而引发他病；加强饮食，保证大便通畅；病情变化随诊。

随访患者1年余，现左侧无力感消失，如正常人，血压平稳（130～140/80～90mmHg）。

按：

患者为老年男性，根据患者症、舌、脉，辨证为痰瘀互结证，患者形体肥胖，平素多食肥甘，助痰生热，缺乏运动，阳气内郁，运行不畅，气不行则血滞，瘀血内停，进一步阻滞气机，痰瘀互结而成本病。因气血停滞、瘀血内阻而致使脑腑失养、神机逆乱，出现一过性抽搐。赵继福据此而应用中医经验方：化瘀清散汤加减，该方剂具有活血祛瘀、化痰通络功效。除此之外，患者饮食差，乃中焦脾胃之责，故方中加焦三仙、莱菔子以理气和胃，助消化；加青皮以破气消积，活络中焦斡旋之机；痰湿内阻，瘀血停滞，气郁不行，气有余便化火，故加黄连清热燥湿、泻火解毒。服药后，二诊来时，患者头晕好转，因方中应用大量活血化瘀，行气通络药物，能够畅通气机，推动血行，使阻滞得除，瘀积得清，坦途无阻，通则不痛，故头晕症状减轻，同时血压较前下降，食欲好转。初服本方可见一斑，故二诊继服前方，加强疗效，巩固治疗。三诊来时，左侧肢体无力感减轻，视物渐强，说明脑梗死后临床症状逐渐好转，仍需继续活血化瘀治疗。头晕、乏力、少气懒言、神疲倦怠症状消失，此为气机恢复表现，气行通畅，正气充实，精力充沛。故三诊时删去方中青皮、莱菔子，减轻行气之力，固护脉道；饮食正常，胃气恢复，黄连为苦寒之品，不宜久服，故去黄连；睡眠正常，舌质已由紫暗转为暗红，舌苔由厚转薄，且血压稳定，复查头部 CT 示病灶较前明显变小等均说明本方在本病的治疗过程中疗效显著。而患者已有高血压病史多年，近来血压保持稳定，为巩固治疗，于前方中再加牛膝一味以利尿、逐瘀、引血下行。四诊后，患者诸症平顺而有减轻，疗效稳定，继服前方。六诊时，患者仍有左侧肢体无力感，宜继服汤药治疗，但是患者发病至今已经服药 1 月有余，加之本身脾胃不调，若继续长期服药有碍脾胃之嫌，故将每日中午所服用药物改为叶氏养胃汤以固护脾胃功能，增强吸收，提高疗效。

赵继福在本病的治疗过程中，着重挖掘病因，从疾病发生的根本原因入手，再通过中医辨证，处方用药，在西医治疗乏术的基础上，发挥了中医药在该病治疗上的优势。该患者高血压病史多年，而未规律应用降压药物治疗，长期的高血压可导致脑动脉粥样硬化，伴有粥样硬化斑块形成，最终导致脑梗死的形成而引起脑部组织血液供应障碍，导致脑组织缺血、缺氧、坏死，出现相应的神经功能缺损。赵继福认为，诱因虽为高血压，但高血压并不是一开始就出现的，结合患者体形肥胖，素食肥甘，缺乏运动等因素，导致高血压的原因应为体内痰瘀互结，阻滞气机，气机不畅，最终形成高血压，治疗时不宜盲目降压，宜针对病因予以活血化瘀、化痰通络药物治疗，既可使气机通畅，减轻高血压症状，同时大量活血药物应用又可缩小梗死病灶，减轻临床表现。同时赵继福不忘对中焦脾胃进行梳理，使气血之源生化无阻，正气供应充足。赵继福认为中风病为虚实夹杂之症，其虚主要责之于气虚，其实主要归咎于血瘀，气虚则推动无力，血行迟缓，甚则可形成血瘀。故在治疗时，赵继福以"活血通络"为其治疗的基本原则，但不可不用行气之品。补气则能推动脉络中血液的运行，活血则能使脉络中的瘀血化、脉络通，两者相辅相成，旧血去新血生，从而缓解中风的临床表现。痰多则百病生，痰分有形与无形，在中风类疾病的治疗过程中也要注意痰的影响，痰可以影响脏腑气机的升降和气血运行，导致气血凝滞，故在中风的形成演变过程中，应充分重视"痰"这一病理产物。患者服药日久，对中药难免产生厌恶情绪，且长期服药对脾胃亦有影响，就当在心理上进行疏导，同时予以养护胃气的药物以缓解不适，加强疗效。除此之外，还要注意中风后遗症期的治疗，注重情志的调节，监测血压，保持大便通畅等，也可配合针灸、按摩及其他康复方法辅助治疗。

（五）活血化瘀、清肝泻火法治疗验案

林某，男，64岁。2018年6月7日初诊。主因"左侧肢体麻木无力17天伴间断发热半个月"来诊。该患者于17天前饮酒后突发左侧肢体麻木伴无力，120送至当地三甲医院，经查头MRI，诊断为出脑出血，手术后转入ICU对症治疗，2周后脱离生命危险，病程中，患者因入院时右下肢出现严重静脉血栓导致坏死，予以右下肢膝关节上15cm截肢，现伤口恢复良好；入院第二天出现严重肺部感染伴发热，予以气管插管、抗感染、化痰治疗；现患者因费用问题转入我院继续治疗。刻下症：精神不振，言语不清，左侧肢体麻木无力，间断发热，最高体温38.7℃，痰多色黄白不易出，急躁易怒，颜面红赤，时有左侧头痛，口干口苦，偶有恶心，纳差，进食后时有胀满感，眠差，多梦，溲黄，大便干燥。舌暗红，舌体稍大，边有瘀点，苔黄厚腻，脉弦滑。既往高血压病史15年，最高血压200/100mmHg。查体：左侧肢体肌力Ⅳ级、针刺觉减退。吸烟史40余年，每天20根；饮酒史20余年，每天饮白酒500g。西医诊断：脑出血恢复期。中医诊断：中风（中经络，血瘀肝火）。中医治则：活血化瘀，清肝泻火。方药：化瘀清散汤合当归龙荟汤加减。具体方药：丹参15g，赤芍15g，牡丹皮15g，红花15g，柴胡10g，菊花15g，薄荷10g，地龙15g，当归15g，龙胆草15g，芦荟3g，栀子15g，生大黄15g，木香10g，青黛3g，黄芩15g，陈皮15g，半夏10g，苏子30g。10剂（水煎服，每日1剂）。

二诊（2018年6月16日）：患者服上药后精神状态好转，言语渐强，痰多易出，发热间隔延长，发热时最高体温38℃，大便通畅，腹胀减轻，头胀、头痛减轻，仍觉口干苦，左侧肢体仍麻木伴无力，性情急躁易怒，颜面红赤，偶有恶心，纳差，眠差，多梦，溲黄，舌脉如前。处方：上方去大黄，加黄连10g，黄柏10g。10剂，水煎服，每日1剂。

三诊（2018年6月25日）：服上药后精神状态可，言语仍稍笨拙，但吐字有力，咳痰明显减少，急躁易怒改善，现已无发热，颜面红赤减轻，头胀、头痛消失，口干苦减轻，无恶心出现，左侧肢体麻木减轻仍觉无力，纳差，睡眠较前好转，溲黄减轻，大便每日1行，舌暗红，舌体稍大，瘀点基本消失，苔黄微厚，脉弦滑。处方：上方去黄芩、栀子、木香、芦荟、半夏，加虻虫5g，桑枝15g，炒水蛭5g。10剂（水煎服，每日1剂）。

四诊（2018年7月4日）：服上药后精神状态佳，言语仍有笨拙，痰少易出，无急躁易怒，无发热，无颜面红赤，无头胀、头痛，无口干苦，无恶心，左侧肢体麻木无力感明显减轻，可做抬起动作，纳可，眠可，溲黄减轻，大便每日1次，舌红，舌体稍大，苔薄黄，脉弦滑。处方：继服前方。

按：

《素问·生气通天论》："阳气者，大怒则形气绝，而血菀于上，使人薄厥。"肝火上犯，气血上冲于脑，脑髓之血溢于脉外，阻滞神机，扰乱清窍，脑腑错乱，失去对肢体的支配权力，故左侧肢体麻木伴无力。肝火上炎于上，故性情急躁易怒，颜面红赤，时有头痛；胆汁随之上溢，故口干口苦，偶有恶心。肝木乘脾，故而纳差，进食后时有胀满感；母病及子，故而眠差，多梦。郁热由膀胱而出，故溲黄。胃肠郁热不行，故大便干燥。舌暗红，舌体稍大，边有瘀点，苔黄厚腻，脉弦滑皆为血瘀肝火之象。初诊以红花、丹参、赤芍、牡丹皮、地龙，活血通络。当归龙荟丸出自《宣明论方》，方中当归、龙胆草、芦荟、栀子、生大黄、木香、青黛皆为其组成药物，取其清肝泻火之功。柴胡、菊花、薄荷疏肝泻火，黄芩以清热，陈皮理中焦之气，半夏、苏子化痰降逆。二诊腑气已通，胃肠积热随糟粕而下，腹胀减少、减轻，肝胆郁火亦随之而下降，故诸症好转。考虑到三焦仍有阳热未除，故去大黄，予以黄连、黄柏与黄芩组成三黄泻心汤以解热除烦。三诊之时，考虑血瘀络脉，去黄芩、栀子、木香、芦荟、半夏，予破血化瘀之虻虫、水蛭，以桑枝清除肌腠经络之郁热。四诊时，患者除左侧肢体活动不利外，其他症状基本消失或明显减轻，继服前方以巩固病情，改善症状。

赵继福擅长用化瘀清散汤治疗缺血性脑卒中，但也同样可以应用本方治疗出血性脑卒中恢复期，也叫脑瘀血。该患者有明显的肝火亢盛的症状，赵继福在使用化瘀清散汤的基础上联合当归龙荟汤进行治疗。出血性脑卒中的发生，通常同时存在多个危险因素，比如吸烟、不健康的饮食习惯、肥胖、缺乏运动、过量饮酒，如患者本身患有基础疾病，如高血压、糖尿病、高脂血症等，会增加脑卒中的发病风险。在临床中有许多患者突发脑卒中后才发现本身已经患有高血压病、糖尿病、高脂血症，而未规律用药或根本就没有察觉，导致基础疾病始终存在，加大了脑出血的患病风险。本病在秋、冬季的发病率要高于夏季，因秋、冬季节，天气逐渐转凉，受到热胀冷缩的影响，导致血管收缩，血压也随之上升。相反，夏季天气炎热、血管扩张、血压呈下降趋势。但要注意的是，若是在夏季炎热的天气中发生中暑，出汗增多也会诱发脑出血。情绪管理失常，常常出现情绪激动会使血压突然升高，引起脑出血。现代生活节奏快，生活、工作压力大，造成不同程度的疲劳，若有用力过猛的动作、过饱进餐或进食过多油腻的食物等，都会造成血压突然上升，而导致脑出血。所以，对本病的预防很重要，改掉生活中的陋习，养成规律而健康的生活方式，才能拥有健康。若是已经发病，治疗是关键，应及时就医，时间就是生命，尽早得到救治，很大程度上可以减轻患者的后遗症状，提高患者日后生活质量。该患者就诊时，已经是发病2周后，按病程的分期属于脑出血恢复期；脑内出血病灶通过手术及西药治疗基本得到控制，而全身症状明显，加之长期吸烟、饮酒史，机体本身正气不足，易受邪侵，出现了严重的并发症，致右下肢截肢，术后患者气血亏虚加重，意识不清，肺炎暴起，伴有发热，持续消耗正气；气血是代表阴阳的一种相对属性的物质，二者间相互依赖、相互影响，气虚则血行不畅，血虚则气无所依，赵继福在一诊时应用化瘀清散汤为基础方，方中丹参、赤芍、红花活血化瘀，牡丹皮清热凉血；地龙活血通络；薄荷、菊花、柴胡清热疏肝；患者平素急躁易怒，大便干燥，证属肝火亢盛，配以当归龙荟汤以补气、疏肝；气得补，血得行，10剂后患者症状较前稍有好转。二诊时，患者大便得通，但仍有热象，故去大黄，予以黄连、黄柏与黄芩组成三黄，以加强清热之功；再服10剂，三诊时，热势已不明显，气血恢复，精神状态转好，经过病痛的折磨及家人长期的照顾，性情改变较多，但仍有言语不清，半侧肢体活动障碍，尚需时日，不可速达。故三诊时调整大量用药，去除部分寒凉及燥性药物，以免伤正，以活血行滞为主。四诊时，患者除语言、半侧肢体活动不利外，其他症状明显好转，继服前方以巩固治疗，同时嘱患者配合功能锻炼以加快病情恢复。

（六）补气活血法治疗验案

王某，男，68岁，2018年9月3日初诊。主因"脑梗死病史2个月，语言不利肢体活动不利"来诊。患者于2个月前突然出现眩晕，失语，右侧肢体瘫痪，二便失禁。入院后行头部核磁提示急性脑梗死，经入院治疗1个月后症状好转后出院，来门诊就诊。目前患者语言欠流利，右侧肢体活动不利，腹胀，纳差，眠差，小便频数，大便稀溏。舌淡，苔薄白，脉缓。BP150/98mmHg。西医诊断：脑梗死后遗症。中医诊断：中风（气虚血瘀）。治法治则：补气活血。处方：炙黄芪15g，人参10g，赤芍15g，莪术10g，佛手10g，当归5g，生桃仁5g，地龙5g，鸡内金5g，炙甘草5g。7剂（每日1剂，早晚各服用一次）。

二诊（2018年9月10日）：患者服药后现患者语声欠流利，右侧肢体活动不利较前减轻，腹胀明显减轻，纳可，眠差，小便频数，大便稀溏。舌淡，苔薄白，脉缓。血压：151/94mmHg。处方：前方去赤芍加干姜5g，炒白术15g。服用方法：7剂（水冲服，每日1剂，早晚各服用一次）。

三诊（2018年9月17日）：患者服药后现患者语言流利较前好转，右侧肢体活动不利较前明显减轻，纳可，眠可，二便正常。舌淡红，苔薄白，脉缓。血压：145/90mmHg。处方：同上方，10剂（水冲服，每日1剂，早晚各服用一次）。

四诊（2018年9月27日）：现患者语言流利，右侧肢体活动轻微不利，纳可，眠可，二便正常。舌淡红，苔薄白，脉缓。血压：138/92mmHg。处方：前方去干姜，10剂（水冲服，每日1剂，早晚各服用一次）。

电话随访（2018年10月8日）：患者继续用药后，语言流利，肢体活动不利消失，纳可，眠可，二便正常。舌淡红，苔薄白，脉滑。血压波动在130～140/85～90mmHg。患者病情平稳，定期随诊。

按：

患者老年男性，既往高血压病病史20余年，久病气虚，气血推动无力，形成血瘀，瘀血阻络，发为本病，半身不遂，治以补气活血为法。气虚属脾，方中用黄芪为君，甘温大补元气，以气促血行。人参大补元气，补中益气，共为君药；治风先治血，故方中配伍当归、桃仁、赤芍、莪术行瘀活血，疏肝祛风；加入地龙活血而通经络。患者脾虚纳差，故予鸡内金、佛手健脾消食，理气和胃，炙甘草益气健脾，调和药性，为佐药，主要调和，以共成补气活血通络之剂。二诊患者仍大便溏稀，因患者久病中阳虚寒，故加干姜以温中散寒，炒白术补气健脾。三诊时症状均明显改善，效不更方，继续服用10剂。四诊患者已言语流利，饮食睡眠二便皆正常，去干姜继续服用10剂，患者服用后渐渐肢体活动不利消失，嘱患者密切监测血压等以观察病情。

中风发病多为本虚标实，正所谓"正气存内，邪不可干；邪气所凑，其气必虚"。上实而下虚，在本为肝肾阴虚，血虚生风，气虚逆乱，上犯于脑，发为本病。人到中年，气血开始衰弱，气的推动能力下降，血液流通减慢，血瘀渐成，堵塞经络，肌肤筋脉失养，或肝阴亏虚，阳化风动，血随气上，或风火夹痰，横窜经络，蒙蔽清窍。中风的部位在脑，其病理形成与心、肝、脾、肾诸脏皆有相关。本患者既往高血压病病史，久病气虚，表现为血压升高，实则气虚血瘀，脾胃虚弱，水谷精微物质生成不足，则同等血液中所载的营养物质不足，而气虚时血瘀自然加重，沉着于脉道，脉道逐渐变窄，人体为提供周身充足营养，血流增加，加重对脉道的压力，故体现为血压升高。而高血压病作为脑梗死的第一危险因素，从中医角度来看，其病因是一致的。对本病患者用补气化瘀之法以治疗中风病，随着症状的好转，患者血压也自然维持到相对稳定的水平，很多医者治疗高血压病，不敢尝试补益之法，畏之可能使血压升高，其实在辨证准确的情况下，是不会发生的。赵继福虽然在诊疗时会结合西医的相关理化检查，但应用中医药治疗上，会严格的遵循辨证论治的中医思想，脱离西医诊断的干扰。赵继福善用经典方药，但不同时代，不同地域，不同年龄层次，甚至不同性别的人，体质都是不同的，他根据当代的特点，对经典方剂化裁，自拟出符合当代人们体质特点的方药，如自拟的补阳还五汤，在原方的基础上增加了人参以大补元气，佛手、鸡内金以理气健脾，更体现了对现代人气虚血瘀中风病的把握。现代人由于饮食不节，嗜食冷饮，脾胃问题突出，而脾主健运，是后天之本，气血生化之源，本与各脏腑联系更密切，疾病发生后很容易引出脾胃相关症状，故赵继福在自拟方中考虑得颇为周到。补阳还五汤在治疗疾病的同时，由于改善了气虚的症状，还能很好地预防疾病的复发，不仅控制了血压，由于使气机通畅，运化功能改善，还能改善患者的血脂、降低血黏稠度等，多方位地抑制了脑梗死相关危险因素的发生。在辨证论治的基础上，还要注意因地制宜、因人制宜、因时制宜，重视天人合一。古为今用的同时，要注意古今的差异，灵活的运用古方，不能生搬硬套。例如运用补阳还五汤，黄芪的初始用量需要根据不同的患者给予不同的方案，虚不受补，初始用量可以从小剂量开始，如力量不足可以调整用量。另一方面，又要敢于用药，脱离固有思维，在辨证明确的情况下，遣方用药思路不要被西医的体征所干扰从而固化中医的思维，在症状改善的同时，其西医的理化检查及体征也必然好转，不要有高血压怕用补药的心理，如果单纯以清热化痰、平肝潜阳的理论去治疗，则虚证更虚，各种症状反而加重。在中西医共行的今天，对于患者中医辨证和西医辨病的相关性，还是应该更加的准确，不被其他因素干扰，才能更好地提升用药疗效。

（整理者：孙秀红、马翮）

参考文献

［1］孙忠人，王玉琳，张瑞．孙申田针灸医案精选［M］．北京：中国中医药出版社，2012．

［2］孙申田，高山，王玉琳，等．孙申田针灸治验［M］．北京：人民卫生出版社，2013．

［3］孙申田，张瑞．新编实用针灸临床歌诀［M］．北京：人民卫生出版社，2013．

［4］陆燕萍，刘佳丽，巩晓宇，等．麻黄药理作用及含量测定的研究进展［J］．中国医药导报，2013，10（24）：38-40．

［5］丁丽丽，施松善，崔健，等．麻黄化学成分与药理作用研究进展［J］．中国中药杂志，2006，31（20）：1661．

［6］郑国庆，王艳．风药治血与中风病证治［J］．中国医药学报，2001，6（1）：15．

［7］孙继光．药王新篇［M］，北京：京华出版社，1998．

［8］贾建平．神经病学［M］．北京：人民卫生出版社，2009．

［9］国家"九五"攻关课题协作组．急性脑梗死六小时以内的静脉溶栓治疗［J］．中华神经科杂志，2002（04）：21-24．

［10］江丰，张磊．张伯礼教授痰瘀学说及临证应用经验［J］．天津中医药，2014，31（07）：385-387．

［11］王恩宇，王景辉，丁芮，等．"黄连－半夏"药对治疗胃癌的网络药理学研究和实验验证［J］．中国中药杂志，2020，45（08）：1779-1788．

［12］崔远武，江丰，马妍，等.张伯礼教授治疗期痴呆经验［J］.中华中医药杂志，2015，30（08）：2783-2786.

［13］邢冬杰，项东宇，张彩坤.桑枝活性成分提取及药理作用研究进展［J］.中国现代中药，2014，16（11）：957-960.

［14］王浩，庄威，薛晓鸥.中药复丸考源、沿革及现代药理研究进展［J］.辽宁中医药大学学报，2017，19（12）：93-97.

［15］周敏，江丰，崔远武，等.张伯礼教授辨治中风病经验［J］.天津中医药，2015，32（09）：513-516.

［16］廖志航，陈学忠，邓谦，等.健脑通脉胶囊治疗脑血管硬化症的实验研究［J］.成都中医药大学学报，2004，27（1）：2.

［17］王玮，邓庚，陈利达，等.大秦艽汤对脑缺血大鼠凝血及血小板黏附、聚集功能的影响［J］.中国中医药科技，2010，（02）：116-117.